基层内科常见疾病诊疗指南

孙久银　编 著

U0334267

天津出版传媒集团

天津科技翻译出版有限公司

图书在版编目（CIP）数据

基层内科常见疾病诊疗指南 / 孙久银编著 . — 天津：
天津科技翻译出版有限公司 , 2017.11（2024.4重印）
 ISBN 978-7-5433-3765-7

Ⅰ . ①基… Ⅱ . ①孙… Ⅲ . ①内科 – 常见病 – 诊疗 –
指南 Ⅳ . ① R5-62

中国版本图书馆 CIP 数据核字（2017）第 269682 号

出　　　版：天津科技翻译出版有限公司
出 版 人：刘子媛
地　　　址：天津市南开区白堤路 244 号
邮政编码：300192
电　　　话：022-87894896
传　　　真：022-87895650
网　　　址：www.tsttpc.com
印　　　刷：三河市华东印刷有限公司
发　　　行：全国新华书店
版本记录：787×1092　16 开本　14 印张　323 千字
　　　　　2017 年 11 月第 1 版　2024 年 4 月第 2 次印刷
　　　　　定价：88.00 元

作 者 简 介

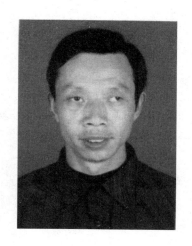

　　孙久银，男，1972 年 12 月出生，毕业于济宁医学院临床医学专业，本科学历，学士学位。从事内科医疗工作二十余年，擅长内科常见病、多发病的诊治，特别对心、脑血管病、急性有机磷农药中毒和一些疑难症的救治有独到见解。在国家级学术期刊公开发表论文十余篇，多次被当地人民政府评为卫生系统先进工作者。

前　言

　　随着人民生活水平的不断提高，环境因素和人文因素的不断变化，内科常见疾病的发病特点、治疗方法也发生了显著的变化，加之各种检查手段的不断更新，人们对疾病发病机制的认识也发生了深刻的变化。临床医护人员迫切要求有一本能反映近代内科常见疾病治疗进展，展示国际前沿研究内容的参考书，为了满足广大基层内科医师临床工作的需要，进一步提高医师、护士的诊疗水平，我们在参阅了国内外先进文献资料的基础上，结合多年的临床经验，编写了这本《基层内科常见疾病诊疗指南》。

　　本书共有七章，分别介绍了内科疾病的诊断原则及诊断程序、呼吸内科疾病、消化内科疾病、神经内科疾病、心血管内科疾病、内分泌代谢内科疾病、泌尿内科疾病等方面的内容。本书在编写过程中注重有关基础理论的阐述，着重介绍了内科常见病的诊断和治疗，具有理论联系实际、全面实用的特点，注重新知识、新内容，重点突出，实用性、可操作性强。本书对广大基层内科医疗工作者有很强的指导作用。

　　但由于作者的水平和现代医学的飞速发展，书中可能有错误和疏漏之处，望广大读者给予批评指正。

目　录

第一章 内科疾病的诊断原则及诊断程序

第一节 诊断的原则

诊断是防治疾病的前提和依据。诊断的正确与否，反映了医生的业务水平和素质。诊断过程自始至终贯穿着医生的思维活动，医生的主观思维应符合客观实际，才能对疾病做出较为正确的判断。诊断原则是医生在诊断疾病过程中应遵循的要点，对诊断的确立起重要指导作用。

一、防止片面、孤立和静止的思维方法

一个症状、体征或其他辅助结果，可能是局部病变的表现，也可能是某一系统或全身性疾病在局部的反映。诊断时，必须从整体来分析，而不能用片面、孤立和静止的思维方法来考虑，否则就容易发生判断错误，如肩部疼痛可能是局部的肩周炎症，也有可能是肺癌的肺外症状表现。医生应仔细询问病史，做详细的体格检查和收集有关资料，进行整理、分析和判断后，才能做出正确的诊断。做出初步诊断后，有时还需要在临床实践中，继续观察疾病的演变过程和对治疗的反应，以验证诊断的正确性。

二、首先考虑常见病、多发病

常见病是指临床上常见的疾病，如阑尾炎、高血压、肺炎等。多发病是指在某个地区、某个季节或某项职业中发病率较高的疾病，如日本血吸虫病、疟疾、硅沉着病等。当患者诉说的症状和客观检查在常见病、多发病或少见病、罕见病都可能出现时，应偏重于常见病及多发病的诊断，因为前者发生的概率较后者为多，但在确诊以前，对少见病或罕见病存在的可能性，也应充分予以考虑，不可轻易排除。

三、一元化解释

当患者同时出现多个系统的症状时，应注意寻找其内在联系，考虑出现的症状是否可以用一个疾病来解释，防止将一组互相关联的征象，误诊为数个互不相关的诊断，如系统性红斑狼疮、结节病等都可同时侵犯多个系统。这一原则对内科疾病的诊断极为重要，因为两个互不相关的疾病，特别是急性病、病情较重的疾病，同时发生的机遇极为少见。医生应养成善于深入、细致、全面考虑问题的习惯。但两个或两个以上疾病同时发生在一个患者的情况，临床上也是存在的，不能生拉硬套，一律用一元化来解释。慢性病患者及老年患者常同时患有多种慢性疾病，如心脑血管病变及神经系统病变等，不在此例。

四、先考虑器质性病变，后考虑功能性疾病

当患者的临床表现一时难以判定是器质性或功能性疾病时，应多考虑器质性疾病。功能性疾病的诊断应在充分排除器质性病变以后做出。诊断功能性疾病应十分谨慎，防止误诊误治，造成不良后果。

五、应以主病为主要诊断

主病是引起患者就诊的主要疾病，应作为诊断和治疗的重点，如高血压病患者因急性肺炎

就诊，主要诊断应为肺炎，高血压为伴随疾病。主病有时可发生并发病，记录临床诊断时，原则上是先列出主病，接着是并发病，最后是伴随疾病。

第二节 诊断的分类

一、临床上常见的诊断

（一）症状诊断

即医生根据患者就诊时的主诉做出的判断，如头痛、耳鸣、腹泻等。

（二）体检诊断

即医生根据体格检查所发现的体征做出的判断，如色盲、弱视、甲状腺肿大、肝脾大等。

（三）实验室诊断

即医生根据患者标本所做实验室检查结果做出的判断，如贫血、高脂血症、低氧血症等。从广义上讲，实验室诊断也应包括病理学诊断、超声诊断、放射线诊断、电生理诊断、内镜诊断、放射性核素诊断、手术探查诊断和治疗诊断等。

以上诊断资料均供临床医生做诊断时参考使用或作为临床诊断的依据，一般不能作为完整、系统的临床诊断。

二、根据诊断的确切程度进行分类

由于医生在患者就诊时所获得的资料，有的充分，有的欠缺。因此，对疾病认识的程度也有所不同。为了表示所做出的诊断与实际病情的符合程度，临床医生常使用初步诊断和临床诊断这两个名称。

（一）初步诊断

指患者初次就诊时，医生的诊断依据尚不够充分，尚待进一步检查方能做出明确诊断的暂时性诊断。在实际工作中，医生又往往根据对疾病的初步认识的深浅程度，将初步诊断分为印象诊断、临时诊断或暂定诊断，力求经过详细的检查、严密的病情观察、对病情的客观分析、推理和验证后，提出较为明确的临床诊断。

（二）临床诊断

指医生经过充分的客观检查和临床观察，对病情做出的结论性判断，一般来说，也是指医生在诊病过程中做出的具有确切依据的，用于指导治疗的正确诊断。

此外，在临床上还常见到入院诊断、出院诊断和门诊诊断等反映诊断场合的诊断名称，以及死亡诊断和尸解诊断等用于死后的诊断名称。尸解诊断实际上是死后经解剖做出的病理诊断，还可在直接暴露的条件下，采取必要的标本，进行其他有关检验，将上述检查结果结合临床资料做出的最后诊断，也是最确切、最可靠的临床诊断。尸解是临床医生提高诊断水平的重要途径，在患者不幸去世后应努力争取。

三、诊断的内容

完整的临床诊断应包括：①病因诊断：指出疾病的致病原因或因素，如风湿性心脏病、支原体肺炎、钩端螺旋体病等；②病理形态诊断：指出病变病理改变的性质、部位及受侵范围，如右上肺干酪性肺炎、坏死性胰腺炎等；③病理生理诊断：主要指患病脏器的功能状态，如心脏功能的分级、肝性脑病的分级等。病因诊断和病理形态诊断一般都属于定性诊断，如萎缩性胃炎就是定性诊断。

除上述内容外，定性诊断还应包括疾病的性质和病情经过，如急性、慢性、亚急性、迁延性、特发性、继发性、先天性、器质性、功能性等。部分病理形态诊断和病理生理诊断属定量诊断，定量诊断能提示病变的范围和程度，如系统性红斑狼疮表明病变累及全身多个系统，心功能Ⅲ级表示心脏功能受损的程度等。

诊断就其内容的含义还可分为描述性和实体性两大类。以现象为诊断内容的，属描述性诊断，如昏迷、紫癜、眼球震颤、血尿、不明原因发热等。推述性诊断多用于初诊时，需要进一步收集资料，以确定诊断。凡是揭示疾病本质的诊断都称为实体性诊断，如糖尿病、风湿性心脏病等。临床诊断一般均为实体性诊断。

第三节　诊断的步骤

内科疾病的诊断步骤一般包括收集资料、分析资料及综合判断三个部分。

一、收集资料

诊断的首要步骤就是通过询问病史，收集病史资料。询问病史对诊断的建立极为重要，医生应仔细、认真、耐心地听取患者对病痛的申诉，从中取得对初步诊断有用的资料。可靠的病史对诊断可起到定向的作用，可揭示诊断的线索，确定体检的重点和选择检查项目。患者寻医的目的是要解除病痛，尽快恢复健康。作为一名内科医生，不仅在业务上应该是称职的，同时也应关心患者的病痛，和患者建立良好的医患关系，取得患者的信任和合作，才能取得较为满意的病史资料。体征是医生的客观发现，是确立诊断的第一手资料。体格检查有助于验证症状的存在、辨别症状的性质和查明症状的由来，还有助于发现患者未曾觉察到的异常。体检资料有助于进一步确立或排除症状诊断所考虑的疾病，并可发现一些患者在症状诊断中未曾提及的疾病，有时还可据此做出临床诊断。实验室检查所提供的有助于医生进一步了解患者全身和受累脏器的情况，确定症状和体征的性质，可作为特异性诊断的依据。在收集资料时，应充分利用现代医学仪器设备和技术，如影像学检查、超声显像技术、放射性核素检查、内镜检查、电生理学检查等，使诊断尽快确立。此外，还应注意收集反映某些器官或腺体功能状态的功能检查资料，如肺功能检查、血气分析以及各种负荷试验等。有时，还需收集试验治疗的资料。必要时，还可通过活体组织病理检查或手术探查取得资料。

收集资料需要医生运用自己的医学知识，有的放矢地选择。其中问诊和体格检查在任何情况下都是必不可少的。此外，实验室检查中的血、尿、便常规也是必检项目。随着医院设备的日趋完善，X线胸部透视、心电图检查和超声波检查已被大多数医生视为常规收集资料的方法，各种大型医疗仪器如计算机体层扫描、磁共振成像、放射性核素检查等的使用已日渐增多。这些检查项目固然可为早期诊断提供较多的资料，但应有目的地选择使用，以避免给患者增加不必要的负担。

二、分析资料

对收集到的资料，首先应予以归纳，然后进行具体分析，去伪存真，保留其有用的部分。依据汇集的资料做初步诊断时，一般应将可能的诊断考虑得广一些，特别对比较疑难的病例，更需要从多个方面和不同的角度来考虑和分析，以免遗漏重要的疾病。在进一步肯定或排除某种可能的诊断时，必须采用极为慎重的态度，认真估计所收集资料的真实性和准确性，必要时可做进一步检查来加以鉴别，以避免做出错误诊断。准确地分析和判断检查和实验室检查的结果，是达到正确诊断的关键。医生必须熟悉和掌握所做检查的特异性和敏感性。由于个体差异的存在，绝大多数检查项目的正常值都是用正常范围来表示，由统计学计算的正常范围最多只能包括总体数的99%，一般为95%左右，也就是说有1%～5%的正常人也可能出现异常结果。此外，每项检查的敏感性和特异性也各不相同，一般说来，阳性率愈高，特异性愈差；阴性率愈高，则特异性愈强，如痰结核菌阳性只出现在肺结核，绝不出现在其他肺部感染性疾病。所以痰菌阳性对诊断肺结核的特异性很强，但在肺结核中的阳性率并不高。又如尿糖检查在原发性糖尿病患者中，均呈阳性反应，但尿糖也可见于肾性糖尿、甲状腺功能亢进症等疾病，所以尿糖对检出原发性糖尿病的敏感性很高，但特异性不强。由此看来，任何检查项目均存在假阳性和假阴性的可能。当检查结果与临床所见相矛盾时，除应考虑是否应修正原有的诊断外，必要时应重复该项检查或添加其他有助于鉴别的检查项目，以排除由于技术性原因引起的错误。

三、综合判断

综合判断是在分析资料基础上进行判断的思维过程。收集到的资料，不论齐全与否都需要医生运用既有的知识、经验，进行综合、分析、联想、推论，才能引申出诊断。临床上进行诊断的思维方式有3种，即病象对比、鉴别诊断和否证拟诊。除这3种方式外，还有模拟思维的电子计算机诊断。

（一）病象对比

当医生获得的资料与书本上描写的某病象一致时，即可通过对比，首先考虑该病。对临床表现比较典型的疾病，一般都采用这种诊断方式。这种诊断方法比较便捷，容易掌握，但由于临床上遇到许多病例并不典型，所以用途受限。

（二）鉴别诊断

这是临床上最常用的诊断方式，多用于疾病全貌未充分表露出来，或病情复杂，或本质比较隐匿，但阳性表现却较多的疾病。临床实际采用的诊断方式有两种：一为逐步逼近诊断法。即根据收集的资料，先筛选出一些可能性较大的疾病，通过深入检查，逐步缩小疾病范围，最后保留下来的疾病就是最接近诊断的疾病，一般再经过临床观察和治疗转归，做出临床诊断。这一诊断方式比较烦琐，但由于在诊断过程中对所有涉及阳性资料的疾病都进行了反复分析、推理和综合判断，所以较少漏诊。另一方式是综合鉴别诊断法，也是目前临床医生应用最多的一种诊断方式，首先对所获得的资料进行仔细的分析和判断，从中选出几项最主要的阳性表现作为诊断重点，列出有待鉴别的一些疾病，通过比较进行删除，挑选出阳性表现频率最多的疾病作为临床诊断。这种诊断方式比逐步逼近诊断法简单、便捷，但主要阳性表现是由医生选择的，有一定主观成分，选择失当会导致误诊。

（三）否证拟诊

即利用排除法来做出诊断，常用于主要征象少而又缺乏伴随表现的疾病，如不明原因的发热和水肿等。

（四）电子计算机诊断

电子计算机有逻辑判断和信息加工的能力，但计算机只能忠实地按医生编制的程序来完成其职能。电子计算机辅助诊断目前仍处于初步阶段，临床上仅用于少数几类疾病中。

值得提出的是，临床经验在诊断过程中往往起着重要的作用，临床经验是指医生在医疗实践中取得的技能和总结出来的心得体会，包括基础的技能和特殊的技能。临床医学是以实践为基础的科学，经验的积累离不开医疗实践，经验的积累是一个长期而艰辛的过程，这里不存在天才，也没有捷径，临床医生应懂得这个道理。经验丰富的临床医生可以在较短的时间内，对汇集的资料进行综合分析、推论，做出更接近于实际的诊断，甚至可根据不完整的资料做出判断，进行恰当的治疗或采取急救措施。因此，临床医生应在长期的临床实践过程中不断积累自己的经验，提高诊断疾病的本领。

第二章 呼吸内科疾病

第一节 急性上呼吸道感染

急性上呼吸道感染简称上感，又称普通感冒。是包括鼻腔、咽或喉部急性炎症的总称。

一、病因

急性上呼吸道感染有70%～80%由病毒引起，包括鼻病毒、冠状病毒、腺病毒、流感和副流感病毒、呼吸道合胞病毒、埃可病毒、柯萨奇病毒等。另有20%～30%的上感由细菌引起。细菌感染可直接感染或继发于病毒感染之后，以溶血性链球菌为最常见，其次为流感嗜血杆菌、肺炎球菌、葡萄球菌等，偶为革兰阴性细菌。

各种导致全身或呼吸道局部防御功能降低的原因，如受凉、淋雨、气候突变、过度疲劳等，可使原已存在于上呼吸道的或从外界侵入的病毒或细菌迅速繁殖，从而诱发本病。老幼体弱、免疫功能低下或患有慢性呼吸道疾病的患者易感。

二、临床表现

临床上可分以下类型。

（一）普通感冒

又称急性鼻炎和上呼吸道卡他，以鼻部卡他症状为主要表现。起病较急，初期有咽干、咽痒或灼热感，发病同时或数小时后可有喷嚏，鼻塞，流清水样鼻涕，2～3天后变稠，可伴有咽痛、听力减退、流泪、呼吸不畅、声嘶和少许咳嗽。个别病例有低热、畏寒、头痛。检查可有鼻腔黏膜充血、水肿，有分泌物，咽部轻度充血，一般为5～7天痊愈。

（二）病毒性咽炎和喉炎

病毒性咽炎的特征是咽部发痒和灼热感，但不剧烈。急性喉炎的特征为声嘶、讲话困难，咳嗽时喉部疼痛，常有发热、咽炎和咳嗽。体检可见喉部水肿、充血。局部淋巴结轻度肿大和触痛，可闻及喘息声。

（三）疱疹性咽峡炎

表现为咽痛、发热，病程约1周。检查可见咽充血，软腭、腭垂、咽及扁桃体表面有灰白色疱疹及浅表溃疡。

（四）咽结膜炎

表现为发热、咽痛、畏光、流泪、咽及结膜明显充血，病程为4～6天，儿童多见。

（五）细菌性咽-扁桃体炎

起病急，明显咽痛、畏寒、发热，体温可达39℃以上。检查可见咽部明显充血、扁桃体肿大、充血，表面有黄色点状渗出物，颌下淋巴结肿大、压痛，肺部无异常体征。

三、检查

（一）血常规

病毒性感染血细胞计数多为正常或偏低，淋巴细胞比例升高。细菌感染有白细胞计数增多和核左移现象。

（二）病毒和病毒抗体测定及细菌培养加药敏

以判断病毒类型，区别病毒和细菌感染。

四、诊断

根据病史、流行病学、鼻咽部的症状体征，结合周围血常规和阴性胸部影像学检查可做出临床诊断，一般无须病因诊断。特殊情况下，可行细菌培养或病毒分离，或病毒血清学检查等确定病原体。

五、鉴别诊断

本病须与初期表现为感冒样症状的其他疾病鉴别。

1. 过敏性鼻炎

临床上很像"伤风"，不同之处包括：

(1) 起病急骤、鼻腔发痒、喷嚏频繁、鼻涕呈清水样，无发热，咳嗽较少。

(2) 多由过敏因素，如螨虫、灰尘、动物皮毛、低温等刺激引起。

(3) 如脱离过敏原，数分钟到 1～2 小时内症状即消失。

(4) 体检可见鼻黏膜苍白、水肿。

(5) 鼻分泌物涂片可见嗜酸性粒细胞增多。

2. 流行性感冒

为流感病毒所致的急性呼吸道传染性疾病，传染性强，常有较大范围的流行。临床特点：

(1) 起病急，全身症状重，畏寒、高热、全身酸痛、眼结膜炎症明显，部分患者有恶心、呕吐、腹泻等消化道症状。

(2) 鼻咽部症状较轻。

(3) 病毒为流感病毒，必要时，可通过病毒分离或血清学明确诊断。

(4) 早期应用抗流感病毒药物，如金刚烷胺、奥司他韦疗效显著。

(5) 可通过注射流感疫苗进行预防。

3. 急性传染病

某些急性传染病（如麻疹、流行性出血热、流行性脑脊髓膜炎、脊髓灰质炎、伤寒、斑疹伤寒）在患病初期常有上呼吸道症状，在这些病的流行季节或流行区应密切观察，并进行必要的实验室检查，以资鉴别。

(1) 麻疹：上呼吸道感染的症状为前驱期症状，约有 90% 的患者在发病后 2～3 天在上颌第二磨牙部位的颊黏膜上可见灰白色小斑点（科氏斑），上感无科氏斑。

(2) 流行性出血热：主要传染源是鼠类，流行具有地区性。可有头痛、腰痛、眼眶痛（俗称三痛）症状，发热、出血及肾损害为三大主症，典型患者可有发热期、低血压休克期、少尿期、多尿期及恢复期 5 期。上感全身中毒症状轻，主要以鼻咽部卡他症状为主。

(3) 流行性脑脊髓膜炎：部分患者初期有咽痛、鼻咽部分泌物增多症状，很快进入败血症及脑膜炎期，出现寒战、高热、头痛、皮疹。后期可有剧烈头痛病出现脑膜刺激征。主要传染源是带菌者，通过飞沫传播。

(4) 脊髓灰质炎：是由脊髓灰质炎病毒引起的急性传染病，未应用疫苗的儿童易感。前驱期大多出现上感症状，部分进入瘫痪前期，出现体温上升、肢体疼痛、感觉过敏等神经系统症状，瘫痪期出现肢体不对称性、弛缓性瘫痪，多见于单侧下肢。

(5) 伤寒：发热为期最早期症状，可伴有上感症状，但常有缓脉、脾大或玫瑰疹，伤寒病原学与血清学检查阳性，病程较长。

(6) 斑疹伤寒：流行性斑疹伤寒多见于冬春，地方性斑疹伤寒多见于夏秋。一般起病急，脉搏较速，多有明显头痛。发病第 5 ～ 6 天出现皮疹，数量多且可有出血性皮疹。

六、治疗

以对症处理、休息、戒烟，多喝水，防止继发细菌感染为主。

(一) 对症处理

应用解热镇痛及减少鼻咽充血和分泌物的抗感冒复合剂或中成药，如乙酰胺基酚（扑热息痛）、双酚伪麻片、银翘解毒片等。

(二) 抗菌药物治疗

如有细菌感染，可根据病原菌选用抗感染药物，经验用药可选用青霉素、第一代头孢菌素、大环内酯类或氟喹诺酮类等抗生素。

第二节　急性气管 – 支气管炎

急性气管 – 支气管炎 (acute trachea bronchitis) 是指发生在气管、支气管黏膜及其周围组织的急性炎症。该病是呼吸系统的常见疾病，可由感染、理化因素、过敏性因素引起。在寒冷季节或气候突变时高发，多由上呼吸道感染蔓延而来。临床上主要表现为咳嗽、咳痰等症状。

一、病因

病因和发病机制。

(一) 感染因素

可由病毒、细菌直接感染引起，也可由急性上呼吸道感染的病毒或细菌向下蔓延所致。常见致病菌有流感嗜血杆菌、肺炎链球菌、葡萄球菌、卡他莫拉菌等。部分患者是在病毒感染的基础上继发细菌感染所致。

(二) 理化因素

过冷空气、刺激性气体或烟雾（如二氧化硫、二氧化氮、氨气、氯气等）、粉尘的吸入，对呼吸道黏膜的刺激也是引起本病的重要因素。

(三) 过敏反应

对过敏原如花粉、有机粉尘、真菌孢子等的吸入，或对所感染细菌蛋白质的过敏等，均可引起呼吸道的过敏性炎症反应。

二、临床表现

1.起病较急,常先有上呼吸道感染的症状,如鼻塞、喷嚏、咽痛、声嘶等。

2.咳嗽、咳痰,可延续2～3周才消失,初为干咳或少许黏液性痰,以后可转为黏液脓性或脓性痰,痰量增多,咳嗽加剧。

3.伴有支气管痉挛,可出现程度不等的气促,伴胸骨后发紧感。

4.全身症状轻微,仅有轻度畏寒、发热、头痛及全身酸痛等症状。

5.两肺呼吸音正常,可以听到散在干湿性啰音。

三、检查

1.周围血白细胞计数和分类多无明显改变。病毒感染时,血淋巴细胞可增加。细菌感染时,白细胞总数和中性粒细胞比例增加。

2.胸部X线检查,大多数表现正常或仅有肺纹理增粗。

3.必要时,痰涂片染色和痰培养可发现致病菌。

四、诊断

急性支气管炎的诊断并不困难,通常根据症状、体征、X线表现、血常规检查即可做出临床诊断。相关实验室检查则可做出病原学诊断。可将下呼吸道分泌物送检流感病毒、肺炎支原体和百日咳杆菌等,由于这些病原检查耗费较高,对轻、中度患者的常规检查并无必要。对重症、继发细菌感染则应积极做细菌学检查和药物敏感试验,指导临床正确选用抗菌药物。

五、治疗

1.一般治疗

休息、保暖、多饮水,保证有足够的热量,戒烟,避免接触刺激性气体。

2.抗菌药物治疗

根据感染的病原体及药物敏感试验选择抗菌药物治疗。一般未得到病原菌阳性结果前,可选用大环内酯类(红霉素、罗红霉素、阿奇霉素、乙酰螺旋霉素等);青霉素类(青霉素、阿莫西林等);喹诺酮类(氧氟沙星、环丙沙星等);头孢菌素类(第一代头孢菌素、第二代头孢菌素等)。多数患者用口服抗菌药物即可,症状较重者可用肌内注射或静脉滴注。

3.对症治疗

咳嗽无痰,可用喷托维林(咳必清)25 mg、咳美芬10 mg或可待因15～30 mg,3次/日。刺激性咳嗽可用生理盐水雾化吸入。祛痰可选用棕色合剂10 ml、溴己新(必嗽平)8～16 mg、沐舒坦30 mg或强力稀化黏素0.3,3次/日。支气管痉挛可选用茶碱类和β_2-受体激动剂如氨茶碱0.1、特布他林(博利康尼)2.5 mg,3次/日口服。如有发热、全身酸痛者,可用阿司匹林0.3～0.6 g,3次/日。

第三节　慢性支气管炎

慢性支气管炎(chronic bronchitis,简称慢支)是气管、支气管黏膜及其周围组织的慢性非特异性炎症。临床上以慢性咳嗽、咳痰或伴有喘息为特征。病情缓慢进展，常并发阻塞性肺气肿，甚至肺动脉高压、肺源性心脏病。它是一种严重危害人们健康的常见病，以老年人多见。

一、病因和发病机制

慢支的病因较为复杂，迄今尚不完全清楚，但可能与下列因素有关。

（一）吸烟

吸烟与慢支的发生密切相关，吸烟能使支气管上皮纤毛变短、不规则，纤毛运动发生障碍，腺体增生肥大，杯状细胞增生，黏液分泌增多，黏膜充血水肿，支气管平滑肌痉挛，气道阻力增加，吞噬细胞功能减弱，均易引起感染。吸烟者易引起鳞状上皮细胞化生。

（二）感染因素

感染是慢支发生发展的重要因素，主要为病毒和细菌感染。常见病毒有鼻病毒、乙型流感病毒、腺病毒和呼吸道合胞病毒。在病毒或病毒与支原体混合感染损伤气道黏膜的基础上可继发细菌感染，常见细菌有流感嗜血杆菌、肺炎链球菌、卡他莫拉菌及葡萄球菌等。

（三）大气污染

大气中的刺激性烟雾、粉尘、有害气体如二氧化硫、二氧化氮、氯气、臭氧等对支气管黏膜有刺激和细胞毒作用，可对支气管黏膜造成损伤，使纤毛清除功能下降，分泌增加。

（四）过敏因素

据调查，喘息型支气管炎患者往往有过敏史。在患者痰液中嗜酸性粒细胞数量与组胺含量都有增高，过敏反应可使支气管收缩或痉挛、组织损害和炎症反应，引发慢支。

（五）其他

机体内在因素也参与慢支的发生。如自主神经功能失调，副交感神经功能亢进，气道反应性增高；老年人呼吸道防御功能下降，营养不良，遗传因素等。

二、临床表现

1. 慢性（每年持续或累计 3 个月、连续两年或两年以上）咳嗽（多伴咳痰，初时咳嗽有力、日重，并发肺气肿，肺心病后咳嗽多无力，夜间和早晨为重）、咳痰（多为大量白色黏液痰，清晨夜间较多。合并感染时痰量增加且变稠、呈黄／绿色。年老病重者不易咳出），伴或不伴喘息。多在冬季反复发作，常以感冒为诱因。

2. 急发作期及慢性迁延期体检肺部可闻干湿性啰音，肺底居多，或可闻哮鸣音。

三、检查

1.X 线检查

早期无异常。可见两肺纹理增粗，紊乱，呈条索／斑点状或网状阴影，通常以两肺下野多见。

2. 肺功能检查

早期无异常。重症患者第一秒用力呼气量 (FEV$_1$) 占用力肺活量 (FVC) 的比值减少，即 FEV$_1$/FVC 可 < 70%。

3. 血液检查

急性发作期或并肺部感染时，可见白细胞计数及中性粒细胞增多。喘息型者嗜酸性粒细胞可增多；缓解期多无异常。

4. 痰液检查

(1) 涂片中可见大量中性粒细胞、已破坏的杯状细胞，并可见革兰染色阳性或阴性球菌；喘息型者可见较多嗜酸性粒细胞。

(2) 培养可见肺炎球菌、流感嗜血杆菌、甲型链球菌、萘瑟球菌等常见致病菌。

四、分型和分期

（一）分型

1. 单纯型

主症为咳嗽、咳痰。

2. 喘息型

咳、痰、喘合并存在，但多先有咳嗽、咳痰后伴喘息，通常无明显家族史或过敏史，少数患者气道反应性可见增高。

（二）分期

1. 急性发作期

(1) 指在一周内出现脓性或黏液脓性痰，或痰量明显增加 [＜ 50mL 为 (+)，50mL ～ 100mL 为 (++)， ≥ 100mL 为 (+++)]，或可伴发热等其他炎症表现。

(2) 或一周内咳嗽，咳痰，喘息三症中任何一项明显加剧者。

2. 慢性迁延期

(1) 指不同程度的咳、痰、喘症状迁延日久不愈。

(2) 或急性发作经治疗症状减轻，但一个月后仍未恢复到发作前水平者。

3. 临床缓解期

指经治疗或自然缓解已达两个月。

五、诊断标准

（一）具有上述临床及辅助检查表现。

（二）排除心肺等其他疾患所致者。

六、治疗

（一）急性发作及迁延期

1. 控制感染

(1) 急性发作期选用敏感抗生素口服，必要时采用注射疗法。常用抗生素有青霉素、红霉素类及第一代头孢菌素，必要时亦可选用喹诺酮类。

(2) 迁延期者宜采用或并用中药清热解毒剂及扶正固本方药。

2. 对症治疗

(1) 应用祛痰，止咳药以改善症状，痰多者忌用镇咳剂。常用药物有复方甘草片合剂、氯化胺合剂；溴己新 (必嗽平)、乙酰半胱氨酸、α- 糜蛋白酶；中药。

(2) 有喘息、哮鸣音时，使用平喘药 (参考第四节支气管哮喘)。

（二）临床缓解期

1. 戒烟和避免烟雾刺激。

2. 加强体质和耐寒能力锻炼，扶正固本，提高免疫功能，防治感冒。

3.清除鼻、鼻旁窦及肺内感染病灶。

第四节 慢性阻塞性肺疾病

慢性阻塞性肺疾病(COPD)是一种具有气流受限特征的疾病，气流受限不完全可逆，呈进行性发展，与肺部对有害气体或有害颗粒的异常炎症反应有关。

COPD与慢性支气管炎和肺气肿密切相关。通常，慢性支气管炎是指在除外慢性咳嗽的其他已知原因后，患者每年咳嗽、咳痰3个月以上，并连续2年者。肺气肿则指肺部终末细支气管远端气腔出现异常持久的扩张，并伴有肺泡壁和细支气管的破坏而无明显的肺纤维化。当慢性支气管炎、肺气肿患者肺功能检查出现气流受限，并且不能完全可逆时，即可诊断为COPD。如患者只有慢性支气管炎和(或)肺气肿，而无气流受限，则不能诊断为COPD，可将具有咳嗽、咳痰症状的慢性支气管炎视为COPD的高危期。

支气管哮喘也具有气道内气流受限，但支气管哮喘是一种特殊的气道炎症性疾病，其气流受限具可逆性，它不属于COPD。某些患者在患病过程中，可能慢性支气管炎合并支气管哮喘或支气管哮喘合并慢性支气管炎。在这种情况下，表现为气流受限不完全可逆，从而使两种疾病难以区分。此外，一些已知病因或具有特征病理表现的气流受限疾病，如肺囊性纤维化、弥散性泛细支气管炎以及闭塞性细支气管炎等均不属于COPD。

一、病因

1.个体因素

某些遗传因素，如α_1-抗胰蛋白酶缺乏可增加COPD发病的危险性。重度α_1抗胰蛋白酶缺乏与非吸烟者的肺气肿形成有关。在我国α_1抗胰蛋白酶缺乏引起的肺气肿迄今尚未见正式报道。

2.吸烟

吸烟是COPD最常见的致病因素，其发生率与烟的消耗量相关。长期吸烟影响呼吸道上皮纤毛运动，抑制肺泡巨噬细胞功能，导致黏液腺的增生和肥大。吸烟可以抑制抗蛋白酶活性，促使多核细胞快速释放蛋白水解酶。吸烟通过刺激黏膜下感受器经迷走神经介导促使平滑肌收缩而增加呼吸道阻力。被动吸烟也可引起咳嗽、气喘和咳痰。吸烟不但是慢性气道阻塞的最常见病因，而且可增加各种因素的致病作用。

3.感染

呼吸道感染是COPD发病和加剧的另一个重要因素。肺炎链球菌和流感嗜血杆菌可能是COPD急性发作的主要病原菌。病毒也对COPD的发生和发展起重要作用，鼻病毒在发作期经常发现，严重病毒性肺炎也可导致以小气道为主的慢性气道阻塞。肺炎衣原体和肺炎支原体与COPD发病的直接关系仍有待进一步阐明。病原菌、支原体和其他病毒在发作期与发作间期均较少见。儿童期重度呼吸道感染和成年时的肺功能降低及呼吸系统症状发生有关。

4.空气污染

化学气体如氯、氧化氮、二氧化硫等对支气管黏膜有刺激和细胞毒性作用。空气中的烟尘或二氧化硫明显增加时，COPD 急性发作显著增多。其他粉尘如二氧化硅、煤尘、棉尘等也刺激支气管黏膜，使气道清除功能遭受损害，为细菌入侵创造条件。COPD 的危险因素还可能与烹调时产生的大量油烟和燃料产生的烟尘有关。

5. 职业

当职业性粉尘及化学物质 (烟雾、过敏原、工业废气及室内空气污染等) 的浓度过大或接触时间过久，均可导致与吸烟无关的 COPD 发生。接触某些特殊的物质、刺激性物质、有机粉尘及过敏原能使气道反应性增加。

6. 遗传因素

尽管吸烟和 COPD 的发病关系密切，但是只有 15% ～ 20% 的吸烟者表现为 COPD。COPD 的家族聚集性说明吸烟易患性与遗传有关。

7. 社会经济地位

COPD 的发病与经济地位相关，这也许与室内外空气污染的程度不同、营养状况或其他和社会经济地位等差异有一定的内在联系。

二、临床表现

1. 症状

(1) 慢性咳嗽：通常为首发症状。初起咳嗽呈间歇性，早晨较重，以后早晚或整日均有咳嗽，但夜间咳嗽并不显著。少数病例咳嗽不伴咳痰，也有少数病例，虽有明显气流受限但无咳嗽症状。

(2) 咳痰：咳嗽后通常咳少量黏液性痰，部分患者在清晨较多；合并感染时，痰量增多，常有脓性痰。

(3) 气短或呼吸困难：是 COPD 的标志性症状，早期仅于劳力时出现，后逐渐加重，晚期于日常活动，甚至休息时也感气短。

2. 病史

COPD 患病过程应有以下特征：①吸烟史，多有长期较大量吸烟史；②职业性或环境有害物质接触史，如较长期粉尘、烟雾、有害颗粒或有害气体接触史；③家族史，COPD 有家族聚集倾向；④发病年龄及好发季节，多于中年以后发病，症状好发于秋冬寒冷季节；⑤慢性肺源性心脏病史，COPD 后期出现低氧血症和 (或) 高碳酸血症，可并发慢性肺源性心脏病和右心衰竭。

3. 体征

COPD 早期体征可不明显。随疾病进展，常有以下体征：①视诊及触诊胸廓呈桶状胸；有呼吸变浅，频率增快，辅助呼吸肌如斜角肌及胸锁乳突肌参加呼吸运动，重症可见胸腹矛盾运动、患者张口呼吸及前倾坐位；低氧血症者有黏膜及皮肤发绀，伴右心衰竭者可见下肢水肿、肝大。②叩诊心浊音界缩小，肺肝界降低，肺呈过清音。③听诊两肺呼吸音可减低，呼气延长，平静呼吸时，可闻干性啰音，两肺底或其他肺野可闻湿啰音；心音遥远，剑突部心音较清晰响亮。

三、实验室检查及特殊检查

1. 肺功能检查

肺功能检查是判断气流受限增高且重复性好的客观指标，对 COPD 的诊断、严重度评价、疾病进展、预后及治疗反应等均有重要意义。气流受限是以第 1 秒用力呼气容积 (FEV_1) 和

FEV_1 与用力肺活量 (FVC) 之比 (FEV_1/FVC) 降低来确定的。吸入支气管扩张剂后，$FEV_1 <$ 80% 预计值且 FEV_1/FVC $<$ 70% 者，可确定为不能完全可逆的气流受限。气流受限可导致肺过度充气，使肺总量 (TLC)、功能残气量 (FRC) 和残气容量 (RV) 增高、肺活量 (VC) 减低、RV/TLC 增高。

2. 胸部 X 线检查

X 线检查对确定肺部并发症及与其他疾病 (如肺间质纤维化、肺结核等) 鉴别有重要意义。早期胸部 X 线可无明显变化，以后出现肺纹理增多、紊乱等非特征性改变；主要 X 线征为肺过度充气：肺容积增大，胸腔前后径增长，肋骨走向变平，肺野透亮度增高，横膈位置低平，心脏悬垂狭长，肺门血管纹理呈残根状，肺野外周血管纹理纤细稀少等，有时可见肺大疱形成。并发肺动脉高压和肺源性心脏病时，除右心增大的 X 线征外，还可有肺动脉圆锥膨隆、肺门血管影扩大及右下肺动脉增宽等。

3. 胸部 CT 检查

CT 检查一般不作为常规检查，但当诊断有疑问时，高分辨率 CT(HRCT) 有助于鉴别诊断。另外，HRCT 对辨别小叶中心型或全小叶型肺气肿及确定肺大疱的大小和数量，有很高的敏感性和特异性，对预计肺大疱切除或外科减容手术等的效果有一定价值。

4. 血气检查

血气检查对晚期患者十分重要。$FEV_1 <$ 40% 预计值者及具有呼吸衰竭或右心衰竭临床征象者，均应做血气检查。血气异常首先表现为轻中度低氧血症。随疾病进展，低氧血症逐渐加重，并出现高碳酸血症。

5. 其他化验检查

并发感染时，痰涂片可见大量中性粒细胞。痰培养可检出各种病原菌，常见者为肺炎链球菌、流感嗜血杆菌、卡他摩拉菌、肺炎克雷白杆菌等。

四、诊断与鉴别诊断

COPD 的诊断应根据病史、危险因素接触史、体征及实验室检查等资料，综合分析确定。肺功能检查是诊断 COPD 的金标准。支气管扩张剂后 $FEV_1 <$ 80% 预计值及 FE\UFVC $<$ 70% 可确定为不完全可逆性气流受限。

COPD 应与支气管哮喘、支气管扩张症、充血性心力衰竭、肺结核等鉴别。与支气管哮喘的鉴别有时存在一定的困难。COPD 多于中年后起病，哮喘则多在儿童或青少年期起病；COPD 症状缓慢进展，逐渐加重，哮喘则症状起伏大；COPD 多有长期吸烟史和 (或) 有害气体、颗粒接触史，哮喘则常伴过敏体质、过敏性鼻炎和 (或) 湿疹等，部分患者有哮喘家族史；COPD 时气流受限基本为不可逆性，哮喘时则多为可逆性。然而，部分病程长的哮喘患者已发生气道重塑，气流受限不能完全逆转，而少数 COPD 患者伴有气道高反应性，气流受限部分可逆。此时应根据临床及实验室所见全面分析，必要时做支气管激发试验、支气管扩张试验和 (或) 最大呼气流量 (PEF) 昼夜变异率来进行鉴别。在少部分患者中，两种疾病可重叠存在。

五、治疗

(一) 稳定期的治疗

1. 治疗目的

(1) 减轻症状，阻止病情发展。

(2) 缓解或阻止肺功能下降。

(3) 改善活动能力，提高生活质量。

(4) 降低病死率。

2.COPD 稳定期的治疗原则

(1) 教育与管理：通过教育与管理可以提高患者及有关人员对 COPD 的认识和自身处理疾病的能力，更好地配合治疗和预防措施，减少反复加重，维持病情稳定，提高生活质量。

(2) 控制职业性或环境污染，避免或防止粉尘、烟雾及有害气体吸入。

(3) 药物治疗。

(4) 戒烟：戒烟不能改善肺功能，但能明显减缓肺功能的受损害速度，延长生存率。

3. 药物治疗

用于预防和控制症状，减少急性加重的频率和严重程度，提高运动耐力和生活质量。

(1) 支气管舒张剂：支气管舒张剂可松弛支气管平滑肌、扩张支气管、缓解气流受限，是控制 COPD 症状的主要治疗措施。短期按需应用可缓解症状，长期规则应用可预防和减轻症状，增加运动耐力。但不能使所有患者的 FEV_1 得到改善。

主要的支气管舒张剂有 β_2 激动剂、抗胆碱药及甲基黄嘌呤类，根据药物的作用及患者的治疗反应选用。定期用短效支气管舒张剂较为适宜，但不如长效制剂方便。不同作用机制与作用时间的药物联合可增强支气管扩张作用，减少副作用。短效 β_2 激动剂与抗胆碱药异丙托溴胺联合应用与各自单用相比，可使 FEV_1 获得较大与较持久的改善；β_2 受体激动剂、抗胆碱药物和（或）茶碱联合应用，肺功能与健康状况亦可获进一步改善。

1) β_2 受体激动剂：主要有沙丁胺醇、特布他林（间羟舒喘宁）等，为短效定量雾化吸入剂，数分钟内开始起效，15～30 min 达到峰值，持续疗效 4～5 h，每次剂量 100～200 μg，24 h 不超过 8 喷。主要用于缓解症状，按需使用。沙美特罗与福莫特罗为长效定量吸入剂，作用持续 12 h 以上。

2) 抗胆碱药：主要品种为异丙托溴胺气雾剂，可阻断 M 胆碱受体。定量吸入时，开始作用时间比沙丁胺醇等短效 β_2 受体激动剂慢，但持续时间长，30～90 min 达最大效果。维持 6～8 h，剂量为 40～80 μg（每喷 20 μg），每天 3～4 次。

该药副作用小，长期吸入可能改善 COPD 患者健康状况。新一代的长效抗胆碱药噻托溴胺维持时间达 72 h，已开始上市，疗效更加显著。

3) 茶碱类药物：可解除气道平滑肌痉挛，改善心搏血量，扩张全身和肺血管，增加水、盐排出，兴奋中枢神经系统，改善呼吸肌功能以及某些抗感染作用等。在一般治疗血浓度下，茶碱的其他方面作用不很突出。缓释型或控释型茶碱每天 1 次或 2 次口服可达稳定的血浆浓度，对 COPD 有一定效果。茶碱血浓度监测对估计疗效和副作用有一定意义。血茶碱浓度＞5 μg/mL，即有治疗作用；＞15 μg/mL，副作用明显增加。吸烟，饮酒，服用抗惊厥药、利福平等可引起肝脏酶受损并减少茶碱半衰期；老人、持续发热、心力衰竭和肝功能明显障碍者，同时应用西咪替丁、大环内酯类药物（红霉素等）、氟喹诺酮类药物（环丙氟哌酸等）和口服避孕药等都可使茶碱血浓度增加。

(2) 糖皮质激素：COPD 稳定期应用糖皮质激素吸入治疗，并不能阻止其 FEV_1 的降低。

吸入糖皮质激素的长期规律治疗只适用于具有症状且治疗后肺功能有改善者。对 $FEV_1 < 50\%$ 预计值的 COPD 患者及反复加重要求抗生素，或口服糖皮质激素者亦可考虑使用。有关长期吸入糖皮质激素治疗 COPD 的效果和安全性，目前尚无结论。临床上可进行 6 周至 3 个月的糖皮质激素吸入实验性治疗，根据治疗效果确定是否进行糖皮质激素吸入治疗。对 COPD 患者，不推荐长期口服糖皮质激素治疗。

(3) 其他药物

1) 祛痰药 (黏液溶解剂)：COPD 气道内可产生大量黏液分泌物，可促使继发感染，并影响气道通畅。应用祛痰药似有利于气道引流通畅，改善通气，但除少数有黏痰患者获效外，总的来说效果并不十分确切。常用药物有盐酸氨溴索 (ambroxol)、乙酰半胱氨酸等。

2) 抗氧化剂：COPD 气道炎症使氧化负荷加重，促使 COPD 的病理生理变化。应用抗氧化剂如 N- 乙酰半胱氨酸，可降低疾病反复加重的频率。但目前尚缺乏长期、多中心临床研究结果，有待今后进行严格的临床研究考证。

3) 免疫调节剂：对降低 COPD 急性加重的严重程度可能具有一定的作用，但尚未得到确证，不推荐做常规使用。

4) 疫苗：流感疫苗可减少 COPD 患者的严重程度和死亡，可每年给予 1 次 (秋季) 或 2 次 (秋、冬)。它含有杀死的或活的、无活性病毒，应每年根据预测的病毒种类制备。肺炎链球菌疫苗含有 23 种肺炎链球菌荚膜多糖，已在 COPD 患者应用，但尚缺乏有力的临床观察资料。

5) 中医治疗：辨证施治是中医治疗的原则，对 COPD 的治疗亦应据此原则进行。实践中体验到某些中药具有祛痰、支气管舒张、免疫调节等作用，值得深入的研究。

(4) 氧疗：COPD 稳定期进行长期家庭氧疗 (LTOT) 对具有慢性呼吸衰竭的患者可提高生存率，对血流动力学、血液学特征、运动能力、肺生理和精神状态都会产生有益的影响。LTOT 应在Ⅳ级重度 COPD 患者应用，具体指征是：① $PaO_2 < 55$ mmHg 或 $SaO_2 < 88\%$，有或没有高碳酸血症。② PaO_2 55 ~ 70 mmHg，或 $SaO_2 < 8$ g%，并有肺动脉高压、心力衰竭水肿或红细胞增多症 (血细胞比容 > 55%)。LTOT 一般是经鼻导管吸入氧气，流量 1.0 ~ 2.0 L/min，吸氧持续时间 > 15 h/d。长期氧疗的目的是使患者在海平面水平，静息状态下，$PaO_2 > 60$ mmHg 和 (或) 使 SaO_2 升至 90%，这样才可维持重要器官的功能，保证周围组织的氧供。

(5) 康复治疗：康复治疗可以使进行性气流阻塞、严重呼吸困难而很少活动的患者改善活动能力，提高生活质量，是 COPD 患者一项重要的治疗措施，包括呼吸生理治疗、肌肉训练、营养支持、精神治疗与教育等多方面措施。在呼吸生理治疗方面包括帮助患者咳嗽，用力呼气以促进分泌物清除；使患者放松，进行缩唇呼吸以及避免快速浅表的呼吸以帮助克服急性呼吸困难等措施。在肌肉训练方面有全身性运动与呼吸肌锻炼，前者包括步行、登楼梯、踏车等，后者有腹式呼吸锻炼等。在营养支持方面，应要求达到理想的体重；同时避免过高糖类饮食和过高热量摄入，以免产生过多 CO_2。

(6) 外科治疗

1) 肺大疱切除术：在有指征的患者，术后可减轻患者呼吸困难的程度并使肺功能得到改善。术前胸部 CT 检查、动脉血气分析及全面评价呼吸功能对于决定是否手术是非常重要的。

2) 肺减容术：与常规的治疗方法相比，其效果及费用仍待进一步调查研究，目前不建议广泛应用。

3) 肺移植术：对于选择合适的 COPD 晚期患者，肺移植术可改善生活质量，改善肺功能，但技术要求高、花费大，很难推广应用。

总之，稳定期 COPD 的处理原则根据病情的严重程度不同，选择的治疗方法也有所不同。

(二) 急性加重期的治疗

1. 家庭治疗

轻度发作可使用抗胆碱能药和短效 β₂- 激动剂联合治疗。为提高吸入治疗效果，可通过储雾器使用定量吸入器。痰量增加或者脓痰常提示发作的原因为感染性，此时，应该考虑使用抗生素。常见病原体为流感嗜血杆菌、肺炎链球菌和卡他莫拉菌等。选择头孢菌素、多西环素 (强力霉素) 或阿莫西林，有条件者可参考抗生素敏感性选择药物。接受糖皮质激素治疗的患者，或者对于支气管舒张治疗反应不好的患者可以口服泼尼松，剂量为 20 ～ 40 mg/d，7 ～ 10 d。有条件者可考虑吸入糖皮质激素治疗，无效者应停药。

2. 住院治疗

关键是改善气流受限、气体交换和酸碱失衡。氧疗是治疗的重要部分，氧疗不当可导致高碳酸血症，保证氧疗时 $SaO_2 > 90\%$ 和 PaO_2 为 60 ～ 65 mmHg，可避免这种情况。$PaCO_2$ 升高是多因素的，与潮气量减少引起无效腔 / 潮气比值增加有关，也可涉及 Haldane 效应，氧合血红蛋白增加导致 CO_2 离解曲线右移。治疗前 PaO_2 越低，治疗后增加幅度越大，$PaCO_2$ 升高就越明显。$pH < 7.25$，而且 $PaO_2 < 50$ mmHg 的患者可危及生命，应该密切观察。

第五节　支气管哮喘

支气管哮喘(bronchial asthma，简称哮喘)是由多种细胞(如嗜酸性粒细胞、肥大细胞、T 细胞、中性粒细胞、气道上皮细胞等) 和细胞组分参与的气道慢性炎症性疾病。这种慢性炎症导致气道反应性增加，通常出现广泛多变的可逆性气流受限，并引起反复发作性的喘息、气急、胸闷或咳嗽等症状，常在夜间和 (或) 清晨发作、加剧，多数患者可自行缓解或经治疗缓解。

一、病因和发病机制

(一) 病因

哮喘的病因还不十分清楚，患者个体变应性体质及环境因素的影响是发病的危险因素。哮喘与多基因遗传有关，同时受遗传因素和环境因素的双重影响。

许多调查资料表明，哮喘患者亲属患病率高于群体患病率，并且亲缘关系越近，患病率越高；患者病情越严重，其亲属患病率也越高。目前，哮喘的相关基因尚未完全明确，但有研究表明存在与气道高反应性、IgE 调节和特应性相关的基因，这些基因在哮喘的发病中起着重要作用。

环境因素中主要包括某些激发因素，如尘螨、花粉、真菌、动物毛屑、二氧化硫、氨气等各种特异和非特异性吸入物；感染，如细菌、病毒、原虫、寄生虫等；食物，如鱼、虾、蟹、蛋类、牛奶等；药物，如普奈洛尔（心得安）、阿司匹林等；气候变化、运动、妊娠等都可能是哮喘的激发因素。

（二）发病机制

哮喘的发病机制不完全清楚。变态反应、气道炎症、气道反应性增高及神经等因素及其相互作用被认为与哮喘的发病关系密切。

1. 免疫学机制

免疫系统在功能上分为体液和细胞免疫，均参与哮喘的发病。抗原通过抗原递呈细胞激活 T 细胞，活化的辅助性 T 细胞（主要是 Th_2 细胞）产生白细胞介素 (IL-4)、IL-5、IL-10 和 IL-13 等进一步激活 B 淋巴细胞，后者合成特异性 IgE，并结合于肥大细胞和嗜碱性粒细胞等表面的 IgE 受体。若变应原再次进入体内，可与结合在细胞表面的 IgE 交联，使该细胞合成并释放多种活性介质导致平滑肌收缩、黏液分泌增加、血管通透性增高和炎症细胞浸润等。炎症细胞在介质的作用下又可分泌多种介质，使气道病变加重，炎症细胞浸润增加，产生哮喘的临床症状，这是一个典型的变态反应过程。

根据变应原吸入后哮喘发生的时间，可分为速发型哮喘反应 (IAR)、迟发型哮喘反应 (LAR) 和双相型哮喘反应 (DAR)。IAR 几乎在吸入变应原的同时立即发生反应，15～30min 达高峰，2h 后逐渐恢复正常。LAR 约在吸入变应原后 6h 左右发病，持续时间长，可达数天；而且临床症状重，常呈持续性哮喘表现，肺功能损害严重而持久。LAR 是由于气道慢性炎症反应的结果。

2. 气道炎症

气道慢性炎症被认为是哮喘的本质。气道炎症的启动机制：①活化的 Th2 细胞分泌的细胞因子，可以直接激活肥大细胞、嗜酸性粒细胞及肺泡巨噬细胞等多种炎症细胞，使之在气道浸润和聚集。这些细胞相互作用可以分泌出 50 多种炎症介质和 25 种以上的细胞因子，构成了一个与炎症细胞相互作用的复杂网络，使气道反应性增高，气道收缩，黏液分泌增加，血管渗出增多。根据介质产生的先后可分为快速释放性介质，如组胺；继发释放性介质，如前列腺素 (PG)、白三烯 (LT)、血小板活化因子 (PAF) 等。肥大细胞激发后，可释放出组胺、嗜酸性粒细胞趋化因子 (ECF-A)、中性粒细胞趋化因子 (NCF-A)、LT 等介质。肺泡巨噬细胞激发后可释放血栓素 (TX)、PG、PAF 等介质，进一步加重气道高反应性和炎症。②各种细胞因子及环境刺激因素可作用于气道上皮细胞，后者分泌内皮素 -1 及基质金属蛋白酶 (MMP) 并活化各种生长因子，特别是转移生长因子 -β(TGF-β)。以上因子共同作用于上皮下成纤维细胞和平滑肌细胞，使之增生而引起气道重塑：③由血管内皮及气道上皮细胞产生的黏附分子 (AMs) 可介导白细胞与血管内皮细胞的黏附，白细胞由血管内转移至炎症部位，加重了气道炎症过程。

总之，哮喘的炎症反应是由多种炎症细胞、炎症介质和细胞因子参与的相互作用的结果，关系十分复杂，有待进一步研究。

3. 气道高反应性 (airway hyper responsiveness，AHR)

表现为气道对各种刺激因子出现过强或过早的收缩反应，是哮喘发生发展的另一个重要因素。目前普遍认为，气道炎症是导致气道高反应性的重要机制之一，当气道受到变应原或其他刺激后，由于多种炎症细胞、炎症介质和细胞因子的参与，气道上皮的损害和上皮下神经末梢的裸露等而导致气道高反应性。AHR 常有家族倾向，受遗传因素的影响。AHR 为支气管哮喘患者的共同病理生理特征，然而，出现 AHR 者并非都是支气管哮喘，长期吸烟、接触臭氧、病毒性上呼吸道感染、慢性阻塞性肺疾病 (COPD) 等也可出现 AHR。

4. 神经机制

神经因素也被认为是哮喘发病的重要环节。支气管受复杂的自主神经支配。除胆碱能神经、肾上腺素能神经外，还有非肾上腺素能非胆碱能 (NANC) 神经系统。支气管哮喘与 β- 肾上腺素受体功能低下和迷走神经张力亢进有关，并可能存在有 α- 肾上腺素能神经的反应性增加。NANC 能释放舒张支气管平滑肌的神经介质如血管活性肠肽 (VIP)、氧化亚氮 (NO)，及收缩支气管平滑肌的介质如 P 物质、神经激肽，两者平衡失调，则可引起支气管平滑肌收缩。

二、临床表现

1. 反复发作喘息，呼吸困难，胸闷或咳嗽，有时咳嗽为唯一症状，可经治疗缓解或自行缓解。

2. 多与接触变应原、病毒感染、运动或某些刺激物有关。

3. 发作时，双肺可闻及散在或弥散性，以呼气期为主的哮鸣音。

三、检查

1. 外周血嗜酸性粒细胞在哮喘发作时可增高，血清 IgE 可升高。

2. 痰液涂片可见较多嗜酸性粒细胞、夏科雷登 (Charcotleyden) 结晶、黏液栓等。

3. 胸部 X 线检查

哮喘发作时，两肺透亮度增加，充气过度，缓解期多明显异常。有并发症时则有相应影像，如气胸、纵隔气肿、肺炎等。

4. 哮喘发作时

心电图除窦性心动过速外，有时可见电轴右偏，顺时钟向转位、右束支传导阻滞，室性期前收缩等。

5. 血气分析

哮喘发作时，可引起呼吸性碱中毒。重症哮喘可表现为呼吸性酸中毒。

6. 皮肤敏感试验

哮喘缓解期用可疑的过敏原做皮肤划痕或皮内试验，对相应的过敏原可呈阳性反应。应注意，有时可能诱发哮喘和全身反应，甚至出现过敏性休克。

7. 肺功能检查

哮喘发作时一秒钟用力呼气量 (FEV$_1$) 或最大呼气流速 (PEF) 等指标均下降。支气管激发试验：采用抗原、组胺、乙酰甲胆碱、冷空气、高渗盐水等吸入或运动激发试验的方法，缓解期患者 FEV$_1$ 下降 20% 以上。支气管舒张试验：发作期患者吸入 β$_2$- 受体激动剂后 FEV$_1$ 增加 15% 以上。

四、诊断标准

1. 反复发作喘息，呼吸困难，胸闷或咳嗽，多与接触变应原，病毒感染。运动或某些刺激物有关。

2. 发作时双肺可闻及散在或弥散性。以呼气期为主的哮鸣音。

3. 上述症状可经治疗缓解或自行缓解。

4. 排除可引起喘息或呼吸困难的其他疾病。

5. 对症状不典型者 (如无明显喘息或体征)，应最少具备以下一项试验阳性：①如基础 FEV_1(或 PEF) < 80% 正常值，吸入 β_2- 激动剂后 FEV_1(或 PEF) 增加 15% 以上；② PEF 变异率 ≥ 20%；③支气管激发试验 (或运动激发试验) 阳性。

临床上一些特殊类型的哮喘，如①职业性哮喘；②阿司匹林哮喘；③运动性哮喘。诊断时应与一般的支气管哮喘区别开来。

五、治疗

根据患者的症状、夜间憋醒的次数和肺功能 (FEV_1 或 PEF) 的情况进行分级，然后进行适级治疗。

(一) 哮喘防治

1. 长期抗感染治疗是基础的治疗，首选吸入糖皮质激素。可选择二丙酸倍氯米松、布地奈德或丙酸氟地卡松。

2. 应急缓解症状的首选药物是吸入快速起效的 β_2- 受体激动剂，如沙丁胺醇、特布他林和福莫特罗，每天不大于 3 次。

3. 规律吸入激素后病情控制不理想者，宜加用吸入长效 β_2- 激动剂，或缓释茶碱，或白三烯调节剂 (联合用药)，亦可考虑增加吸入激素量。

4. 重症哮喘患者，经过上述治疗仍长期反复发作时，可考虑做强化治疗。即按照严重哮喘发作处理，待症状完全控制，肺功能恢复最佳水平和 PEF 波动率正常 2 ～ 4 天后，逐渐减少激素用量，部分患者经过强化治疗阶段后病情控制理想。

(二) 综合治疗

1. 消除病因和诱发因素，如脱离变应原。

2. 防治合并存在的疾病，如过敏性鼻炎、反流性食管炎等。

3. 免疫调节治疗。

4. 经常检查吸入药物使用是否正确和对医嘱的依从性。

(三) 急性发作的治疗

1. 轻度哮喘患者

(1) 按需吸入 β_2- 激动剂，效果不佳时口服 β_2- 激动剂控释片。

(2) 口服小剂量控释茶碱。

(3) 每日定时吸入糖皮质激素 (200 ～ 600 mg)。

(4) 夜间哮喘可吸入长效 β_2- 激动剂或加用抗胆碱药。

2. 中度哮喘患者

(1) 规律吸入 β_2- 激动剂，或口服长效 β_2- 激动剂，必要时使用持续雾化吸入。

(2) 口服控释茶碱或静脉点滴氨茶碱。

(3) 加用抗胆碱药物吸入。

(4) 每日定时吸入大剂量糖皮质激素 (> 600 mg/d)。

(5) 必要时口服糖皮质激素。

3. 重度和危重患者

(1) 持续雾化吸入 β_2- 激动剂，加用抗胆碱药物吸入或静脉点滴沙丁胺醇。

(2) 静脉点滴氨茶碱。

4. 静脉用糖皮质激素，病情控制后改为口服，乃至吸入用药。

(1) 注意维持水电解质平衡。

(2) 避免严重的酸中毒，pH 值＜ 7.20 时，应适量补碱。

(3) 氧疗；有指征时进行机械辅助通气。

(4) 防治并发症，如气胸、纵隔气肿、肺炎等。

(5) 祛除痰液，防治呼吸系统感染。

(四) 哮喘非急性发作相应的治疗方案

1. 间歇至轻度

按需吸入 β_2- 激动剂或口服 β_2- 激动剂；口服小剂量控释茶碱可考虑每日定量吸入小剂量糖皮质激素 (＜ 200 mg/d) 或口服白三烯调节剂。

2. 中度

每天定量吸入糖皮质激素 (200 ～ 600 mg/d)。按需吸入 β_2- 激动剂。效果不佳时，可加口服小剂量控释茶碱或口服 β_2- 激动剂的控释片，夜间哮喘可吸入长效 β_2- 激动剂或加用抗胆碱药物。

3. 重度

吸入大剂量糖皮质激素、β_2- 激动剂、M- 受体拮抗剂等；若仍有症状，部分患者需规律口服糖皮质激素。

第六节 支气管扩张症

支气管扩张症 (bronchiectasis，简称支扩) 系指由支气管及其周围组织慢性炎症和支气管阻塞，引起支气管组织结构较严重的病理性破坏，以致支气管管腔扩张和变形。主要表现为慢性咳嗽、咳大量脓痰和 (或) 反复咯血。随着人们生活的改善、麻疹等疫苗预防接种和抗生素的应用，其发病率已显著降低。

一、病因和发病机制

支气管扩张的主要发病因素是支气管，肺组织感染和支气管阻塞，两者互为因果，促使支气管扩张的发生和发展。支气管扩张也可能由先天发育缺损及遗传因素引起，但较少见。另有约 30% 的支气管扩张患者病因未明，可能与机体免疫功能失调等因素有关。

(一) 支气管 - 肺组织感染和阻塞

婴幼儿百日咳、麻疹、支气管肺炎是支气管、肺组织感染所致支气管扩张最常见的原因。由于儿童支气管管腔较细，管壁薄弱，易阻塞，反复感染破坏支气管壁各层组织，尤其是平滑肌和弹性纤维遭破坏，削弱了管壁的支撑作用。或细支气管周围肺组织纤维化，牵拉管壁，致使支气管变形扩张。呼吸道阻塞也可能是肿瘤、异物吸入或管外肿大淋巴结压迫的后果，它们都可导致远端支气管，肺组织感染。支气管阻塞致肺不张，由于失去肺泡弹性组织的缓冲，胸腔内负压直接牵拉支气管管壁,致使支气管扩张。右肺中叶支气管细长,周围有多簇的淋巴结,常因非特异性或结核性淋巴结炎而肿大压迫支气管,引起右中叶不张,称中叶综合征,是支气管扩张的好发部位。肺结核纤维组织增生和收缩牵拉,或因支气管内膜结核引起管腔狭窄、阻塞,均可导致支气管扩张。另外,吸入腐蚀性气体、支气管曲真菌感染等均可损伤支气管壁并反复继发感染也可引起支气管扩张。

(二)先天性发育缺损和遗传因素

支气管先天性发育障碍而致支气管扩张症,如支气管软骨发育不全或弹性纤维不足,导致局部管壁薄弱或弹性较差,常伴有鼻窦炎及内脏转位(右位心),被称为卡塔格内综合征(kartagener syndrome)。有右位心者伴支气管扩张发病率为 15% ~ 20%,远高于一般人群,说明该综合征与先天性因素有关。

与遗传因素有关的肺囊性纤维化,由于支气管黏液腺分泌大量黏稠黏液,血清内可含有抑制支气管柱状上皮细胞纤毛活动物质(囊性纤维化跨膜传导调节蛋白,CFTR),致分泌物潴留在支气管内,引起阻塞、肺不张和继发感染,反复支气管炎症可发生支气管扩张。另外,部分遗传性 α_1- 抗胰蛋白酶缺乏症患者也伴有支气管扩张。

(三)机体免疫功能失调

近年来,由于胸部 CT 尤其是高分辨率 CT(HRCT) 的临床应用,能显示常规胸部 X 线难以查见的支气管扩张病变影像。目前已发现类风湿关节炎、Crohn 病、溃疡性结肠炎、系统性红斑狼疮、支气管哮喘和泛细支气管炎等疾病可同时伴有支气管扩张。有些不明原因的支气管扩张患者体液免疫和(或)细胞免疫功能有不同程度的异常,提示支气管扩张可能与机体免疫功能失调有关。

二、临床表现

1.童年有呼吸道感染的病史,如麻疹、百日咳或支气管炎。

2.典型的慢性咳嗽、脓痰,与体位改变有关,痰量每天可达数百毫升,伴厌氧菌感染者则有臭味。

3.反复咯血,占 50% ~ 75%,血痰至大咯血,咯血量与病情严重程度和病变范围不一定相关。

4.反复肺部感染,特点为同一部位反复发生和迁延不愈。

5.反复肺部感染者有全身中毒症状,如间歇性发热、乏力、食欲下降和贫血等。

6.体检肺部有持续性固定部位的干湿性啰音。约 1/3 的患者有杵状指(趾)。

三、检查

1.痰液检查

痰静置后分三层:上层为泡沫,中层为黏液,下层为脓性物和坏死组织,镜检下可见弹力纤维、脓细胞和大量细胞碎片,痰培养多为口腔内的菌群。

2.胸部 X 线片

早期仅见一侧或双侧下肺纹理局部增多和增粗;典型者见粗乱肺纹理中有多个不规则的环状透亮阴影或卷发状阴影,感染时阴影内可见气液平面。

3.CT 检查

见管壁增厚的柱状扩张或成串或成簇的囊性扩张,混合型则见念珠状外形,典型的支气管扩张表现为"宝石戒指"征。

4. 支气管造影

可用碘油或稀钡浆，可确定支气管扩张的存在、部位、性质和范围。

5. 纤维支气管镜检查

可做局部支气管造影，或明确出血或阻塞的部位，取痰标本做培养，革兰染色和细胞学检查。

四、诊断

1. 幼年有诱发支气管扩张的呼吸道感染史，如麻疹、百日咳或流感后肺炎病史，或肺结核病史等。

2. 出现长期慢性咳嗽、咳脓痰或反复咯血症状。

3. 体检肺部听诊有固定性、持久不变的湿啰音，杵状指（趾）。

4. X线检查示肺纹理增多、增粗，排列紊乱，其中可见到卷发状阴影，并发感染出现小液平，CT 典型表现为"轨道征"或"戒指征"或"葡萄征"。确诊有赖于胸部 HRCT。怀疑先天因素应做相关检查，如血清 Ig 浓度测定、血清 g- 球蛋白测定、胰腺功能检查、鼻或支气管黏膜活检等。

五、治疗

（一）去除诱因

对合并有慢性鼻旁窦炎，慢性齿龈炎、慢性扁桃体炎等应积极治疗。

（二）保持呼吸道通畅

1. 祛痰剂

常用有氯化铵、溴己新。亦可用溴己新 8 mg 溶液雾化吸入，或生理盐水超声雾化吸入使痰液变稀。

2. 支气管舒张剂

可用氨茶碱、特布他林，或沙丁胺醇等。

3. 体位引流

其作用有时比抗生素治疗更为重要。体位引流是根据病变的部位取不同的体位，原则上应使患肺位置抬高，引流支气管开口朝下，有利于痰液流入大支气管和气管而排出，每日引流 2～3 次，每次 15～30min。

4. 纤维支气管镜吸引痰液

如体位引流效果不满意，可经纤维支气管镜吸痰，还可取痰标本行病原体培养，痰液黏稠且多者可行支气管冲洗，用 30～50 mL 生理盐水冲洗 2～3 次，吸净后再行注药。

（三）控制感染

可选用口服青霉素和第一、二代头孢菌素；或喹诺酮类抗菌药物如阿莫西林 0.5 g，每日 3 次，环丙沙星 0.5 g，头孢呋辛酯 0.5 g，或头孢羟氨苄 0.5 g，每日 2 次。严重感染时，可用氨苄西林 4～6 g，或一、二代头孢菌素加阿米卡星 0.4 g 静脉滴注。支扩多有铜绿假单胞菌感染，故也可选用抗假单胞菌的抗生素。

（四）手术治疗

如反复呼吸道急性感染或大咯血患者，其病变范围不超过二叶肺，尤以局限性病变反复大咯血，经药物治疗不易控制，全身情况良好，可行手术切除。如病变较广泛累及两侧肺，又伴呼吸功能和心脏功能严重损害者，可行肺移植或心肺联合移植。

（五）大咯血的处理

1. 对症处理

应镇静，保持大便通畅，慎用或不用镇咳药。

2. 止血药垂体后叶素

10 U+20 ～ 30 mL 生理盐水缓慢静脉注入，然后 10 ～ 20 U+5% 葡萄糖液 (GS)500 mL 静脉点滴维持治疗。禁忌证：高血压、冠心病和妊娠。

3. 降低血管通透性药

(1) 卡巴克络（安络血）10 mg 肌内注射，每日 2 次，或 50 ～ 100 mg+5% GS500 mL 静滴。

(2) 糖皮质激素：泼尼松每日 30 mg，1 ～ 2 周为一疗程。

4. 紧急外科手术适应证

(1) 咯血量＞ 500 mL/24 h。

(2) 在 12 h 内在大量咯血达 600 mL 以上。

(3) 一次量达 200 mL 并在 24 h 内反复发生。

(4) 曾有咯血窒息史。

禁忌证：晚期肺癌出血，二尖瓣狭窄出血，全身有出血倾向，体质极差伴有肺功能不全，出血部位难以确定。

5. 纤维支气管镜止血治疗。

6. 大咯血窒息的抢救

(1) 体位引流：采取头低脚高 45° 俯卧位，拍击健侧背部，以利血液排出；或抱起患者双足，患者上身垂于床沿外，拍击背部引流。

(2) 吸引：可用有侧孔的粗鼻导管吸引，或用支气管镜吸引，必要时行气管插管或气管切开。

(3) 高流量供氧。

(4) 窒息解除后，应继续各种相应治疗，纠正酸中毒，补充血容量，控制休克，注意急性肾衰竭的发生和再度大咯血的可能。

第七节 呼吸衰竭

呼吸衰竭是各种原因引起的肺通气和（或）换气功能严重障碍，以致不能进行有效的气体交换，导致缺氧伴（或不伴）二氧化碳潴留，从而引起一系列生理功能和代谢紊乱的临床综合征。在海平面大气压下，于静息条件下呼吸室内空气，并排除心内解剖分流和原发于心排血量降低等情况后，动脉血氧分压 (PaO_2) 低于 8 kPa(60 mmHg)，或伴有二氧化碳分压 ($PaCO_2$) 高于 6.65 kPa(50 mmHg)，即为呼吸衰竭 (简称呼衰)。

一、病因

1. 呼吸道病变

支气管炎症、支气管痉挛、异物等阻塞气道，引起通气不足，气体分布不匀导致通气 / 血流比例失调，发生缺氧和二氧化碳潴留。

2. 肺组织病变

肺炎、重度肺结核、肺气肿、弥散性肺纤维化、成人型呼吸窘迫综合征 (ARDS) 等，可引起肺容量、通气量、有效弥散面积减少，通气 / 血流比例失调导致肺动脉样分流，引起缺氧和 (或) 二氧化碳潴留。

3. 肺血管疾病

肺血管栓塞、肺梗死等，使部分静脉血流入肺静脉，发生缺氧。

4. 胸廓病变

如胸廓外伤、手术创伤、气胸和胸腔积液等，影响胸廓活动和肺脏扩张，导致通气减少吸入气体不匀影响换气功能。

5. 神经中枢及其传导系统呼吸肌疾患

脑血管病变、脑炎、脑外伤、药物中毒等直接或间接抑制呼吸中枢；脊髓灰质炎以及多发性神经炎所致的肌肉神经接头阻滞影响传导功能；重症肌无力和损害呼吸动力会引起通气不足。

二、临床表现

(一) 原发疾病的表现

(二) 缺 O_2 和 CO_2 潴留所致表现

1. 呼吸困难

气促常是主要的症状，体检可见呼吸费力，辅助呼吸肌肉动用，呼吸频率加快或减慢，呼吸节律异常。

2. 发绀

是缺 O_2 及高碳酸血症的皮肤黏膜表现。高碳酸血症可致皮肤多汗，肤色潮红，头颈表浅静脉怒张，球结膜水肿。

3. 精神神经症状

可出现精神错乱、狂躁、昏迷、抽搐，可有记忆或定向功能障碍等表现。慢性 CO_2 潴留早期可引起兴奋，后可见抑制的现象，可出现昼夜颠倒现象等。亦可出现腱反射减弱或消失，扑翼样震颤，锥体束征阳性，精神错乱等。

4. 多器官功能损害

循环系统损害表现为心率加快，血压升高，脉搏洪大；严重患者可引起心肌损害、休克、心律失常、心力衰竭等，慢性缺 O_2 和 CO_2 潴留引起肺动脉高压，可发生右心衰竭，伴有体循环瘀血体征 (肺心病)。消化和泌尿系统症状可有腹胀、食欲差、上消化道出血，还可致尿少，肾功能不全等。

三、诊断依据和检查

1. 根据患者呼吸系统疾病或其他导致呼吸功能障碍的病。

2.有缺 O_2 和 (或)CO_2 潴留的临床表现。

3.动脉血气分析

$PaO_2 < 8$ kPa，可伴或不伴 $PaCO_2 > 6.67$ kPa(海平面呼吸空气时)。还需排除原发性心排血量下降和心内分流等情况方能诊断。

四、分型

Ⅰ 型：缺氧而无 CO_2 潴留 ($PaO_2 < 8$ kPa，$PaCO_2$ 降低或正常)。

Ⅱ 型：缺 O_2 伴 CO_2 潴留 ($PaO_2 < 8$ kPa，$PaCO_2 > 6.67$ kPa)。

五、治疗

(一) 保持通畅的气道

1.清除痰液

鼓励患者咳痰，翻身拍背，经鼻孔或经口腔吸痰，清除口咽部潴留物；防治呕吐和反流等。

2.祛痰药

如乙酰半胱氨酸、溴己新、氨溴索等，使痰液稀释。

3.支气管舒张剂

雾化吸入 β_2- 受体激动剂 (如 0.1% ～ 0.2% 沙丁胺醇) 和选择性 M 受体阻滞剂 (如 0.01% ～ 0.015% 溴化异丙托品) 溶液。

4.纤维支气管镜吸痰

用于严重排痰障碍者，宜同时做深部痰培养。

5.建立人工气道

如经上述处理无效，病情危重者，应予气管插管或切开。

(二) 氧疗

1.Ⅱ 型呼衰的氧疗

应给予低浓度 (< 1.5 L/m) 持续给氧。通常宜调节吸入氧浓度使 PaO_2 在 8 kPa 左右，或 SaO_2 在 90% 左右。

2.Ⅰ 型呼衰的氧疗

应给予高浓度吸氧 (> 35%)，使 PaO_2 迅速提高到 8 kPa 或 SaO_2 在 90% 以上。

(三) 增加通气量

减少 CO_2 潴留。

1.呼吸兴奋剂

应该在改善气道通畅性的前提下应用，常用的呼吸兴奋剂，包括有尼可刹米、洛贝林、吗乙苯吡酮和阿米脱林等。

2.机械通气

机械通气是抢救患者生命的重要措施。在轻至中度呼衰患者中，可试用面罩或鼻罩无创人工通气。严重呼衰患者，宜尽早建立人工气道进行人工通气。人工气道的选择应根据本单位的具体情况和工作经验来选用经口插管，经鼻插管或气管切开。

(四) 防治感染 (见肺部感染节)

在急性期，肺部感染是常见的急性加重的原因之一，对于呼衰患者的肺部感染，应按重症肺炎处理。

（五）纠正酸碱平衡失调和电解质紊乱。

（六）防治并发症

慢性呼衰常见的并发症是慢性肺源性心脏病，右心功能不全，慢性呼衰急性加重时期和严重急性呼衰均常合并多器官功能不全表现如消化道出血、休克、无尿、神志障碍，应积极防治。

第八节 急性呼吸窘迫综合征

急性呼吸窘迫综合征 (ARDS) 是指肺内、外严重疾病导致以肺毛细血管弥散性损伤、通透性增强为基础，以肺水肿、透明膜形成和肺不张为主要病理变化，以进行性呼吸窘迫和难治性低氧血症为临床特征的急性呼吸衰竭综合征。ARDS 是急性肺损伤发展到后期的典型表现。该病起病急骤，发展迅猛，预后极差，死亡率高达 50% 以上。ARDS 曾有许多名称，如休克肺、弥散性肺泡损伤、创伤性湿肺、成人型呼吸窘迫综合征等。其临床特征为呼吸频速和窘迫、进行性低氧血症。X 线呈现弥散性肺泡浸润。本症与婴儿呼吸窘迫综合征颇为相似，但其病因和发病机制不尽相同。

一、病因

1.休克

创伤者由于大量失血造成的低血容量，可致心输出量降低，同时也造成肺血流量减少。由于肺血容量的减少和源源不断地接受体循环而来的微型栓子，可堵塞肺血管床，阻碍气体交换的进行。被破坏的血细胞和组织分解产物引起的支气管和肺小血管收缩，可使毛细血管通透性增加，引起肺间质充血、水肿，使呼吸阻力加大。因而在持久性休克的基础上加上其他因素，如大量输液、输血等，即可导致呼吸窘迫综合征。

2.脂肪栓塞

是多发骨折后常见的并发症。大的脂肪滴可阻塞肺小动脉并使之扩张。小脂肪滴可弥散于很多微小血管，造成广泛性微循环栓塞。同时，中性脂肪在脂酶的作用下，分解成游离脂肪酸，它造成的化学性炎性反应可导致肺水肿和肺出血，临床上表现为低氧血症，是肺功能损害的一个重要指标。

3.输液过多

在严重创伤者中，由于应激反应，水和盐潴留的反应时间较为持久，常超过 72 小时。因此，伤后大量输液可使几升水潴留在体内，扩大了细胞外液量。同时，大量电解质溶液还可稀释血浆蛋白，降低血浆的胶体渗透压，促使肺水肿加重。此外，如果肺脏本身又直接受到各种不同原因的损害，如挫伤、误吸、休克或脓毒症等，则较正常肺脏更易潴留水分。因此，即使是轻微的输液过量，也易造成肺水肿。所以，输液过量在发生急性呼吸窘迫综合征的诸多因素中，占有相当重要的地位。

4. 感染

化脓性感染可使细菌毒素或细胞破溃产物进入肺循环。在内毒素作用下，体内释放出血管活性物质，如 5- 羟色胺、组胺、乙酰胆碱、儿茶酚胺等，能使毛细血管通透性增加。感染还可以转移至肺部，从而并发肺衰竭。休克、多发性创伤和大量输液等因素，则容易使患者发生脓毒症。

5. 颅脑创伤

严重颅脑创伤常并发肺水肿，这是因为脑创伤可以激发强烈的交感神经兴奋，导致显著的末梢血管收缩，随即迅速发生急性心力衰竭和肺水肿。若预先应用 α- 肾上腺素能阻滞药，可防止此种损害。最近发现创伤后肺水肿的积液内蛋白质含量很高，故除高压性水肿外，还可能有通透性水肿因素的存在。

6. 误吸

作为引起呼吸窘迫综合征的原因之一，近来受到重视。误吸大量的酸性胃内容物是非常严重的情况。小量 pH 值低于 2.5 的酸性分泌物也能造成严重后果，引起化学性肺炎和肺部感染，从而导致呼吸衰竭。

7. 氧中毒

呼吸衰竭时常用高浓度氧治疗，但长期使用反而造成肺损害。决定氧中毒的主要因素是吸入氧的压力和吸氧时间，吸入氧压力愈大，时间愈长，氧对机体的可能损害就愈大。肺氧中毒时，支气管的纤毛运动可受到明显抑制。100% 氧吸入 6 小时即可产生无症状的急性支气管炎。

二、临床表现

1. 具有 ARDS 的高危因素。

2. 进行性呼吸频数和呼吸窘迫。

3. 肺湿啰音，或实变体征，发绀。

4. X 线表现为双侧肺部出现斑片状乃至融合的大片状阴影，两肺呈广泛实变。可见支气管充气相。

三、诊断标准

1. 具有发病的高危因素。

2. 急性起病，呼吸频数和呼吸窘迫。

3. 难以纠正的低氧血症：$PaO_2/FiO_2 \leq 200$ mmHg(26.7 kPa，不论 PEFP 高低)。

4. 正位胸部 X 线片可显示双肺浸润影。

5. 临床排除左心衰竭或肺毛细血管楔压 (PCWP) ≤ 18 mmHg(2.4 kPa)。

凡符合以上五项可诊断 ARDS。如 $PaO_2/FiO_2 \geq 200 \leq 300$ mmHg 则称为急性肺损伤 (ALI)。

四、治疗

(一) 治疗原发病。

(二) 氧疗与机械通气

1. 氧疗

要保证机体的氧供应，维持动脉血氧分压大于 60 mmHg(8 kPa) 或氧饱和度大于 90%，在患者开始恢复时，在保证氧合的情况下，吸入氧浓度尽快降至 0.6 以下。

2.机械通气

为保证患者的氧合功能，吸入氧浓度大于 0.5 时，机械通气往往不可避免。在 ARDS 中机械通气的模式并没有统一标准。

(1) 无创人工通气：早期可试用无创面罩人工通气：包括有持续正压通气 (CPAP) 和双相正压通气 (BiPAP)，CPAP 尽可能小于 20 cmH$_2$O，BiPAP 设置建议 IPAP 10 ～ 30 cmH$_2$O、EPAP 4 ～ 10 cmH$_2$O。

(2) 传统人工通气：采用经口，经鼻插管或气管切开的途径进行人工通气。可根据情况采用不同的通气模式。常规加用呼气未正压，此外也可用俯卧位通气或反比通气 (IRV) 等方式。

（三）重症监护和护理

包括合理使用药物镇静技术。

（四）综合的治疗

1.严格控制液体量

平衡控制输入液体的量，降低肺毛细血管压，根据尿量及患者情况酌情补充液体。

2.糖皮质激素

如有适应证，可采用糖皮质激素治疗。

3.其他综合的治疗

包括营养支持、防治肺部感染和器官支持治疗等。

第九节 肺脓肿

肺脓肿 (lung abscess) 是由多种病原菌引起的肺部化脓性感染，多见于壮年人，男性多于女性。早期为肺组织的感染性炎症，接下来坏死、液化，继而由肉芽组织包绕形成脓肿。临床特征为高热、咳嗽，脓肿破溃脓液进入支气管后患者突然咳出大量脓臭痰。典型患者 X 线显示肺实质内有含液平的圆形空腔。自抗生素广泛使用以来，本病发病率明显降低。

一、病因和发病机制

急性肺脓肿的致病菌多为上呼吸道、口腔的常存细菌，包括厌氧菌、需氧菌和兼性菌，常为混合感染。近 10 年来，由于培养技术的进步，厌氧菌对肺部化脓性感染的重要性才逐渐被重视，90% 的患者合并有厌氧菌感染，独立较强的厌氧菌可单独致病，其中较常见的厌氧菌有肠链球菌、肠球菌、核粒梭形杆菌、类杆菌属、螺旋体等。除上述厌氧菌外，还有需氧菌或兼性厌氧菌存在，其中常见的病原菌为金黄色葡萄球菌、化脓性链球菌、肺炎克雷白杆菌和铜绿假单孢菌，大肠埃希菌和流感嗜血杆菌也可引起坏死性肺炎。近年国外报道，嗜肺军团杆菌所致肺炎，约有 25% 形成脓肿。致病菌的种类因其侵入肺部的途径和机体的状态不同而有所区别：吸入性肺脓肿的厌氧菌感染达 80% 以上，其中约半数患者为兼性感染；气道阻塞所致者多为混合感染；膈下或肝脓肿转移者多为大肠杆菌、粪链球菌、阿米巴原虫等感染；因肺感染形成的脓肿可为结核分枝杆菌、肺炎克雷白杆菌、星型诺卡菌等感染；血行播散者则多为葡萄球菌，也有链球菌感染。根据感染途径，可将脓肿分为以下3种类型。

（一）吸入性肺脓肿

是最常见的肺脓肿类型。致病菌经口、鼻、咽腔吸入肺部而致病。当患者因麻醉、醉酒、药物过量、癫痫、脑血管意外等出现意识障碍时，或因受寒、极度疲劳等诱因，使全身免疫功能下降、咽保护性反射减弱或消失、气道防御清除功能降低时，吸入的致病菌则迅速生长繁殖，与其他吸入的异物一起阻塞细支气管，造成远端肺组织萎陷，引起化脓性炎症，导致组织坏死而形成脓肿；还可因患鼻窦炎、牙槽脓肿等疾病，导致脓性分泌物增多而被吸入致病：口腔、鼻、咽部位的手术血块、牙垢或呕吐物亦可经支气管吸入而致病。吸入性肺脓肿常为单发性，其病灶部位与支气管解剖形态及吸入致病菌时的体位有密切关系：因右总支气管较直，且管径较粗大，吸入物易进入右肺，故右侧肺脓肿多于左侧；在仰卧位时，好发于上叶后段或下叶背段；坐位时误吸，则好发于下叶基底段；右侧位时，则好发于右上叶前段或后段。病原体多为厌氧菌。

（二）继发性肺脓肿

部分细菌性肺炎（金黄色葡萄球菌、化脓性链球菌、肺炎克雷白杆菌和铜绿假单胞菌）、支气管扩张、支气管囊肿、支气管肺癌、肺结核空洞等患者在继发肺部感染时，可导致继发性肺脓肿；支气管异物阻塞，也是导致肺脓肿，尤其是小儿肺脓肿的重要因素；肺部邻近器官化脓性病变，如膈下脓肿、肾周围脓肿、脊柱脓肿或食管穿孔感染等穿破至肺时，亦可形成肺脓肿；同时需注意阿米巴肝脓肿因好发于右肝顶部，故易穿破膈至右肺下叶，形成阿米巴肺脓肿。

（三）血源性肺脓肿

由于皮肤外伤、感染、疖痈、中耳炎、急性化脓性骨髓炎等所致的败血症，脓毒菌栓经血行播散到肺，引起小血管栓塞、肺组织炎症、坏死，而形成脓肿。常为两肺外野的多发性脓肿，致病菌以金黄色葡萄球菌、表皮葡萄球菌及链球菌最为常见。

二、临床表现

1.起病急骤，畏寒，发热，体温可达39℃～40℃。

2.咳嗽、咳黏液痰或黏液脓痰，初咳痰不多，7～10天后咳嗽加剧，咳出大量脓臭痰，此时体温旋即下降。

3.血源性肺脓肿多先有原发灶引起的畏寒、发热，经数天至两周才出现肺部症状。

4.慢性肺脓肿患者有慢性咳嗽、咳脓痰、反复咯血，常有贫血消瘦。

5.病变较大时，叩诊呈浊音或实音，听诊呼吸音减低，有时可闻湿啰音，可有杵状指（趾）。

三、实验室检查和其他检查

（一）血液检查

急性期外周血白细胞总数常达$(20～30)×10^9/L$，中性粒细胞约占90%以上，伴核左移及中毒颗粒。慢性肺脓肿患者白细胞无明显改变，但可有红细胞计数及血红蛋白含量降低。怀疑为血源性肺脓肿患者应常规做血培养。

（二）痰液检查

痰液多为黄绿色脓性或脓血状，量大，有恶臭气味，静置后可分为3层：上层为泡沫，中层为混浊黏液，下层为脓液及坏死组织沉淀物。痰液涂片革兰染色检查、痰培养（包括厌氧菌培养和细菌药物敏感试验）有助于发现致病菌并选择有效的抗生素进行治疗。但应注意：①同时送需氧菌、厌氧菌培养和药敏试验；②采集的标本应防止标本被口腔、咽部常驻菌污染；③咳出痰液应立即培养，以免污染菌在室温下大量繁殖而难以发现致病菌，且接触空气后厌氧菌很快死亡，影响细菌培养结果的可靠性；④有条件者可采用纤维支气管镜防污染毛刷在气管深处取材送检，可避免口腔常住菌的污染。尤其是胸腔积液和血培养阳性时对病原体的诊断价值更大。

（三）X 线检查

对吸入性肺脓肿患者，病灶多位于上叶后段、下叶背段或基底段，右侧多于左侧。早期化脓性炎症阶段，X 线呈大片模糊浸润阴影；继而为团块状浓密阴影，边缘模糊，分布于一个或数个肺段。脓肿形成后，脓液经支气管排出，气体进入脓腔，脓腔出现透亮区及液平面，病灶周围被炎症环绕；恢复期脓肿周围炎症首先被吸收，脓腔逐渐缩小、愈合，最后可仅遗留纤维条索状阴影。慢性肺脓肿主要表现为脓腔壁增厚，内壁不规则，可呈多房性，周围有纤维组织增生及邻近胸膜增厚，肺叶收缩，纵隔被拉向患侧。

对血源性肺脓肿患者，病灶可分布在一侧或两侧。X 线特点为肺外周多发性散在分布的片絮状炎性阴影，其中有小脓肿和液平，短期内阴影变化较大，易形成张力性含气囊肿。炎症吸收后，可遗留局灶性纤维化或小气囊后遗阴影。

并发脓胸时，可见患侧胸部呈大片浓密阴影；并发脓气胸时，患侧胸部可见液平面。

结合正侧位 X 线检查可明确肺脓肿的部位及范围，CT 检查除能进行更为准确的病灶定位外，还可发现体积更小的肺脓肿和葡萄球菌肺炎引起的肺气囊腔，有利于体位引流和外科手术治疗。

（四）纤维支气管镜检查

有助于明确病因、病原学诊断及治疗。

进行纤维支气管镜检查对不同患者有以下作用。

1. 经纤维支气管镜用保护性支气管针吸术和保护性标本刷在病变肺段采集标本做常规细菌及厌氧菌培养，可避免口腔菌污染。

2. 进行病理活检是鉴别肺脓肿、肺结核、支气管肺癌的一种重要方法。

3. 取出阻塞气道的异物，以利于恢复呼吸道通畅。

4. 借助纤维支气管镜加强脓液吸引，以及在病变部位注入抗生素，可增强抗感染效果、促进支气管引流和脓腔愈合，缩短病程。

四、诊断和鉴别诊断

（一）诊断

根据口腔手术、呕吐、异物吸入以及意识障碍等病史，急性发作的高热、畏寒，咳嗽及大量脓臭痰等临床表现，结合外周血白细胞总数及中性粒细胞升高，胸部 X 线片上肺野大片浓密炎性阴影中有脓腔及液平的 X 线特征，可做出初步诊断，血液及痰液的细菌培养则有助于做出病原学诊断。对于皮肤有创伤感染、疖、痈等化脓性病灶患者，或静脉吸毒者患心内膜炎，如有发热不退，并出现咳嗽、咳痰等症状，且胸部 X 线检查发现两肺多发性小脓肿时，应考虑诊断为血源性肺脓肿。

（二）鉴别诊断

1. 细菌性肺炎

早期肺脓肿与细菌性肺炎无论在症状上还是在胸部 X 线片上都很相似。细菌性肺炎中以肺炎球菌肺炎为最常见，常有口唇疱疹、咳铁锈色痰液而非大量脓臭痰，胸部 X 线片示肺叶或肺段实变呈片状淡薄阴影，边缘不清，但无脓腔形成，鉴别不难。其他有化脓倾向的肺炎如葡萄球菌肺炎、肺炎杆菌肺炎等，进行痰液或血液细菌学检查有助于鉴别。但应注意，若细菌性肺炎经正规抗生素治疗后，高热仍不退，且咳嗽加剧，并咳出大量脓痰时应考虑肺脓肿的存在。

2. 空洞型肺结核

空洞型肺结核是结核杆菌感染肺部所致一种慢性传染病，起病缓慢，病程长，多有长期咳嗽、午后低热、乏力、夜间盗汗、面颊潮红及反复咯血等症状。胸部 X 线片示慢性厚壁空洞，周围炎性病变较少，可有不规则的条索状病灶、卫星病灶及钙化斑点，空洞内多无液平，有时可在病灶周围见到结核播散病灶。痰中可找到结核菌，是鉴别两者的重要依据。空洞型肺结核继发细菌感染时，亦可有大量黄色脓痰，且在痰中一时难以找到结核杆菌，此时应详细询问病史，在治疗继发的急性感染之后反复查痰可鉴别。

3. 支气管肺癌

支气管肺癌阻塞支气管可引起远端肺组织化脓性感染，但癌肿阻塞是一个渐进的过程，病程相对较长，且一般无明显细菌中毒症状，脓痰量亦较少，病灶呈叶、段分布。该种阻塞性化脓性感染，因引流不畅而使抗生素不易控制，疗效较差。故对 40 岁以上出现肺组织某一部位反复感染，且抗生素治疗效果较差的患者，要考虑支气管肺癌所致阻塞性肺炎的可能，应行纤维支气管镜检查，以尽早明确诊断。支气管肺癌在癌肿体积较大时，其癌肿中心组织易于发生坏死、液化，形成癌性空洞，多无细菌毒性或急性感染症状，胸部 X 线片示空洞呈偏心、厚壁、内壁不规则等特点，空洞内一般无液平，空洞周围一般无炎症反应，但因癌肿转移可有肺门淋巴结肿大阴影。胸部 CT 检查、痰脱落细胞检查及纤维支气管镜检查可进行鉴别诊断。

4. 肺囊肿继发感染

肺囊肿继发感染时，囊肿周围肺组织有炎症浸润，囊肿内有液平与肺脓肿相似，但肺囊肿炎症反应相对较轻，囊壁较薄，亦无明显中毒症状及大量脓痰。尤其是当感染控制、炎症吸收后，呈现出光洁整齐的囊肿壁时可做出鉴别。若有感染前 X 线片相比较则更易进行鉴别诊断。

五、治疗

1. 抗生素治疗

在细菌培养结果明确之前，使用的抗生素须兼顾需氧及厌氧菌，明确致病菌后根据药敏进行调整，抗生素疗程一般为 8 ～ 12 周。

2. 痰液引流

可服药如氯化铵 0.3 g、化痰片、氨溴索，每日 3 次。体位引流，每天 2 ～ 3 次，每次 30 分钟左右。有明显痰液阻塞时，可经纤维支气管镜冲洗并吸痰。

3. 手术治疗

慢性肺脓肿经内科治疗 3 个月，脓腔仍不缩小，可行手术治疗。

第十节 肺结核

肺结核 (PTB) 是由结核分枝杆菌引发的肺部感染性疾病。是严重威胁人类健康的疾病。结核分枝杆菌 (简称结核菌) 的传染源主要是排菌的肺结核患者，通过呼吸道传播。健康人感染结核菌并不一定发病，只有在机体免疫力下降时才发病。世界卫生组织 (WHO) 统计表明，全世界每年发生结核病 800 万～ 1 000 万，每年约有 300 万人死于结核病，是造成死亡人数最多的单一传染病。1993 年 WHO 宣布 "全球结核病紧急状态"，认为结核病已成为全世界重要的公共卫生问题。我国是世界上结核疫情最严重的国家之一。

一、类型

1. 原发性肺结核

本病初期，多无明显症状。或起病时略有发热、轻咳或食欲减退；或发热时间可达 2 ～ 3 周，伴有精神不振、盗汗、疲乏无力、饮食减退、体重减轻等现象；也有的发病较急，尤其是婴幼儿，体温可高达 39℃～ 40℃，持续 2 ～ 3 周，以后降为低热。儿童可伴有神经易受刺激、容易发怒、急躁、睡眠不好，甚至腹泻、消化不良等功能障碍表现。肺部检查多无明显的阳性体征，只有在病灶周围有大片浸润或由于支气管受压造成部分或全肺不张时可叩出浊音，听到呼吸音减低或局限性干湿啰音。

2. 血行播散性肺结核

急性患者起病多急,有高热(稽留热或弛张热),部分病例体温不太高,呈规则或不规则发热，常持续数周或数月，多伴有寒战、周身不适、精神不振、疲乏无力及全身衰弱；常有咳嗽，咳少量痰、气短，肺部结节性病灶有融合趋向时可出现呼吸困难；部分患者有胃肠道症状，如胃纳不佳、腹胀、腹泻、便秘等；少数患者并存结核性脑膜炎，急性粟粒性肺结核并存脑膜炎者可占 67.7%，常有头疼、头晕、恶心、呕吐、畏光等症状。亚急性血行播散性患者的症状不如急性显著而急骤；不少患者有反复的、阶段性的发热畏寒，或者有慢性结核中毒症状，如微汗、失眠、食欲减退、消瘦等；有些患者有咳嗽、胸痛及血痰，但均不严重。慢性血行播散性肺结核由于病程经过缓慢，机体抵抗力较强，代偿功能良好，症状不如亚急性明显。

3. 继发性肺结核

发病初期一般可无明显症状。病变逐渐进展时，可出现疲乏、倦怠、工作精力减退、食欲缺乏、消瘦、失眠、微热、盗汗、心悸等结核中毒症状。但大多数患者因这些症状不显著而往往察觉不到。如病变不断恶化，活动性增大，才会出现常见的全身和局部症状，如发烧、胸痛、咳嗽、吐痰、咯血等。

大叶性干酪性肺炎发病很急，类似大叶性肺炎。患者有高热、恶寒、咳嗽、吐痰、胸痛、呼吸困难、痰中带血等现象，可呈 39℃～ 40℃的稽留热，一般情况迅速恶化，并可出现发绀。胸部阳性体征可有胸肌紧张、浊音、呼吸音粗糙或减弱，或呈支气管肺泡音，背部尤其肩胛间部有大小不等的湿啰音等。

慢性病例多数表现为慢性病容，营养低下；一般有反复出现的结核中毒症状及咳嗽、气短或发绀等；慢性经过，病变恶化、好转与静止交替出现，随着病情的不断演变，代偿功能逐步丧失。体征可见胸廓不对称，气管因广泛纤维性变而移向患侧。患侧胸廓凹陷，肋间隙狭窄，呼吸运动受限，胸肌萎缩，病变部位叩浊，而其他部位则有肺气肿所致的"匣子音"。局部呼吸音降低，可听到支气管呼吸音或空洞性呼吸音，并有干湿啰音，肺下界可降低，心浊音界缩小。肺动脉第二音可因肺循环压力增高而亢进。有的患者可出现杵状指。

4. 结核性胸膜炎（Ⅳ型）

病侧胸腔积液，小量为肋膈角变浅，中等量以上积液为致密阴影，上缘呈弧形。

5. 活动性肺结核

随访中病灶增多增大，出现空洞或空洞扩大，痰菌检查转阳性，发热等临床症状加重。

随访中病灶吸收好转，空洞缩小或消失，痰菌转阴，临床症状改善。

空洞消失，病灶稳定，痰菌持续转阴性（1 个月 1 次）达 6 个月以上；或空洞仍然存在，痰菌连续转阴 1 年以上。

二、临床表现

（一）症状

1. 全身症状

午后低热，乏力，盗汗，食欲缺乏，体重下降。月经失调或闭经，病灶急剧播散时可出现高热。

2. 呼吸道症状

(1) 咳嗽：多为干咳或少量黏液痰，病变范围大或支气管内膜结核时咳嗽较剧，合并感染时咳脓痰。

(2) 咯血：约 1/3 的患者有不同程度的咯血。

(3) 胸痛：性质不定，固定性针刺样痛，随呼吸和咳嗽加重常提示胸膜受累。

(4) 气促：多见于广泛肺组织破坏，胸膜增厚，大量胸积液及并发气胸时。

（二）体征

取决于病变性质、部位、范围和程度。干酪性肺炎时病变部位叩诊浊音，可闻及湿啰音或支气管呼吸音。浸润型肺结核好发于上叶尖后段，可于肩胛间区闻及湿啰音。病变广泛纤维化或胸膜增厚粘连时，可出现胸廓塌陷，气管和纵隔移位和呼吸音减弱。

（三）特殊表现

1. "结核性风湿症"

多发性关节痛或关节炎以四肢大关节较常受累，结节性红斑和环形红斑好发于四肢伸侧及踝关节附近，多见于青少年女性。

2. 无反应性结核

是一种严重的网状内皮系统结核病，见于极度免疫抑制的患者，表现为高热、骨髓抑制或类白血病反应。

3. "非寻常"实验室所见

某些严重结核可出现血细胞减少，类白血病反应、肝功能损害、电解质异常如低钠、低氯血症等。

三、检查

(一) X 线检查

原发型肺结核的典型表现为肺内原发灶，淋巴管炎和肿大的肺门或纵隔淋巴结组成的哑铃状病灶。急性血行播散型肺结核在胸部 X 线片上表现为均匀分布于两肺野，密度和大小相近的粟粒状阴影。亚急性和慢性血行播散型肺结核的结节大小和密度不一分布不均，可有融合，病变以中上肺野为主，继发型肺结核的 X 线征象好发于上叶尖后段和下叶背段。肺结核空洞的洞壁一般比较光滑，液平少见或没液平。病程较长者纤维组织增生明显，纤维收缩可致肺体积缩小、胸廓塌陷、气管和纵隔向患侧移位、肺门抬高、下野肺纹理呈垂柳状等。

(二) CT

有助于发现隐蔽区病灶和孤立性结节的鉴别诊断。

(三) 痰结核菌检查

是确诊肺结核最特异性的方法。无痰患者或不会咳嗽的低龄儿童可在清晨抽取胃液检查结核菌。

(四) 结核菌素 (简称结素) 试验

将 PPD 5 IU (0.1 ml) 注入左前臂内侧上中 1/3 交界处皮内，使局部形成皮丘。48 ~ 72 h 观察局部硬结直径：< 5 mm 阴性，5 ~ 9 mm 弱阳性 (+)，10 ~ 19 mm 阳性反应 (++)，> 20 mm 或不足 20 mm 但有水疱或坏死为强阳性反应 (+++)。

(五) 纤维支气管镜检查

临床和 X 线表现不典型而痰菌未能证实者均需行纤支镜检查，特别是需要与肺癌鉴别。

(六) 血清学检查

由于结核菌的抗原十分复杂，目前大量报道的酶联免疫吸附试鳖 (EL1 SA) 敏感性颇高，但特异性尚不够满意。

四、诊断标准

肺结核的诊断应包括几个部分，即临床类型，病变部位、痰菌检查，活动性及转归。

临床类型分为 5 型，分别为：Ⅰ型原发性肺结核；Ⅱ型血行播散型肺结核；Ⅲ型继发型肺结核；Ⅳ型结核性胸膜炎；Ⅴ型肺外结核。

按肺结核病变的活动程度可将其分为三期。

1. 进展期应具备下述一项

新发现的活动性病变；病变较前恶化、增多，新出现空洞或空洞增大；痰菌阳性。

2. 好转期具有以下一项为好转

病变较前吸收；空洞闭合或缩小；痰菌转阴。

3. 稳定期病变无活动性改变，空洞闭合，痰菌连续阴性 (每月至少查痰 1 次) 达 6 个月以上，如空洞仍存在，则痰菌需连续阴性 1 年以上。

五、治疗

(一) 化学药物治疗早期，联合、规则、足量、全程。

1. 化疗方法

(1) "常规化疗" 与短程化疗：目前多联用异烟肼，利福平、吡嗪酰胺等杀菌药，可将疗程缩短至 6～9 个月（短程化疗），而疗效和复发率均与常规化疗，(INH+SM+PAS 或 EMB，每日用药，总疗程 1.5 年，其中 SM 应用 3 个月) 基本相同。

(2) 分阶段用药：治疗的初始阶段为强化期，一般 1～3 个月，用较强的联合用药。第二阶段也称巩固期，较长时间的维持用药可减少复发。

(3) 间歇疗法：每周用药 2～3 次。

(4) 督导用药：医护人员按时督促患者服药。

2. 常用化疗药物

(1) 异烟肼 (Isoniazid，H)：成人 300 mg/d 或 4～8 mg/(kg•d) 顿服；小儿 5～10 mg/(kg•d)，每日不超过 300 mg。对结核性脑膜炎和血行播散型肺结核，可加倍使用，偶见周围神经炎、中枢神经抑制或兴奋、肝脏损害等副作用。

(2) 利福平 (Rifanpin，R)：成人剂量 450～600 mg/d 空腹服用，副作用有消化道不适、肝功能损害，皮疹等，利福类衍生物如利福喷丁 (Rifanpentine)，在人体内半衰期长，可每周服两次药，疗效与每日服用利福平相仿。

(3) 链霉素 (Strept0 mycin，S)：成人剂量 0.75～1 g/d 肌内注射。毒副作用主要有过敏反应、第八对脑神经损害、肾脏损害。

(4) 吡嗪酰胺 (Prazinamide，Z)：成人剂量 1.5～2 g/d，分 2～3 次口服，副作用有肝脏损害、胃肠反应、高尿酸血症等。

(5) 乙胺丁醇 (Ethambutol，E)：剂量 15～25 mg/(kg•d) 顿服。剂量大时可致球后视神经炎、视力减退、视野缩小、色盲等。

(6) 对氨基水杨酸钠 (SodiumPara−aminosalicylate，P)：成人剂量 8～12 g/d，分 2～3 次口服，副作用主要是胃肠道反应。

近年新的抗结核药物有喹诺酮类抗菌药以及固定剂量复合剂如力排肺疾、立克肺疾、结核清等。

3. 化疗方案

(1) 初治病例常用方案

1) 2 HRZS(E)/4 HR。

2) 2 HRZS(E)/4 H2R2。

3) 2 H2R2 Z2 S2(E)/4 H2R2。

4) 2 HSE(P)/10 HE(P)。

粟粒型肺结核、干酪性肺炎和肺部有明显空洞者化疗方案应偏强，疗程偏长。初治涂阴，病变较轻的患者可采用较弱，较短的化疗方案。

(2) 复治病例：复治患者多已用过多种抗结核药物，只能根据过去详细用药情况，选择过去从未用过或很少用过的，或曾规则联合使用过的药物 (可能结核菌仍对之敏感)，联用两种或两种以上的敏感药物进行治疗。也可参考结核菌培养药敏试验结果选择药物。复治疗程一般较长。

(二) 手术治疗

(1) 化疗尤其是经过规则的强有力化疗药物治疗 9～12 个月，痰菌仍阳性的干酪性病灶、厚壁空洞、阻塞性空洞。

(2) 一侧毁损肺，支气管结核管腔狭窄伴远端肺不张或肺化脓症。

(3) 结核性脓胸或伴支气管胸膜瘘。

(4) 不能控制的大咯血。

(5) 疑似肺癌或并发肺癌可能。

（三）症状治疗

在急性粟粒性肺结核和浆膜渗出性结核伴有高热等严重毒性症状时，激素有助于改善症状，亦可促进渗液吸收，减少粘连。但必须在有充分有效抗结核药物保护下早期应用，疗程1个月左右即应逐步撤停。

大咯血的处理：见支气管扩张。

第十一节 胸腔积液

正常情况下，脏层胸膜与壁层胸膜间只有少量的液体，在呼吸运动时起润滑的作用。胸膜腔和其中的液体量并非固定不变，正常人体每 24 h 亦有 500 ～ 1 000 mL 的液体形成与吸收。胸膜腔内液体自毛细血管的静脉端再吸收，其余的液体由淋巴系统回收至血液，滤过与吸收处于动态平衡。若由于全身或局部病变破坏了此种动态平衡，致使胸膜腔内液本形成过快或吸收过缓，临床产生胸腔积液 (pleural effusion，简称胸水)。胸腔积液是指液体不正常地积聚在胸膜腔内，压迫周围的肺组织，影响呼吸功能。

一、胸水循环机制

传统认为，正常成人胸膜腔每 24 小时有 500 ～ 1000 mL 的液体形成和吸收。胸水的交换完全取决于流体静水压和胶体渗透压之间的压力差，即壁层胸膜主要由体循环肋间动脉供血，毛细血管压高；而脏层胸膜由肺动脉供血，毛细血管压低。所以，受压力的驱动，液体从壁层胸膜滤过进入胸膜腔，脏层胸膜以相仿的压力回吸收。但是现在经研究发现，人类的壁层胸膜间皮细胞间存在着淋巴管微孔，脏层胸膜由体循环的支气管动脉和肺循环同时供血，胸水由于压力梯度，从壁层和脏层胸膜的体循环血管通过有渗透性的胸膜进入胸膜腔，然后通过壁层胸膜的淋巴管微孔经淋巴管回吸。正常情况下脏层胸膜对胸水循环的作用较小，胸水的滤过在胸腔上部大于下部，吸收主要在横膈胸膜和胸腔下部纵隔胸膜。

人类胸膜腔影响液体从毛细血管向胸腔内移动压力大小的估计，壁层胸膜的流体静水压约 30 cmH₂O，而胸膜腔内压约 -5 cmH₂O，其流体静脉压差等于 30-(-5)=35 cmH₂O，故液体从壁层胸膜的毛细血管向胸腔内移动。与流体静水压相反的压力是胶体渗透压梯度，血浆胶体渗透压约 34 cmH₂O。胸水含有少量的蛋白质，其胶体渗透压约 5 cmH₂O，产生的胶体渗透压梯度为 34 ～ 5=29 cmH₂O。因此，流体静水压与胶体渗透压的梯度差为 35 ～ 29=6 cmH₂O，故液体从壁层胸膜的毛细血管进入胸腔。由于脏层胸膜液体移动的压力梯度接近于 0，故胸水主要由壁层淋巴管微孔重吸收。

二、病因

胸腔积液是内科常见疾病，肺、胸膜和肺外疾病均可引起。临床上常见的病因和发病机制如下。

（一）胸膜毛细血管内静水压增高

如充血性心力衰竭、缩窄性心包炎、血容量增加、上腔静脉或奇静脉受阻，产生胸腔漏出液。

（二）胸膜毛细血管通透性增加

如胸膜炎症（结核病、肺炎）、结缔组织病（系统性红斑狼疮、类风湿关节炎）、胸膜肿瘤（恶性肿瘤转移、间皮瘤）、肺梗死、膈下炎症（膈下脓肿、肝脓肿、急性胰腺炎）等，产生胸腔渗出液。

（三）胸膜毛细血管内胶体渗透压降低

如低蛋白血症、肝硬化、肾病综合征、急性肾小球肾炎、黏液性水肿等，产生胸腔漏出液。

（四）壁层胸膜淋巴引流障碍

癌症淋巴管阻塞、发育性淋巴管引流异常等，产生胸腔渗出液。

（五）损伤所致胸腔内出血

主动脉瘤破裂、食管破裂、胸导管破裂等，产生血胸、脓胸、乳糜胸。

三、临床表现

（一）症状

呼吸困难是最常见的症状，可伴有胸痛和咳嗽，症状与病因及积液量有关，呼吸困难、少量积液时症状不明显，或略感胸闷。大量积液时有明显呼吸困难，而此时胸痛可趋缓。结核性胸膜炎多见于青年人，常有发热、干咳、胸痛，随着胸水量的增加胸痛可缓解，但可出现胸闷、气促。恶性胸腔积液多见于中年以上患者，一般无发热、胸部隐痛，伴有消瘦和呼吸道或原发部位肿瘤的症状。炎性积液多为渗出性，常伴有咳嗽、咳痰、胸痛及发热。心力衰竭多为漏出液，有心功能不全的其他表现。积液量在 0.3 ~ 0.5 L 时症状多不明显，大量积液时心悸及呼吸困难更加明显。全身症状取决于胸腔积液的病因。

（二）体征

体征与积液量有关。少量积液时可无明显体征，或可触及胸膜摩擦感及闻及胸膜摩擦音。中至大量积液时，患侧胸廓饱满，呼吸活动度减弱，触觉语颤减弱，局部叩诊呈浊音，呼吸音减弱或消失，可伴有气管、纵隔向健侧移位。

四、实验室检查和其他检查

（一）诊断性胸腔穿刺和胸水检查

对明确积液性质及病因诊断均至关重要，疑为渗出液必须做胸腔穿刺，如有漏出液病因则避免胸腔穿刺，不能确定时也应做胸腔穿刺抽液检查。

1. 外观

漏出液透明清亮，静置不凝固，比重＜ 1.016。渗出液则可呈多种颜色，以草黄色多见，易有凝块，比重＞ 1.018。脓性胸液若为大肠杆菌或厌氧菌感染常有臭味。血性胸液呈程度不同的洗肉水样或静脉血样，多见于肿瘤；乳状胸液为乳糜胸；若胸液呈巧克力色，应考虑阿米巴肝脓肿破溃入胸腔的可能；黑色胸液可能为曲菌感染；草绿色胸水见于类风湿关节炎。

2. 细胞

正常胸液中有少量间皮细胞或淋巴细胞，胸膜炎症时，胸液中可见各种炎症细胞及增生与退化的间皮细胞。漏出液细胞数常少于 $10 \times 10^6/L$，以淋巴细胞与间皮细胞为主。渗出液的白细胞常超过 $500 \times 10^6/L$。脓胸时白细胞多达 $1000 \times 10^6/L$ 以上。中性粒细胞增多时，提示为急性炎症；淋巴细胞为主则多为结核性或肿瘤性；寄生虫感染或结缔组织病时，嗜酸性粒细胞常增多。胸液中红细胞超过 $5 \times 10^9/L$ 时，可呈淡红色，多由恶性肿瘤或结核所致。胸腔穿刺损伤血管亦可引起血性胸液，应谨慎鉴别。红细胞超过 $100 \times 10^9/L$ 时应考虑创伤、肿瘤或肺梗死。恶性胸液中有 40% ～ 90% 可查到恶性肿瘤细胞，反复多次检查可提高检出率。胸液中恶性肿瘤细胞常有核增大且大小不一、核畸变、核深染、核浆比例失常及异常有丝核分裂等特点，应注意鉴别。胸液中间皮细胞常有变形，易误诊为肿瘤细胞。非结核性胸液中间细胞超过 5%，结核性胸液中常低于 1%。系统性红斑狼疮并发胸积液时，其胸液中抗核抗体滴度可达 1:160 以上，且易找到狼疮细胞。

3. pH 值

正常胸水 pH 值接近 7.6。pH 值降低见于多种原因的胸腔积液，如脓胸、食管破裂、类风湿性关节炎时积液；pH 值 < 7.0 者仅见于脓胸以及食管破裂所致胸腔积液；结核性胸液 pH 值常 < 7.30；急性胰腺炎所致胸液的 pH 值 < 7.30；若 pH 值 < 7.40，应考虑恶性胸液。

4. 病原体

胸液涂片查找细菌及培养，有助于病原诊断。结核性胸膜炎胸液沉淀后做结核菌培养，阳性率仅 20%，巧克力色脓液应镜检阿米巴滋养体。

5. 蛋白质

渗出液的蛋白含量较高 (> 30 g/L)，胸液 / 血清比值 > 0.5。蛋白含量 30 g/L 时，胸液比重约为 1.018(每加减蛋白 1 g，使之重增减 0.003)。漏出液蛋白含量较低 (< 30 g/L)，以清蛋白为主，黏蛋白试验 (Rivalta 试验) 阴性。

6. 类脂

乳糜胸的胸水呈乳状混浊，离心后不沉淀，苏丹Ⅲ染成红色；三酰甘油含量 > 1.24 mmol/L，胆固醇含量不高，脂蛋白电泳可显示乳糜微粒，多见于胸导管破裂。"乳糜样"或胆固醇性胸液 (胆固醇 > 2.59 mmol/L)，与陈旧性积液胆固醇积聚有关，可见于陈旧性结核性胸膜炎、恶性胸液或肝硬化、类风湿关节炎等。胆固醇性胸液所含胆固醇量虽高，但三酰甘油则正常，呈淡黄或暗褐色，含有胆固醇结晶、脂肪颗粒及大量退变细胞 (淋巴细胞、红细胞)。

7. 葡萄糖

正常人胸液中葡萄糖含量与血中葡萄糖含量相近，随血葡萄糖的升降而改变。测定胸液葡萄糖含量有助于鉴别胸腔积液的病因。漏出液与大多数渗出液的葡萄糖含量正常；而结核性、恶性、类风湿关节炎性及化脓性胸腔积液中葡萄糖含量可 < 3.35 mmol/L。若胸膜病变范围较广，使葡萄糖及酸性代谢物难以透过胸膜，可使葡萄糖含量较低，提示肿瘤广泛浸润，其胸液中恶性肿瘤细胞发现率亦高。

8. 酶

胸液乳酸脱氢酶 (LDH) 含量增高，> 200 U/L，且胸液 LDH/ 血清 LDH 比值 > 0.6，提示为渗出液，胸液 LDH 活性可反映胸膜炎症的程度，其值越高，表明炎症越明显。LDH ＞ 500 U/L 常提示为恶性肿瘤或胸液已并发细菌感染。

胸液淀粉酶升高可见于急性胰腺炎，恶性肿瘤等。急性胰腺炎伴胸腔积液时，淀粉酶溢漏致使该酶在胸液中含量高于血清中含量。部分患者胸痛剧烈、呼吸困难，可能掩盖其腹部症状，此时胸液淀粉酶已升高，临床诊断应予注意。腺苷脱氨酶 (ADA) 在淋巴细胞内含量较高。结核性胸膜炎时，因细胞免疫受刺激，淋巴细胞明显增多，故胸液中 ADA 可高于 45 U/L。其诊断结核性胸膜炎的敏感度较高。但 HIV 合并结核性胸膜炎患者，胸水 ADA 不升高。

9. 免疫学检查

随着细胞生物学与分子生物学的进展，胸液的免疫学检查受到关注，在鉴别良性与恶性胸液，研究胸腔积液的发病机制及今后开展胸腔积液的生物治疗中起一定作用。

结核性与恶性胸腔积液时，T- 淋巴细胞增高，尤以结核性胸膜炎为显著，可高达 90%，且以 T4(CD4$^+$) 为主，结核性胸膜炎胸水 γ- 干扰素多 ＞ 200 pg/ml。恶性胸腔积液中的 T 淋巴细胞功能受抑，其对自体肿瘤细胞的杀伤活性明显较外周血淋巴细胞为低，提示恶性胸腔积液患者胸腔局部免疫功能呈抑制状态。系统性红斑狼疮及类风湿关节炎引起的胸腔积液中补体 C_3、C_4 成分降低，且免疫复合物的含量增高。

10. 肿瘤标志物

癌胚抗原 (CEA) 在恶性胸液中早期即可升高，较血清出现得更早且更显著。若胸液 CEA 值 ＞ 20 μg/L 或胸液 / 血清 CEA 比值 ＞ 1，常提示为恶性胸液。恶性胸液中铁蛋白含量增高，可视为鉴别诊断的参考。近年来还开展了许多肿瘤标志物检测，如肿瘤糖链相关抗原、细胞角蛋白 19 片段、神经特异性烯醇酶等，可作为鉴别诊断的参考，联合检测多种标志物，可提高阳性检出率。

(二)X 线检查

其改变与积液量和是否有包裹或粘连有关。小量游离性胸腔积液，X 线仅见肋膈角变钝；积液量增多时显示有向外侧、向上的弧形上缘的积液影；大量积液时整个患侧胸部有致密影，气管和纵隔推向健侧。平卧时积液散开，使整个肺野透亮度降低。液气胸时积液有液平面。包裹性积液时常边缘光滑饱满，局限于叶间或肺与膈之间，超声检查有助诊断。肺底积液可仅有假性膈肌升高和 (或) 形状的改变。CT 检查可显示少量胸腔积液、肺内病变、胸膜间皮瘤、胸内转移瘤、纵隔和气管旁淋巴结等病变，尚可根据胸液的密度不同提示判断为渗出液、血液或脓液，CT 检查胸膜病变有较高的敏感性与密度分辨率，有助于病因诊断。

(三) 超声检查

超声探测胸腔积液的灵敏度高，定位准确。临床用于估计胸腔积液的量，协助胸腔穿刺的定位。对包裹性积液可提供较准确的定位诊断，有助于胸腔穿刺抽液。可鉴别胸腔积液、胸膜增厚、液气胸等。

(四) 胸膜活检

经皮胸膜活检对鉴别有无肿瘤、结核和胸膜肉芽肿等其他病变有重要意义。拟诊结核病时，活检标本除做病理检查外，尚可做结核菌培养。脓胸或有出血倾向者不宜做胸膜活检。若活检证实为恶性胸膜间皮瘤，在 1 个月内应对活检部位行放射治疗，以防止针道种植。

（五）胸腔镜或开胸活检

对上述检查仍不能确诊者，必要时可行胸腔镜检查或剖胸直视下活检，胸腔镜对恶性胸腔积液的诊断率最高，病因诊断率可达 70% ～ 100%,对肿瘤的临床分期亦较准确。临床上有少数胸腔积液病因虽经上述检查仍难以确定，如无特殊禁忌，可考虑剖胸探查。

（六）支气管镜

对有咯血或疑有气道阻塞者可行此项检查。

五、诊断与鉴别诊断

胸腔积液的诊断和鉴别诊断分 3 个步骤。

（一）确定有无胸腔积液

中等量胸腔积液的诊断不难，症状和体征均较明显；少量胸腔积液（＜ 0.3 mL）仅表现为肋膈角变钝，易于胸膜粘连混淆，可行侧卧位胸部 X 线片，液体可散开于肺外带。体征尚需与胸膜增厚鉴别，胸膜增厚、叩诊浊音、听诊呼吸音减弱，常伴有胸廓扁平或肋间隙变窄、气管向患侧移位、语音传导减弱等体征。B 超、CT 等检查可确定有无胸腔积液。

（二）区别漏出液和渗出液

诊断性胸腔穿刺可区别积液的性质。渗出液与漏出液的鉴别见表 2-1。

表 2-1　渗出液与漏出液鉴别表

分类	漏出液	渗出液
外观	清澈透明、不凝固	透明或混浊或血性，可自行凝固
比重	＜ 1.018	≥ 1.018
蛋白质	＜ 30 g/L	≥ 30 g/L
细胞数	＜ 100×10^6/L	≥ 500×10^6/L
胸腔积液 / 血清蛋白	＜ 0.5	＞ 0.5
胸腔积液 / 血清 LDH	＜ 0.6	＞ 0.6
LDH	＜ 200 U/L 或小于血清正常值高限的 2/3	＞ 20 U/L 或大于血清正常值高限的 2/3

有些积液难以确切地界定为渗出液或漏出液，可见于恶性胸腔积液，系由多种机制参与积液的形成。

（三）寻找胸腔积液的病因

漏出液的常见病因是心、肝、肾疾病和低蛋白血症等，充血性心力衰竭多为双侧胸腔积液，积液量右侧多于左侧，强烈利尿可引起假性渗出液。肝硬化的胸腔积液常多伴腹水。肾病综合征的胸腔积液多为双侧胸腔积液，可表现为肺底积液。低蛋白血症的胸腔积液多伴全身水肿。腹膜透析的胸腔积液类似于腹透液,葡萄糖高,蛋白质＜ 1.0 g/L。如不符合以上特点或伴有发热、胸疼等症状，应行诊断性穿刺。

结核性胸膜炎是渗出液最常见的病因，多见于青壮年，常有干咳、潮热、盗汗、消瘦等结核中毒症状。胸水检查以淋巴细胞为主，间皮细胞＜ 5%;蛋白质多＞ 40 g/L；ADA 及 γ-

干扰素增高；沉渣找结核分枝杆菌或培养可阳性，但阳性率仅约 20%。胸膜活检的阳性率达 60% ～ 80%，PPD 皮试强阳性，老年患者可无发热，结核菌素试验也呈阴性，应予注意。

类肺炎性胸腔积液 (parapneumonic effusions) 系指肺炎、肺脓肿、支扩等感染引起的胸腔积液，如积液呈脓性则称脓胸。患者多有发热、咳嗽、咳痰、胸疼等症状，白细胞升高，中性粒细胞增加伴核左移。先有肺实质浸润影、肺脓肿和支气管扩张的表现，然后出现胸腔积液，积液量一般不多。胸水呈草黄色甚至脓性，白细胞明显升高，以中性粒细胞为主，葡萄糖和 pH 值降低，诊断不难。脓胸系胸腔内致病菌感染造成积脓，多与未能有效控制肺部感染、致病菌直接侵袭穿破入胸腔有关，常见细菌为金黄色葡萄球菌、肺炎链球菌、化脓性链球菌及大肠杆菌、肺炎克雷白杆菌和假单孢菌等，且多合并厌氧菌感染，少数可因结核分枝杆菌或真菌、放线菌、奴卡菌等所致。急性脓胸常表现为高热、胸疼等；慢性脓胸有胸膜增厚、胸廓塌陷、慢性消耗和杵状指 (趾) 等。胸水呈脓性、黏稠，涂片革兰染色找到细菌或脓液细胞培养阳性。

恶性肿瘤侵犯胸膜引起恶性胸腔积液，常由肺癌、乳腺癌和淋巴瘤直接侵犯或转移至胸膜所致，也可由其他部位如胃肠道和泌尿生殖系统等肿瘤所引起。以 45 岁以上中老年人多见，有右胸部钝疼、咳血丝痰和消瘦等症状，胸水多呈血性，量大、增长迅速，CEA > 20 μg/L，LDH > 500 U/L，胸水脱落细胞检查、胸膜活检、胸部影像学、纤维支气管镜及胸腔镜等检查，有助于进一步的诊断和鉴别。疑为其他器官肿瘤应做相应检查。

六、治疗

胸腔积液为胸部或全身疾病的一部分，病因治疗尤为重要，漏出液常在纠正病因后吸收，其治疗参阅有关章节。

（一）结核性胸膜炎

1. 一般治疗包括休息、营养、对症治疗。

2. 抽液治疗原则上应尽快抽尽胸腔积液，减轻压迫症状，改善呼吸，促进肺复张，大量胸水者每周抽液 2 ～ 3 次，直至胸水完全消失。首次抽液量不要超过 700 mL，以后每次抽液量不应超过 1 000 mL。过快、过多抽液可发生复张后肺水肿或循环衰竭。立即采取吸氧、使用激素及利尿剂、控制入水量，严密监测病情与酸碱平衡等措施。出现头晕、冷汗、心悸、苍白、脉细等胸膜反应时，应停止抽液，使患者平卧休息，必要时皮下注射肾上腺素 0.5 mL。

3. 抗结核治疗常用化疗方案

初治涂阴为 ZHR2/4 HR，初治涂阳常用化疗方案为 ZHRZE/4 HR。

4. 激素治疗

疗效不肯定。有全身毒性症状严重、大量胸水者，可在使用结核药物治疗的同时，试用泼尼松 30 mg/d，一般疗程 3 ～ 4 周。

（二）类肺炎性胸腔积液和脓胸

肺炎旁积液一般积液量少，经有效的抗生素治疗后可吸收，积液量多者应胸腔穿刺抽液，胸水 pH 值 < 7.2 时应肋间插管闭式引流。

脓胸的治疗原则是控制感染，引流胸腔积液及促使肺复张，恢复肺功能。抗菌药物要足量，体温恢复正常后再持续用药 2 周以上，防止脓胸复发。急性期联合抗厌氧菌的药物，全身及胸腔内给药。引流是脓胸最基本的治疗方法，应反复抽脓或闭式引流。可用 2% 碳酸氢钠或生理盐水反复冲洗胸腔，然后注入适量抗生素及链激酶，使脓液变稀易于引流。慢性脓胸应改进胸腔引流或外科胸膜剥脱术，同时，营养支持也相当重要。

（三）恶性胸腔积液

应包括原发病治疗和胸腔积液的治疗。如部分小细胞肺癌所致胸腔积液可行全身化疗的同时，纵隔淋巴结转移者可行局部放射治疗。胸腔积液常为晚期恶性肿瘤的常见并发症，其胸水生长迅速，常因大量积液压迫引起严重呼吸困难，甚至导致死亡。常需反复胸腔穿刺抽液，但反复抽液可使蛋白丢失过多，可选择化学性胸膜固定术，在抽吸胸水或细管引流后，胸腔内注入博来霉素、顺铂、丝裂霉素。注入胸膜粘连剂，如滑石粉等，可减缓胸水的产生。也可胸腔内注入生物免疫调节剂，如短小棒状杆菌疫苗、IL-2、干扰素、淋巴因子激活的杀伤细胞、肿瘤浸润性淋巴细胞等，可抑制恶性肿瘤细胞，增强淋巴细胞局部浸润及活性，并使胸膜粘连。

此外，可胸腔内插管持续引流，目前多采用细管引流，具有创伤小、易固定、效果好、可随时胸腔内注药等优点。对插管引流后肺仍不复张者，可行胸腹分流术或胸膜切除术。虽经上述多种治疗，恶性胸腔积液的预后仍不良。

第十二节 原发性支气管肺癌

肺癌是发病率和死亡率增长最快，对人群健康和生命威胁最大的恶性肿瘤之一。近50年来，许多国家都报道肺癌的发病率和死亡率均明显增高，男性肺癌发病率和死亡率均占所有恶性肿瘤的第一位，女性发病率占第二位，死亡率占第二位。肺癌的病因至今尚不完全明确，大量资料表明，长期大量吸烟与肺癌的发生有着非常密切的关系。已有的研究证明，长期大量吸烟者患肺癌的概率是不吸烟者的 $10 \sim 20$ 倍，开始吸烟的年龄越小，患肺癌的概率越高。此外，吸烟不仅直接影响本人的身体健康，还对周围人群的健康产生不良影响，导致被动吸烟者肺癌患病率明显增加。城市居民肺癌的发病率比农村高，这可能与城市大气污染和烟尘中含有致癌物质有关。因此应该提倡不吸烟，并加强城市环境卫生工作。

一、病因

1. 吸烟

目前认为吸烟是肺癌的最重要的高危因素，烟草中有超过 3 000 种化学物质，其中多链芳香烃类化合物（如苯并芘）和亚硝胺均有很强的致癌活性。多链芳香烃类化合物和亚硝胺可通过多种机制导致支气管上皮细胞 DNA 损伤，使得癌基因（如 Ras 基因）激活和抑癌基因（如 p53、FHIT 基因等）失活，进而引起细胞的转化，最终癌变。

2. 职业和环境接触

肺癌是职业癌中最重要的一种。估约 10% 的肺癌患者有环境和职业接触史。现已证明以下 9 种职业环境致癌物增加肺癌的发生率：铝制品的副产品、砷、石棉、bis-chloromethylether、铬化合物、焦炭炉、芥子气、含镍的杂质、氯乙烯。长期接触铍、镉、硅、甲醛等物质也会增加肺癌的发病率，空气污染，特别是工业废气均能引发肺癌。

3. 电离辐射

肺脏是对放射线较为敏感的器官。电离辐射致肺癌的最初证据来自 Schneeberg-joakimov 矿山的资料，该矿内空气中氡及其子体浓度高，诱发的多是支气管的小细胞癌。美国曾有报道，开采放射性矿石的矿工 70%～80% 死于放射引起的职业性肺癌，以鳞癌为主，从开始接触到发病时间为 10～45 年，平均时间为 25 年，平均发病年龄为 38 岁。氡及其子体的受量积累超过 120 工作水平日 (WLM) 时发病率开始增高，而超过 1800 WLM 则更显著增加达 20～30 倍。将小鼠暴露于这些矿山的气体和粉尘中，可诱发肺肿瘤。日本原子弹爆炸幸存者中患肺癌者显著增加。Beebe 在对广岛原子弹爆炸幸存者终身随访时发现，距爆心小于 1400 m 的幸存者较距爆心 1400～1900 m 和 2000 m 以外的幸存者，其死于肺癌者明显增加。

4. 既往肺部慢性感染

如肺结核、支气管扩张症等患者，支气管上皮在慢性感染过程中可能化生为鳞状上皮致使癌变，但较为少见。

5. 遗传等因素

家族聚集、遗传易感性以及免疫功能降低，代谢、内分泌功能失调等也可能在肺癌的发生中起重要作用。许多研究证明，遗传因素可能在对环境致癌物易感的人群和个体中起重要作用。

6. 大气污染

发达国家肺癌的发病率高，主要原因是由于工业和交通发达地区，石油，煤和内燃机等燃烧后和沥青公路尘埃产生的含有苯并芘致癌烃等有害物质污染大气有关。大气污染与吸烟对肺癌的发病率可能互相促进，起协同作用。

二、临床表现

1. 原发肿瘤引起的症状

咳嗽、咯血、喘鸣、胸闷、气急、体重下降、发热。

2. 肿瘤局部扩张引起的症状

胸痛，呼吸困难、吞咽困难，声音嘶哑、上腔静脉阻塞综合征，Horner 综合征，横膈升高，运动消失等。

3. 由癌肿远处转移引起的症状。

4. 肺外表现

肥大性肺性骨关节病、杵状指、分泌促性激素引起男性乳房发育。分泌肾上腺皮质样激素物引起的症状 (Cushing 综合征)、抗利尿激素分泌不当综合征。神经肌肉综合征、高血钙症、类癌综合征等。

三、检查

1.X 线检查 (包括 X 线片、体层摄片等)

肺部发现圆形或类圆形阴影，局限性肺不张或胸腔积液。

2. 痰或胸腔积液癌细胞阳性。

3. 纤维支气管镜检查

活检或刷检，确定病理类型，尤其适用于中央型肺癌。

4.胸部 CT 或磁共振 (MRI) 检查

发现局部阴影或肺不张，了解肺部淋巴结转移情况。

5.经皮肺穿刺活检、局部淋巴结活检、胸膜活检、胸腔镜活检或纵隔镜活检确定病变及病理类型。

6.剖胸活检。

7.同位素亲肿瘤扫描

此鉴别恶性与良胜肿瘤。

8.同位素全身骨扫描

排除骨转移情况。

9.化验

癌胚抗原 CEA、神经无特异性烯酸化酶 (NSE) 等含量明显增高。

10.DNA 定量分析

活检标本，胸积液或支气管肺泡灌洗液 DNA 含量异常增高或出现异倍体、多支持肺癌。

11.正电子发射断层扫描 (PET)

采用 18 FDG 扫描，局部放射性愈高，愈支持肺癌，同时可以探查全身转移情况。

四、早期诊断标准

1.40 岁以上，吸烟＞ 400 支／年的患者，出现咳嗽、咯血。

2.原有慢性呼吸道疾患，咳嗽频繁，咯血而无其他原因可解释，且经治疗 3～4 周无效者。

3.反复同一部位发生肺炎，特别是段性肺炎。

4.有咳嗽症状伴局限性哮鸣音而治疗后不消失者。

5.原因不明的肺脓肿，中毒症状不明显而抗感染治疗效果不佳者。

6.无中毒症状的胸腔积液呈进行性增加者。

7.出现肺癌的肺外表现者。

8.原有肺结核病灶已稳定而形态或性质发生改变者 (结核并发瘢痕癌)。

以上为肺癌的可疑者，应做进一步检查，以便早期诊断及治疗。

五、治疗

早期诊断，早期手术治疗，并结合放射治疗，全身化疗，生物治疗，电化学治疗。高热治疗，中医中药治疗，局部放射介入治疗等多学科综合治疗措施。

（一）手术治疗

对较局限的病例，手术应列为首选的治疗方法。

1.非小细胞肺癌手术适应证

(1)确诊为 1，H 期肺癌，而无禁忌证者首选手术。经过各种检查仍无法确定为 m、W 期患者，应争取剖胸探查。

(2)对临床高疑肺癌但经多方检查无法确诊者，应尽早慎重考虑开胸探查。

(3)早期肺癌经放射治疗或化疗病灶缩小或原有手术禁忌证，经治疗后病情明显改善者。

(4)中晚期病例，估计治愈可能性小，但症状严重，经各种姑息治疗方法，仍不能控制者，可考虑行姑息性手术治疗。

2.非小细胞肺癌手术适应证 1 期 (局限型) 或经化疗、放疗后得以控制的非小细胞肺癌。

3.禁忌证

(1) 已有广泛的胸内或远处转移者。

(2) 严重心肺功能障碍，肝肾功能不全或全身衰竭患者。

(3) 其他严重程度病变如出血倾向或大量胸腔积液者。

(4) 隆突固定、增宽。

(5) 隔肌及声带麻痹。

(二) 放射治疗

1.适应证

(1) 不宜手术治疗的患者，病变比较局限。

(2) 配合手术治疗：术前、术后及术中放疗。

(3) 缓解压迫症状，出血，减轻阻塞性肺炎和肺不张。

(4) 骨转移局部止痛治疗。

(5) 小细胞肺癌预防性全脑照射。

2.禁忌证

(1) 晚期恶病质患者。

(2) 合并感染或有大量胸腔积液。

(3) 心力衰竭或严重活动性肺结核和肺气肿。

(4) 肺癌需做大面积照射而肺功能又严重不全。

(5)wBC $<$ (2.0 ~ 3.0)$\times 10^9$ 或血小板 $< 35 \times 10^{12}$。

(6) 对放射不敏感的肿瘤。

(三) 化学治疗

1.适应证

(1) 病变较晚，不适于手术的病例，特别是有远处转移或播散趋向患者。

(2) 手术或放疗后出现转移者或手术后局部复发的病例。

(3) 作为手术后和 (或) 放疗后的辅助治疗，

(4) 某些特殊情况如上腔静脉阻塞综合征、肿瘤压迫呼吸道、心包或胸腔积液。

(5) 小细胞未分化癌首选化疗。

2.禁忌证

(1) 晚期恶病质患者。

(2) 严重并发症及心、肝、肾功能障碍。

(3)WBC $<$ (2.0 ~ 3.0)$\times 10^9$。

3.肺癌化疗的模式

(1) 晚期或播散期肺癌的全身化疗

1) 诱导化疗：一开始就采用化疗。目的是取得症状的缓解。

2) 补救治疗：开始使用的化疗方案治疗失败，需换用其他方案化疗。

(2) 辅助化疗：术后或放疗后所采取的化疗。术后化疗应为 4 ～ 6 个周期，术后 1 个月内开始。

(3) 新辅助化疗 (起始化疗)：指临床表现为局限性肿瘤，可用局部治疗手段 (手术或放疗) 者，在手术或放疗前先使用化疗。目的：使肿瘤缩小及清除或抑制可能存在的微转移灶。

(4) 放化疗并用：ADM、DDP、TAXOL、GEM 具有放疗增敏作用。目的：改善肿瘤完全消退率及生存率，降低治疗毒性和减少严重的长期后遗症。

(5) 特殊途径化疗

1) 胸腔内，心包内化疗。

2) 动脉插管化疗：支气管动脉内灌注化疗。

4. 常用化疗药物及化疗方案

(1) 常用的化学药物：环磷酰胺 (CTX)、异环磷酰胺 (IFO)、阿霉素 (ADM)、表阿霉素 (E-ADM)、足叶乙苷 (VP16)、顺铂 (DDP)、卡铂 (CBP)、氨甲蝶呤 (MTX)、长春地辛 (VDS)、长春碱 (VLB)、丝裂霉素 (MMC)、5- 氟脲嘧啶 (5-FU)、环已亚硝脲或甲基环已 – 亚硝脲 (CCNU 或 Me-CCNU)。

(2) 肺癌化疗有效的新药物

异环磷酰胺 (IFO)：$1.5 \ g/m^2/d$，D1 ～ D5。

吡喃阿霉素 (THP)：$20 ～ 50 \ mg/m^2.d$，D1 ～ D5。

长春地辛 (VDS)：$2.5 ～ 3 \ mg/m^2$，D1、D8。

足叶乙苷 (VP16)：$60 ～ 100 \ mg/m^2$，D1 ～ D5。

异长春碱 (NVB)：$25 \ mg/m^2$，D1、D8。

泰素 (TAXOL)：$135 ～ 175 \ mg/m^2$。

泰素蒂 (TAXOTERE)：$60 \ mg/m^2$。

健择 (GEM)：$800 ～ 1 \ 000 \ mg/m^2$。

托泊替康 (Topotecan)：$1.5 ～ 2 \ mg/m^2$，D1 ～ D5。

(3) 常用化疗方案

1) 小细胞肺癌

EP(VP16+DDP)、CE(CBP+VP16)、ACE(ADM+CTX+VP16)、CAO(CTX+ADM+VCR)、VIP(VP16+IFO+DDP)、Taxol+CBP 或 DDP、COME(CTX+VCR+MTX)、ICE(IFO+CBP+VP16)、Topotecan

2) 非小细胞肺癌

CAP(CTX+ADM+DDP)、CAMP(CTX+ADM+MTX+DDP)、MFP(MMC+5-Fu+DDP)、MIC(MMC+IFO+CBP)、CE(CBP+VP16)MVP(MMC+VDS+DDP)、MVC(MMC+VDS+CBP)、Taxol+CBP、GEM+CBP 或 DDP、NVB+CBP 或 DDP、IVP(IFO+VDS+DDP)。

(四) 生物治疗

指用生物制剂来治疗肿瘤，即应用生物活性因子或活性细胞，通过机体的生物反应，来直接或间接地杀伤和抑制肿瘤细胞。目前主要生物治疗方法有：①干扰素 (IFN)；②白细胞介素 (IL)；③淋巴细胞激活的杀伤细胞 (LAK 细胞)；④肿瘤坏死因子 (TNF)。

(五) 介入治疗

通过介入技术局部应用各种化疗药物，主要适应于无法手术而一般情况良好的肺癌患者或配合手术的术前治疗。

（六）中医中药治疗

（七）其他

包括电化学治疗，高热治疗及肿瘤基因治疗，Nd：YAG 激光治疗等。

第十三节　肺栓塞

肺栓塞在国外发病率很高，其中 1/10 在 1 h 内死亡，余下的仍有 1/3 死亡，占人口死因第三位。我国尚未有完整的统计学资料。

各种心脏病、恶性肿瘤、血栓性静脉炎为肺栓塞的最常见的基础疾病。临床上将高龄、心脏病、肥胖、肿瘤、妊娠与分娩、长期卧床、口服避孕药及深静脉血栓列为肺栓塞的高危因素。以下主要讲述肺血栓栓塞症。

一、发病机制

肺血栓栓塞症 (pulmonry thrombo embolism，PTE) 为来自静脉系统或右心的血栓阻塞肺动脉或其分支所致疾病，以肺循环和呼吸功能障碍为其主要临床和病理生理特征。

肺血栓栓塞症大部分是由于深静脉血栓 (deep venous thrombosis，DVT) 脱落后随血循环进入肺动脉及其分支而发生的，血栓通常来源于下腔静脉径路，少数来源于上腔静脉径路或右心腔。在胸、腹部手术，脑血管意外及急性心肌梗死的患者因长期卧床，DVT 的发生率很高。早期形成的血栓松脆，加上纤溶系统的作用易脱落，一旦部分或整个血栓脱落，则随血流到达右心并进入肺部，栓塞肺动脉。在血栓形成的最初数天发生栓塞的危险性最高。盆腔静脉是妇女栓塞的主要部位，多发生于妊娠、分娩、妇科手术、盆腔疾患后。

二、临床表现

1. 症状

呼吸困难及气促，尤以活动后明显；胸痛，多数为胸膜炎性胸痛，少数为心绞痛样发作；晕厥，烦躁不安，惊恐甚至濒死感；咯血，咳嗽，心悸。

2. 体征

呼吸急促，呼吸频率 > 20 次 / 分是最常见体征；心动过速；严重时可出现血压下降甚至休克；发绀；发热。颈静脉充盈或搏动；肺部可闻及哮鸣音和（或）细湿啰音，偶可闻及血管杂音；胸腔积液的相应体征；肺动脉瓣区第二音亢进或分裂，$P_2 > A_2$，三尖瓣区收缩期杂音等。

三、检查

1. 胸部 X 线片区域性肺血管纹理变细、稀疏或消失

局部浸润性阴影或楔形阴影；肺不张；右下肺动脉干增宽或伴截断征；肺动脉段膨隆以及右心室扩大征；患侧横膈抬高；少至中量胸腔积液征等。

2. 心电图 $V_1 \sim V_4$ 的 T 波改变和 ST 段异常

部分病例可出现 $S_I Q_{III} T_{III}$ 征，其他心电图改变包括完全或不完全右束支传导阻滞，肺型 P 波，电轴右偏，顺时钟向转位等。

3. 动脉血气分析

低氧血症、低碳酸血症。

4. 超声心动图

可出现右心室扩大，室间隔运动异常；三尖瓣反流和肺动脉扩张等征象。

5. 血浆 D- 二聚体小于 500 ng/ml 提示无肺栓塞，有排除诊断价值。

6. 核素肺通气 / 灌注扫描典型征象是呈肺段分布的肺灌注缺损，并与通气显像不匹配。

常见结果为：①肺通气扫描正常，而灌注呈典型缺损，高度可疑肺栓塞。②病变部位既无通气也无血流灌注，最可能的是肺实质性疾病，不能诊断肺栓塞(肺梗死除外)。③肺通气扫描异常，灌注无缺损，为肺实质性疾病。④肺通气与灌注扫描均正常，可除外症状性肺栓塞。

7. 螺旋 CT 和电子束 CT 造影

直接征象为半月形、环形充盈缺损，完全梗阻及轨道征；间接征象包括肺野楔形密度增高影，条带状高密度区或盘状肺不张，中心肺动脉扩张及远端血管分支减少或消失等。

8. 磁共振成像

适用于碘造影剂过敏的患者，具有潜在的识别新 1 H 血栓的能力。

9. 肺动脉造影

直接征象有肺血管内造影剂充盈缺损，伴或不伴轨道征的血流阻断；间接征象有肺动脉造影剂流动缓慢、局部低灌注、静脉回流延迟等。

10. 深静脉血栓的辅助检查

可通过超声、磁共振成像、肢体阻抗容积图、放射性核素静脉造影及静脉造影等技术对是否有深静脉血栓进行检查。

四、诊断标准

1. 对有如下危险因素者，需有较强的诊断意识。包括既往有血栓栓塞性疾病史：手术过程中麻醉时间过长；下肢或骨盆的外伤或手术；由手术引起的因子Ⅷ增加，蛋白 C 活性降低和血小板黏附性增加；骨折、手术或心肌梗死后制动；妊娠(特别是产后)或使用含雌激素的药物；充血性心力衰竭；恶性肿瘤；肥胖；高凝素质；原发或继发性抗磷脂综合征患者。

2. 有典型的临床症状及体征。

3. 结合心电图、胸 X 线片、超声心动图、动脉血气分析、D- 二聚体检查可得出初步诊断。

4. 有条件可行核零肺通气 / 灌注扫描，螺旋 CT 和电子束 CT 造影、磁共振成像及肺动脉造影，可明确诊断。

五、治疗

1. 本病发病急，须做急救处理

(1) 绝对卧床休息，高浓度吸氧。

(2) 放置中心静脉压导管，测量中心静脉压，控制输液入量及速度。

(3) 镇痛：有严重胸痛时可用吗啡皮下注射，休克者避免使用。

(4) 抗休克治疗。

(5) 解痉。

2. 抗凝疗法

给予相应抗凝治疗。

3. 外科治疗

(1) 肺栓子切除术：本方法死亡率高，但可挽救部分患者生命，必须严格掌握手术指征。

(2) 腔静脉阻断术：主要预防栓塞的复发。方法有手术夹、伞状装置、网筛法、折叠术等。

第三章 消化内科疾病

第一节 急性单纯性胃炎

急性单纯性胃炎，指各种外在和内在因素引起的急性广泛性或局限性的胃黏膜急性炎症。急性单纯性胃炎的症状体征因病因不同而不尽相同，其病因多样，包括急性应激、药物、缺血、胆汁反流和感染等。临床上将急性单纯性胃炎分为急性糜烂性胃炎、急性化脓性胃炎、急性腐蚀性胃炎，以前两种较常见。

一、病因和发病机制

（一）病因

引起急性胃炎的病因很多（表3-1），分内源性和外源性两类。

表 3-1 急性胃炎的病因

外源性	内源性
食物因素（速食、无规律、粗糙）	应激
食物过敏、食物中毒	菌血症
乙醇	败血症
药物	肾衰竭
化学物质	心力衰竭
腐蚀剂	肺力衰竭
放射性物质	脑部疾病
机械损伤	门脉高压
细菌和病毒	

（二）发病机制

急性胃炎的发病机制包括胃黏膜防御功能受损和损害因素增强，而以前者的改变最为突出：①胃黏膜屏障受损：如 NSAIDs、乙醇直接破坏黏膜屏障，造成上皮细胞坏死；②胃黏膜血流障碍、应激、心力衰竭、门脉高压等均可致胃黏膜血流量减少，黏膜缺血，而乙醇可直接破坏黏膜下血管；③胃黏液和 HCO_3^- 屏障削弱，NSAIDs、化疗药物、皮质激素不但抑制黏液和 HCO_3^- 的分泌，而且可改变黏液层的成分；④细胞更新减缓，缺血、缺氧使胃黏膜上皮细胞更新速度减慢；⑤调节肽分泌异常：许多急性胃炎病因可以抑制前列腺素和表皮生长因子的合成和分泌；⑥胃酸和胃蛋白酶分泌增加，药物刺激可使胃泌酸功能增强；⑦氧自由基作用：败血症、应激等使氧自由基产生增加、清除减少，使胃黏膜局部超氧离子浓度迅速增加，影响上皮细胞代谢，破坏上皮细胞。

二、临床表现

临床上以感染或进食了被细菌毒素污染的食物后所致的急性单纯性胃炎为多见。一般起病较急，在进食污染食物后数小时至 24h 发病，症状轻重不一，表现为中上腹不适、疼痛，以至剧烈的腹部绞痛，厌食、恶心、呕吐，因常伴有肠炎而有腹泻，大便呈水样，严重者可有发热、呕血和 (或) 便血、脱水、休克和酸中毒等症状。因饮酒、刺激性食物和药物引起的急性单纯性胃炎多表现为上腹部胀满不适、疼痛，食欲减退、恶心、呕吐等消化不良症状，症状轻重不一，伴肠炎者可出现发热、中下腹绞痛、腹泻等症状。体检有上腹部或脐周压痛，肠鸣音亢进。

三、辅助检查

1. 病因检查

对不洁食物进行细菌培养，对腐蚀剂进行化学分析。血中白细胞大多增高。

2. 内镜检查

急性胃炎常在短时间内病变修复，因此，内镜检查越早，发现病变概率越高。急性胃炎内镜下的主要变化是胃黏膜充血、水肿，表面有片状渗出物和黏液，黏膜皱襞上有散在细小出血点，呈麻疹斑样，糜烂或小脓肿。腐蚀性胃炎原则上禁做内镜检查。

四、诊断

急性胃炎最常见的临床症状是上腹痛、恶心、呕吐，较严重的症状为呕血、黑便，少数出现失血性休克。急诊胃镜检查是主要的诊断手段，应提倡早期进行，出血患者 24 h 内胃镜检查可以及时明确诊断。胃镜下表现为胃黏膜弥散性充血、水肿、多发性白色或红色糜烂，可见多处黏膜及黏膜下出血灶，甚至渗血。腐蚀性胃炎急性期禁止行胃镜检查。组织学检查可发现胃黏膜上皮坏死、脱落、黏膜下出血，大量中性粒细胞浸润。

急性胃炎的诊断并不困难。有引起胃黏膜损害病因者，出现上腹痛、恶心、呕吐、上消化道出血征象即可考虑为急性胃炎，胃镜检查可以确诊。在诊断中需与急性阑尾炎、急性胆囊炎、急性胰腺炎等鉴别。

五、治疗

(一) 一般治疗

尽量卧床休息，口服葡萄糖－电解质液以补充体液的丢失。如果持续呕吐或明显脱水，则需静脉补充 5% ～ 10% 葡萄糖盐水及其他相关电解质。鼓励摄入清淡流质或半流质食物，以防止脱水或治疗轻微的脱水。

(二) 对症治疗

必要时可注射止吐药: 如肌内注射氯丙嗪 25 ～ 100 mg/d。解痉药: 如颠茄 8 mg/ 次，1 日 3 次。止泻药: 如思密达每次 1 袋，1 日 2 ～ 3 次。

(三) 抗菌治疗

抗生素对本病的治疗作用是有争议的。对于感染性腹泻，可适当选用有针对性的抗生素，如黄连素 0.3 g 口服，1 日 3 次或庆大霉素 8 万 U 口服，1 日 3 次等。

第二节 慢性胃炎

慢性胃炎系指不同病因引起的各种慢性胃黏膜炎性病变，是一种常见病，其发病率在各种胃病中居首位。自纤维内镜广泛应用以来，对本病认识有明显提高。

一、病因和发病机制

（一）病因

慢性胃炎的病因较多，可分为非特异性和特异性。非特异性胃炎最为常见，特异性胃炎指各种细菌（结核、梅毒）、病毒（巨细胞病毒、疱疹病毒、艾滋病病毒）、寄生虫（阿米巴、血吸虫）、真菌（念珠菌、组织胞质菌、隐球菌、毛真菌）等引起的胃黏膜炎症改变。

（二）发病机制

1. 幽门螺杆菌（HP）

超过80%的慢性胃炎患者有HP感染，HP感染率与慢性胃炎的发病率呈平行关系，HP与胃黏膜内炎性细胞浸润、黏膜萎缩和肠上皮化生有直接关联，抗HP治疗后慢性胃炎患者的症状和组织学改变均有好转。

HP相关性胃炎的类型和预后与宿主和细菌毒力有关。机体针对HP的免疫应答多数是起病理作用的，胃酸分泌状况对HP的感染有一定影响。高酸患者HP相关性胃炎，多以胃窦炎为主，而低酸患者则引起全胃炎，这类患者易发展成萎缩性胃炎。Cag、VacA阳性菌患者胃黏膜炎性细胞浸润更为明显，而糜烂性胃炎、萎缩性胃炎CagA、VacA阳性菌比例较高。

HP造成慢性胃炎的机制有：①细菌的动力和黏附力；②细胞毒素和酶类，包括VacA、尿素酶、黏蛋白酶、脂多糖、磷脂酶A、溶血素等；③症状反应和免疫反应产生各种损伤因子；④HP造成的高胃泌素血症促进胃酸和胃蛋白酶分泌增加。

2. 人类海尔曼螺杆菌（Hh）

Hh属人畜共患菌，在发达国家感染率小于1%，而发展中国家达5%，该菌可致活动性胃炎，以胃窦轻度炎症为主，有一定自限性，目前体外培养成功报道极少。

3. 免疫因素

不少慢性胃炎的病因通过免疫机制损伤胃黏膜，而我们所述的免疫因素指自身免疫。恶性贫血患者胃体萎缩性胃炎相当明显，壁细胞和主细胞几乎消失，90%的恶性贫血患者血清中可检出壁细胞抗体（PCA），50%的患者可检出内因子抗体（IFA），后者70%属封闭型，阻止IFA和维生素 B_{12} 的联系，仅30%属结合型，无活性。PCA分表层反应性和微粒体胞质反应性，可以通过抗体依赖性细胞毒性反应破坏壁细胞，细胞小管膜上的 H^+-K^+-ATP 酶是壁细胞微粒体的主要抗原。近年发现胃体萎缩性胃炎患者胃上皮细胞凋亡明显增加，与抗细胞小管自身抗体有关。

4. 胃黏膜屏障和损伤因素

胃黏膜屏障功能下降，将削弱黏膜抵御损伤因子的侵袭。慢性胃炎患者可有黏膜、黏液屏障破坏，胃黏膜血流量的下降，使局部缺血，而前列腺素合成受抑更会加重黏膜损害。胃黏膜

营养因子 (胃泌素、表皮生长因子) 是胃黏膜上皮细胞更新、修复的主要因素。

可以肯定引起胃黏膜慢性损伤的因素有 NSAIDs、吸烟、胆汁、肠液、胰液等。刺激性食物、特别是辣椒对黏膜的损伤无有力的依据，而辣椒对胃黏膜的适应性保护作用在动物模型中得到证实。长期高浓度乙醇对胃黏膜有一定损伤，但低浓度乙醇可以刺激胃黏膜前列腺素的合成，有黏膜保护作用。浓茶、咖啡、香料与慢性胃炎无直接关联。

5. 年龄和遗传

不少学者将慢性胃炎看作是加龄现象，无症状者平均每年发生慢性胃炎的比例为 1.4%。Ihamaki 报道，正常黏膜者追踪 23 ～ 27 年后，58% 发展成浅表性胃炎。老年人胃黏膜改变包括黏膜变薄、腺体减少、淋巴管增多、黏膜腺化生增多，炎性细胞增加不明显，这些与病理性萎缩有明显区别。

慢性胃炎有家庭聚集现象。与遗传、生活饮食习惯或 HP 的相互间感染有一定关系，目前难以断定其遗传特性。但可以确定的是恶性贫血家族成员中萎缩性胃炎、胃体炎发生率较高，可能是常染色体显性遗传。

二、临床表现

1. 多发人群

本病发生于各年龄段，十分常见，占接受胃镜检查患者的 80% ～ 90%，男性多于女性，随年龄增长发病率逐渐增高。

2. 疾病症状

由幽门螺杆菌引起的慢性胃炎，多数患者无症状；有症状者表现为上腹痛或不适、上腹胀、早饱、嗳气、恶心等消化不良症状。有无这些症状及其严重程度与慢性胃炎的内镜所见和组织病理学改变并无肯定的相关性。自身免疫性胃炎患者还可伴有贫血表现。

三、辅助检查

1. 胃镜及活组织检查

胃镜及活组织检查是目前诊断慢性胃炎最可靠的方法。

(1) 慢性浅表性胃炎：镜下可见黏膜充血、水肿、呈红白相间花斑状改变，黏液分泌增多，有时见少量出血点和糜烂。

(2) 慢性萎缩性胃炎：镜下可见黏膜呈苍白或灰白色，皱襞变细、平坦，黏膜层变薄，萎缩黏膜易发生糜烂和出血。活检显示腺体减少，伴有不同程度的炎细胞浸润，还可见胃黏膜细胞不典型增生。中度以上不典型增生可能是癌前病变，必须定期进行胃镜检查或活检随访。

2. X 线钡餐检查

气钡双重对比造影能较好地显示胃黏膜像，胃黏膜萎缩时可见皱襞相对平坦、减少。胃窦炎可见胃窦部黏膜皱襞结节状增粗、迂曲，窦壁持久收缩，腔体狭小。但由于胃镜钡餐检查的广泛应用，临床上已很少使用 X 线检查来诊断胃炎。

3. 胃液分析

A 型胃炎均有胃酸缺乏，病变弥散而严重者，用五肽促胃液素试验也没有胃酸分泌。B 型胃炎胃酸正常或偏低，偶有增多。

四、诊断要点

1. 症状

慢性胃炎缺乏特异性症状，多为反复发作的消化不良症状，如无规律的上腹隐痛、饱胀不适、嗳气、反酸等。部分患者可有厌食、消瘦、贫血、上消化道出血等。

2. 体征

多无明显体征，或仅有上腹部轻度压痛。

3. 其他

内镜检查加活检病理组织学检查是确诊的唯一方法。应同时做幽门螺杆菌的检查，可用培养、组织学、尿素酶等方法检出。

五、治疗

大部分慢性浅表性胃炎可逆转，少部分可转为慢性萎缩性胃炎。慢性萎缩胃炎随年龄逐渐加重，但轻症亦可逆转。因此，对慢性胃炎治疗应及早从慢性浅表性胃炎开始，对慢性萎缩性胃炎也应坚持治疗。

（一）消除病因

祛除各种可能致病的因素，如避免进食对胃黏膜有强刺激的饮食及药品，戒烟忌酒。注意饮食卫生，防止暴饮暴食。积极治疗口、鼻、咽部的慢性疾患。加强锻炼提高身体素质。

（二）药物治疗

疼痛发作时可用阿托品、普鲁本辛、颠茄合剂等。胃酸增高可用 PPI 质子泵抑制剂，如雷贝拉唑、兰索拉唑、奥美拉唑等，症状较轻者可用 H_2 受体阻滞剂如甲氰咪胍、雷尼替丁、氢氧化铝胺等。胃酸缺乏或无酸者可给予 1% 稀盐酸或胃蛋白酶合剂，伴有消化不良者可加用胰酶片、多酶片等助消化药。胃黏膜活检发现幽门螺杆菌者加服抗生素治疗。胆汁反流明显者可用胃复安和吗叮啉以增强胃窦部蠕动，减少胆汁反流。铝碳酸镁片、消胆胺、硫糖铝可与胆汁酸结合、减轻症状。

第三节 消化性溃疡

消化性溃疡是一种多发病、常见病，由于溃疡的发生因胃液内胃酸及胃蛋白酶的刺激、消化作用所致，故定名为消化性溃疡。本病可发生于食管下段、胃、十二指肠、胃空肠吻合术后的空肠和具有异位胃黏膜的 Meckel 憩室等，但以胃、十二指肠最为多见，故又名胃、十二指肠溃疡。十二指肠溃疡多发生于十二指肠球部，因此称为十二指肠球溃疡。

一、病因

从流行病学、微生物学及治疗学等方面的证据来看，目前可以认为消化性溃疡是一种感染性疾病。自从 1983 年 Warren 与 Marshall 发现幽门螺杆菌 (HP) 并分离、培养出 HP 以来，随着对其在基础与临床方面的研究进展，人们对消化性溃疡的病因及其发病机制的认识有了彻底改变，认为 HP 是慢性胃炎及消化性溃疡的主要病因，溃疡病的复发与 HP 未根除或再感染直接有关。

攻击因子与防御因子的失衡引起溃疡病，是大家公认的一种学说。除了 HP 以外，胃酸仍是主要的攻击因子之一，"无酸无溃疡"这一古老格言仍不失其正确性；胃蛋白酶在高胃酸状态下呈现很强的消化黏膜的作用，也被认为属攻击因子之一。其他的攻击因子尚有反流的胆汁、胃泌素异常分泌、乙醇、非甾体类抗感染药、吸烟等。而防御因子包括黏液、重碳酸盐、黏膜血流、细胞更新、前列腺素 E_2 等。

除了 HP 及上面提到的这些防御因子和攻击因子，在消化性溃疡的发病因素中，可能尚有其他许多因素参与其发病，如遗传因素、心身因素、内分泌激素、饮食习惯、生活环境，某些慢性病患者如肝硬化、慢性阻塞性肺病患者等易患溃疡病。

二、临床表现

1. 消化性溃疡的典型症状

(1) 疼痛部位：十二指肠溃疡在上腹部或偏右，胃溃疡在上腹部偏左。

(2) 疼痛性质及时间：空腹痛、灼痛、胀痛、隐痛。十二指肠溃疡有空腹痛、半夜痛，进食可以缓解。胃溃疡饭后半小时后痛，至下餐前缓解。

(3) 患病的周期性和疼痛的节律性：每年春秋季节变化时发病。

(4) 诱因：饮食不当或精神紧张等。

2. 其他症状

可以伴有反酸、胃灼热、嗳气等消化不良症状。

3. 体征

(1) 上腹部压痛：十二指肠溃疡压痛偏右上腹；胃溃疡偏左上腹。

(2) 其他体征：取决于溃疡并发症，幽门梗阻时可见胃型及胃蠕动波，溃疡穿孔时有局限性或弥散性腹膜炎的体征。

4. 特殊类型的溃疡：包括胃及十二指肠复合溃疡、幽门管溃疡、球后溃疡、老年性溃疡及胃泌素瘤。特殊类型的溃疡不具备典型溃疡的疼痛特点，往往缺乏疼痛的节律性。胃泌素瘤患者多有顽固性症状和多发性难治性溃疡，手术后近期多复发，有的伴有水泻或脂肪泻。

三、辅助检查

上消化道钡餐造影，尤其是气钡双重造影是常用的诊断手段之一。虽然目前内镜检查十分普及，但仍不能完全替代该项检查，上消化道钡餐造影检查相对内镜检查而言痛苦较小，能对胃壁的蠕动进行良好的观察，对上消化道的动力状态的观察优于胃镜，对于诊断 Borrmann Ⅳ型胃癌有独特优势，上消化道肿瘤的术前钡餐造影检查对于外科医生的术前准备有很大帮助。

消化内镜检查对于消化性溃疡的诊断具有决定性价值，它在诊断方面的作用包括：①能直接观察到胃，十二指肠黏膜上的溃疡，可准确判定溃疡位置、大小、深浅、周围黏膜情况，分期等，可进行摄片、录像；②能依据肉眼观察，尤其是在直视下采取标本做活组织检查，以鉴别良恶性溃疡；③取活组织做尿素酶试验及组织学染色确定幽门螺杆菌感染；④经治疗后，动态观察溃疡愈合及判定幽门螺杆菌的根除。

消化内镜除对消化性溃疡诊断上的作用以外，尚对其并发症消化道出血有重要治疗价值，通过内镜可对出血点采取注射肾上腺素及其他介入手段进行止血治疗，使得因溃疡出血而需进行手术的病例大大减少。

消化性溃疡在内镜下可分为活动期、愈合期和瘢痕期，各期又可分为两个阶段，后面章节有详细描述，在此不再重复。

四、诊断

消化性溃疡的诊断主要依靠急诊内镜检查，其特征是溃疡多发生于高位胃体，呈多发性浅表性不规则的溃疡，直径在 0.5 ~ 1.0 cm，甚至更大。溃疡愈合后不留瘢痕。

五、治疗

1. 一般治疗

(1) 消除病因：根除 HP，禁用或慎用对胃黏膜有损伤的药物。

(2) 注意饮食卫生。

2. 药物治疗

(1) 对症治疗：如腹胀可用促动力药如吗丁啉；腹痛可以用抗胆碱能药如颠茄、山莨菪碱等药物。

(2) 降低胃内酸度的药物：按作用途径主要有两大类。中和胃酸的药物，如氢氧化铝、氧化镁、乐得胃等。抑制胃酸分泌的药物，主要指 H_2 受体阻滞剂及质子泵抑制剂。① H_2 受体阻滞剂：西咪替丁 800 mg，每晚 1 次；雷尼替丁 150 mg，每日 2 次；法莫替丁 20 mg，每日 2 次。②质子泵抑制剂 (PPIs)：奥美拉唑 20 mg，每日 1 次；兰索拉唑 30 mg，每日 1 次；泮托拉唑 40 mg，每日 1 次。通常十二指肠溃疡治疗 2 ~ 4 周，胃溃疡治疗 4 ~ 6 周。

(3) 胃黏膜保护药

1) 硫糖铝 1.0 g，每日 3 次或每日 4 次 (餐前 1 小时及睡前)。

2) 胶体次枸橼酸秘 120 mg 每日四次，三餐前半小时及睡前。

(4) 根除 HP 的药物：根除 HP 可以减少或预防消化性溃疡的复发，常用药物有：阿莫西林、甲硝唑、替硝唑、克拉霉素、四环素及呋喃唑酮等；胶体秘剂既是胃黏膜保护药，也是有效的杀灭 HP 药物。PPIs 和 H_2RAs 虽然是抑制胃酸分泌的药物，但与抗生素合用能提高 HP 根除率。关于具体用法及治疗方案详见 "幽门螺杆菌感染" 一章。

(5) 关于维持治疗问题：对于 HP 阴性的消化性溃疡，如非甾体抗感染药相关性溃疡，在溃疡愈合后仍应适当维持治疗，一般用 H_2RAs，按每日剂量的半量维持，其维持时间视病情而定。

第四节 幽门螺杆菌感染

幽门螺杆菌是从胃黏膜中分离出来的一种弯曲样杆菌，现已确认与慢性胃炎、消化性溃疡病、低度恶性的胃黏膜相关淋巴组织 (MALT) 淋巴瘤和胃癌密切相关。

一、病因

目前对幽门螺杆菌的感染途径的研究主要包括：

1. 使幽门螺杆菌穿透黏液层在胃上皮细胞表面定居的因素。

2. 对胃上皮细胞等起破坏作用的毒素因子。

3. 各种炎症细胞及炎症介质。

4. 免疫反应物质等。

这些因素构成幽门螺杆菌感染途径的基本病理变化，即各种类型的急、慢性胃炎。其中近年来得到重要关注的是空泡毒素 vaca、细胞毒素相关蛋白质 caga 和尿素酶等的作用及其分子生物学研究。

二、临床表现

1. 幽门螺杆菌感染的症状主要是反酸、胃灼热以及胃痛、口臭。

2. 幽门螺杆菌感染能够引起慢性胃炎。主要临床表现有：上腹部不适、隐痛，有时发生嗳气、反酸、恶心、呕吐的症状，病程较为缓慢，但是容易反复发作。

3. 患者感染幽门螺杆菌后产生多种致病因子，从而引起胃黏膜损害，临床疾病的发生呈现多样性，患者多出现反酸、嗳气、饱胀感等。

三、检查

1. 胃镜采样检测

检测是否有幽门螺杆菌。如果为阳性，即可确诊幽门螺杆菌感染阳性。

2. 细菌的直接检查

通过胃镜检查钳取胃黏膜（多为胃窦黏膜）做直接涂片、染色，组织切片染色及细菌培养来检测 HP。其中胃黏膜细菌培养是诊断 HP 最可靠的方法，可作为验证其他诊断性试验的"金标准"，同时又能进行药敏试验，指导临床选用药物。

3. 尿素酶检查

可通过检测尿素酶来诊断 HP 感染。尿素酶分解胃内尿素生成氨和二氧化碳，使尿素浓度降低、氨浓度升高。基于此原理已发展了多种检测方法：①胃活检组织尿素酶试验；②呼吸试验；③胃液尿素或尿素氮测定；④ ^{15}N- 尿素试验。

4. 免疫学检测

通过测定血清中的 HP 抗体来检测 HP 感染，包括补体结合试验、凝集试验、被动血凝测定、免疫印迹技术和酶联合吸附测定 (ELISA) 等。

5. 聚合酶链反应技术

慢性胃炎患者 HP 的检出率很高，50% ～ 80%，慢性活动性胃炎患者 HP 检出率则更高，达 90% 以上。

四、诊断

目前幽门螺杆菌的诊断检测方法包括侵入性和非侵入性两大类。侵入性方法需通过内镜获取活组织进行检测，非侵入性方法则不需进行内镜检查。

尿素 [13 C/14 C] 呼气试验。整个试验过程只需 30 分钟。该方法使众多高血压、心脏病及对不能耐受胃镜检查的患者避免了做胃镜的不适感，是目前理想的检测方法之一。

五、治疗

1. 治疗适应证

1999 年，中华消化病学会幽门螺杆菌学组关于 HP 共识意见的若干问题决议中规定如下适应证。

(1) 消化性溃疡：无论胃或十二指肠溃疡，活动或陈旧。

(2) 低度恶性的胃黏膜相关淋巴组织 (MALT) 淋巴瘤。

(3) 早期胃癌术后。

(4) 胃炎伴有明显异常 (指伴胃黏膜糜烂，中重度萎缩，中重度肠化，中重 2 度异型增生)。

(5) 计划长期使用或在使用 NSAIDs。

(6) 有胃癌家族史。

2. 治疗方案

(1) 以秘剂为基础的方案

1) 胶体次枸橼酸秘每日 480 mg，四环素 (或阿莫西林) 每日 1000 ～ 2000 mg，甲硝唑每日 800 mg 或替硝唑每日 1000 mg，以上 3 药分 2 次或 4 次服用，疗程 14 d。

2) 胶体次枸橼酸秘每日 480 mg，克拉霉素每日 500 mg，甲硝唑每日 800 mg 或呋喃唑酮每日 200 mg，以上 3 药分 2 次服用，疗程 7 d。

(2) 以质子泵抑制剂为基础的方案

1) 奥美拉唑每日 40 mg 或兰索拉唑每日 60 mg，阿莫西林每日 2000 mg，甲硝唑每日 800 mg 或替硝唑每日 1000 mg，以上 3 药分 2 次服用，疗程 7d。

2) 奥美拉唑每日 40 mg 或兰索拉唑每日 60 mg，克拉霉素每日 500 mg，阿莫西林每日 2000 mg 或甲硝唑每日 800 mg 或呋喃唑酮每日 200 mg，以上 3 药分 2 次服用，疗程 7 d。

(3) 四联疗法：质子泵抑制剂＋含秘制剂的三联疗法。此为一线治疗失败后的补救治疗方案，疗程为 7 d，抗生素剂量同上。

3. 治疗中的注意事项

(1) 判断 HP 是否根除必须在停药 4 周以后进行。

(2) 治疗中应严格掌握适应证，治疗方案要正规，以避免 HP 耐药菌株的产生。

(3) 幽门螺杆菌菌株对甲硝唑 (或替硝唑) 和克拉霉素治疗前原发性或治疗后获得性耐药时，影响幽门螺杆菌的根除率。故治疗失败时，原则上不宜重复原方案。

(4) 治疗后，HP 在胃内的分布可发生改变 (从胃窦到胃体、胃底移位)。复查时，应同时对胃窦、胃体黏膜做 HP 检测，或应用 14 C 或 13 C 尿素呼气试验。

第五节　病毒性肝炎

病毒性肝炎是由几种不同的嗜肝病毒 (肝炎病毒) 引起的 以肝脏炎症持久和坏死病变为主的一组感染性疾病，是法定乙类传染病，具有传染性较强、传播途径复杂、流行面广泛、发病率高等特点；部分乙型、丙型和丁型肝炎患者可演变成慢性，并可发展为肝硬化和原发性肝细胞癌，对人民健康危害甚大。

一、甲型病毒性肝炎

甲型病毒性肝炎 (viral hepatitis A，简称甲型肝炎) 是由甲型肝炎病毒 (HAV) 引起的急性肝脏炎症，主要经粪 – 口途径传播，好发于儿童及青少年，主要表现为食欲减退、恶心呕吐、乏力、肝大及肝功能异常，病初常有发热。

(一) 病因

甲型肝炎传染源是患者和亚临床感染者。潜伏期后期及黄疸出现前数日传染性最强，黄疸出现后两周粪便仍可能排出病毒，但传染性已明显减弱。本病无慢性甲肝病毒 (HAV) 携带者。

(二) 诊断要点

甲型病毒性肝炎主要依据流行病学资料、临床特点、常规实验室检查和特异性血清学诊断。流行病学资料应参考当地甲型肝炎流行疫情，病前有无肝炎患者密切接触史及个人、集体饮食卫生状况。急性黄疸型病例黄疸期诊断不难。在黄疸前期获得诊断称为早期诊断，此期表现似"感冒"或"急性胃肠炎"，如尿色变为深黄色应疑及本病。急性无黄疸型及亚临床型病例不易早期发现，诊断主要依赖肝功能检查。根据特异性血清学检查可做出病因学诊断。凡慢性肝炎和重型肝炎，一般不考虑甲型肝炎的诊断。

(三) 鉴别要点

本病需与药物性肝炎、传染性单核细胞增多症、钩端螺旋体病、急性结石性胆管炎、原发性胆汁性肝硬化、妊娠期肝内胆汁淤积症、胆总管梗阻、妊娠急性脂肪肝等鉴别。其他如血吸虫病、肝吸虫病、肝结核、脂肪肝、肝瘀血及原发性肝癌等均可有肝大或 ALT 升高，鉴别诊断时应加以考虑。与乙型、丙型、丁型及戊型病毒型肝炎急性期鉴别除参考流行病学特点及输血史等资料外，主要依据血清抗 –HAV–IgM 的检测。

(四) 规范化治疗

急性期应强调卧床休息，给予清淡而营养丰富的饮食，外加充足的 B 族维生素及维生素 C。进食过少及呕吐者，应每日静脉滴注 10% 的葡萄糖液 1000 ～ 1500 mL，酌情加入能量合剂及 10% 氯化钾。热重者可服用茵陈蒿汤、栀子柏皮汤加减；湿重者可服用茵陈胃苓汤加减；湿热并重者宜用茵陈蒿汤和胃苓汤合方加减；肝气郁结者可用逍遥散；脾虚湿困者可用平胃散。

二、乙型病毒性肝炎

乙型病毒性肝炎是由乙肝病毒 (HBV) 引起的、以肝脏炎性病变为主并可引起多器官损害的一种传染病。本病广泛流行于世界各国，主要侵犯儿童及青壮年，少数患者可转化为肝硬化或肝癌。因此，它已成为严重威胁人类健康的世界性疾病，也是我国当前流行最为广泛、危害性最严重的一种传染病。乙型病毒性肝炎无一定的流行期，一年四季均可发病，但多属散发。近年来乙肝发病率呈明显增高趋势。

(一) 病因

1. 传染源

传染源主要是有 HBV DNA 复制的急、慢性患者和无症状慢性 HBV 携带者。

2. 传播途径

(1) 血液或血制品：其中医源性感染占首位。注射器的针头、手术器械，尤其是输血和血制品，可使乙肝病毒侵入体内。所以主要途径是"病从血入"。

(2) 母婴围生期传播：母婴传播是 HBSAg 家庭聚集性的起因。母亲受乙型肝炎病毒感染后，尤其 HBEAg(+) 和 HBV-DNA(+) 时婴儿受染十分常见。

(3) 日常生活接触传播：目前已明确 HBV 存在于唾液、汗液等体液中，可能通过密切接触而传播 HBV。主要发生在家庭内或公共场所，亦可发生在学校、工作单位的集体宿舍。

(4) 性接触亦可传播乙肝，但不会经呼吸道传播。

3. 易感人群

感染后患者对同 HBsAg 亚型 HBV 可获得持久免疫力。但对其他亚型免疫力不完全，偶可再感染其他亚型，故极少数患者血清抗 -HBs(某一亚型感染后) 和 HBsAg(另一亚型再感染) 可同时阳性。

（二）诊断要点

急性肝炎病程超过半年，或原有乙型病毒性肝炎或 HBsAg 携带史，本次又因同一病原再次出现肝炎症状、体征及肝功能异常者可以诊断为慢性乙型病毒性肝炎。发病日期不明或虽无肝炎病史，但肝组织病理学检查符合慢性乙型病毒性肝炎，或根据症状、体征、化验及 B 超检查综合分析，亦可做出相应诊断。

（三）鉴别要点

本病应与慢性丙型病毒性肝炎、嗜肝病毒感染所致肝损害、酒精性及非酒精性肝炎、药物性肝炎、自身免疫性肝炎、肝硬化、肝癌等鉴别。

（四）规范化治疗

1. 治疗的总体目标

最大限度地长期抑制或消除乙肝病毒，减轻肝细胞炎症坏死及肝纤维化，延缓和阻止疾病进展，减少和防止肝脏失代偿、肝硬化、肝癌及其并发症的发生，从而改善生活质量和延长存活时间。主要包括抗病毒、免疫调节、抗感染保肝、抗纤维化和对症治疗，其中抗病毒治疗是关键，只要有适应证，且条件允许。就应进行规范的抗病毒治疗。

2. 抗病毒治疗的一般适应证

一般适应证包括：

1)HBeAg 阳性者，HBV-DNA $\geqslant 10^5$ 拷贝 /ml(相当于 20 000 IU/ml)；HBeAg 阴性者，HBV-DNA $\geqslant 10^4$ 拷贝 /ml(相当于 2 000 IU/mL)。

2)ALT $\geqslant 2 \times$ ULN；如用 IFN 治疗，ALT 应 $\leqslant 10 \times$ ULN，血清总胆红素应 $< 2 \times$ ULN。

3)ALT $< 2 \times$ ULN，但肝组织学显示 KnodellHAI $\geqslant 4$，或炎性坏死 $\geqslant$ G2，或纤维化 $\geqslant$ S2。

对持续 HBV-DNA 阳性、达不到上述治疗标准，但有以下情形之一者，亦应考虑给予抗病毒治疗。

1) 对 ALT 大于 ULN 且年龄 > 40 岁者，也应考虑抗病毒治疗。

2) 对 ALT 持续正常但年龄较大者 (> 40 岁)，应密切随访，最好进行肝组织活检；如果肝组织学显示 KnodellHAI $\geqslant 4$，或炎性坏死 $\geqslant$ G2，或纤维化 $\geqslant$ S2，应积极给予抗病毒治疗。

3) 动态观察发现有疾病进展的证据 (如脾脏增大) 者，建议行肝组织学检查，必要时给予抗病毒治疗。

在开始治疗前，应排除由药物、乙醇或其他因素所致的 ALT 升高，也应排除应用降酶药物后 ALT 暂时性正常。在一些特殊病例，如肝硬化或服用联苯结构衍生物类药物者，其 AST 水平可高于 ALT，此时可将 AST 水平作为主要指标。

3.HBeAg 阳性慢性乙型肝炎患者

对于 HBV DNA 定量不低于 $2×10^4$ U/mL，ALT 水平不低于 $2×$ULN 者，或 ALT ＜ $2×$ULN，但肝组织学显示 Knodell HAI ≥ 4，或 ≥ G_2 炎症坏死者，应进行抗病毒治疗。可根据具体情况和患者的意愿，选用 IFN 仪，ALT 水平应低于 $10×$ULN，或核苷（酸）类似物治疗。对 HBV DNA 阳性但低于 $2×10^4$ U/mL 者，经监测病情 3 个月，HBV DNA 仍未转阴，且 ALT 异常，则应抗病毒治疗。

(1) 普通 IFN-α：5 MU(可根据患者的耐受情况适当调整剂量)，每周 3 次或隔日 1 次，皮下或肌内注射，一般疗程为 6 个月。如有应答，为提高疗效亦可延长疗程至 1 年或更长。应注意剂量及疗程的个体化。如治疗 6 个月无应答者，可改用其他抗病毒药物。

(2) 聚乙二醇干扰素 a-2 a：180 μg，每周 1 次，皮下注射，疗程 1 年。剂量应根据患者耐受性等因素决定。

(3) 拉米夫定：200 mg，每日 1 次，口服。治疗 1 年时，如 HBV DNA 检测不到 (PCR 法) 或低于检测下限、ALT 复常、HBeAg 转阴但未出现抗 -HBe 者，建议继续用药直至 HBeAg 血清学转归，经监测 2 次 (每次至少间隔 6 个月) 仍保持不变者可以停药，但停药后需密切监测肝脏生化学和病毒学指标。

(4) 阿德福韦酯：10 mg，每日 1 次，口服。疗程可参照拉米夫定。

(5) 恩替卡韦：0.5mg(对拉米夫定耐药患者 1mg)，每日 1 次，口服。疗程可参照拉米夫定。

4.HBeAg 阴性慢性乙型肝炎患者

HBV DNA 定量不低于 $2×10^3$ U/mL，ALT 水平不低于 $2×$ULN 者，或 ALT ＜ 2 ULN，但肝组织学检查显示 Knodell HAI ≥ 4，或 G_2 炎症坏死者，应进行抗病毒治疗。由于难以确定治疗终点，因此，应治疗至检测不出 HBVDNA(PCR 法)，ALT 复常。此类患者复发率高，疗程宜长，至少为 1 年。

因需要较长期治疗，最好选用 IFN-α(ALT 水平应低于 $10×$ULN) 或阿德福韦酯或恩替卡韦等耐药发生率低的核苷 (酸) 类似物治疗。对达不到上述推荐治疗标准者，则应监测病情变化，如持续 HBV DNA 阳性，且 ALT 异常，也应考虑抗病毒治疗。

(1) 普通 IFN-α：5 MU，每周 3 次或隔日 1 次，皮下或肌内注射，疗程至少 1 年。

(2) 聚乙二醇干扰素 α-2 a:180 μg，每周 1 次，皮下注射，疗程至少 1 年。

(3) 阿德福韦酯：10 mg，每日 1 次，口服，疗程至少 1 年。当监测 3 次 (每次至少间隔 6 个月)HBV DNA 检测不到 (PCR 法) 或低于检测下限和 ALT 正常时可以停药。

(4) 拉米夫定：100 mg，每日 1 次，口服，疗程至少 1 年。治疗终点同阿德福韦酯。

(5) 恩替卡韦：0.5 mg(对拉米夫定耐药患者 1 mg)，每日 1 次，口服。疗程可参照阿德福韦酯。

5. 应用化疗和免疫抑制剂治疗的患者

对于因其他疾病而接受化疗、免疫抑制剂 (特别是肾上腺糖皮质激素) 治疗的 HBsAg 阳性者，即使 HBV DNA 阴性和 ALT 正常，也应在治疗前 1 周开始服用拉米夫定，每日 100 mg，化疗和免疫抑制剂治疗停止后，应根据患者病情决定拉米夫定停药时间。对拉米夫定耐药者，可改用其他已批准的能治疗耐药变异的核苷（酸）类似物。核苷（酸）类似物停用后可出现复发，甚至病情恶化，应十分注意。

6. 其他特殊情况的处理

(1) 经过规范的普通 IFN-α 治疗无应答患者，再次应用普通 IFN-α 治疗的疗效很低。可试用聚乙二醇干扰素 α-2a 或核苷（酸）类似物治疗。

(2) 强化治疗指在治疗初始阶段每日应用普通 IFN-α，连续 2～3 周后改为隔日 1 次或每周 3 次的治疗。目前对此疗法意见不一，因此不予推荐。

(3) 应用核苷（酸）类似物发生耐药突变后的治疗，拉米夫定治疗期间可发生耐药突变，出现"反弹"，建议加用其他已批准的能治疗耐药变异的核苷（酸）类似物，并重叠 1～3 个月或根据 HBV DNA 检测阴性后撤换拉米夫定，也可使用 IFN-α（建议重叠用药 1～3 个月）。

(4) 停用核苷（酸）类似物后复发者的治疗，如停药前无拉米夫定耐药，可再用拉米夫定治疗，或其他核苷（酸）类似物治疗。如无禁忌证，亦可用 IFN-α 治疗。

7. 儿童患者间隔

12 岁以上慢性乙型病毒性肝炎患儿，其普通 IFN-α 治疗的适应证、疗效及安全性与成人相似，剂量为 $3～6\,\mu U/m^2$，最大剂量不超过 $10\,\mu U/m^2$。在知情同意的基础上，也可按成人的剂量和疗程用拉米夫定治疗。

三、丙型病毒性肝炎

丙型病毒性肝炎，简称为丙型肝炎、丙肝，是一种由丙型肝炎病毒 (Hepatitis C virus, HCV) 感染引起的病毒性肝炎，主要经输血、针刺、吸毒等传播。据世界卫生组织统计，全球 HCV 的感染率约为 3%，估计约 1.8 亿人感染了 HCV，每年新发丙型肝炎病例约 3.5 万例。丙型肝炎呈全球性流行，可导致肝脏慢性炎症坏死和纤维化，部分患者可发展为肝硬化甚至肝细胞癌 (HCC)。一些数据显示，未来 20 年内与 HCV 感染相关的死亡率（肝衰竭及肝细胞癌导致的死亡）将继续增加，对患者的健康和生命危害极大，已成为严重的社会和公共卫生问题。

（一）病因

1. 传染源

主要为急、慢性患者和慢性 HCV 携带者。

2. 传播途径

与乙型肝炎相同，主要有以下 3 种。

(1) 通过输血或血制品传播：由于 HCV 感染者病毒血症水平低，所以输血和血制品（输 HCV 数量较多）是最主要的传播途径。经初步调查，输血后非甲非乙型肝炎患者血清丙型肝炎抗体（抗 -HCV）阳性率高达 80% 以上，已成为大多数 (80%～90%) 输血后肝炎的原因。但供血员血清抗 -HCV 阳性率较低，欧美各国为 0.35%～1.4%。故目前公认，反复输入多个供血员血液或血制品者更易发生丙型肝炎，输血 3 次以上者感染 HCV 的危险性增高 2～6 倍。国内曾因单采血浆回输血细胞时污染，造成丙型肝炎暴发流行，经 2 年以上随访，血清抗 -HCV 阳性率达到 100%。1989 年，国外综合资料表明，抗 -HCV 阳性率在输血后非甲非乙型肝炎患者为 85%，血源性凝血因子治疗的血友病患者为 60%～70%，静脉药瘾患者为 50%～70%。

(2) 通过非输血途径传播：丙型肝炎亦多见于非输血人群，主要通过反复注射、针刺、含 HCV 血液反复污染皮肤黏膜隐性伤口及性接触等其他密切接触方式而传播。这是世界各国广泛存在的散发性丙型肝炎的传播途径。

(3) 母婴传播：要准确评估 HCV 垂直传播很困难，因为在新生儿中所检测到的抗 -HCV 实际可能来源于母体 (被动传递)。检测 HCV RNA 提示，HCV 有可能由母体传播给新生儿。

3. 易感人群

对 HCV 无免疫力者普遍易感。在西方国家，除反复输血者外，静脉药瘾者、同性恋等混乱性接触者及血液透析患者丙型肝炎发病率较高。本病可发生于任何年龄，一般儿童和青少年 HCV 感染率较低，中青年次之。男性 HCV 感染率大于女性。HCV 多见于 16 岁以上人群。HCV 感染恢复后血清抗体水平低，免疫保护能力弱，有再次感染 HCV 的可能性。

(二) 诊断要点

1. 诊断依据

HCV 感染超过 6 个月，或发病日期不明、无肝炎史，但肝脏组织病理学检查符合慢性肝炎，或根据症状、体征、实验室及影像学检查结果综合分析，做出诊断。

2. 病变程度判定

慢性肝炎按炎症活动度 (G) 可分为轻、中、重 3 度，并应标明分期 (S)。

(1) 轻度慢性肝炎 (包括原慢性迁延性肝炎及轻型慢性活动性肝炎)：$G_{1\sim2}$，$S_{0\sim2}$。

①肝细胞变性，点、灶状坏死或凋亡小体；②汇管区有 (无) 炎症细胞浸润、扩大，有或无局限性碎屑坏死 (界面肝炎)；③小叶结构完整。

(2) 中度慢性肝炎 (相当于原中型慢性活动性肝炎)：G_3，$S_{1\sim3}$。

①汇管区炎症明显，伴中度碎屑坏死；②小叶内炎症严重，融合坏死或伴少数桥接坏死；③纤维间隔形成，小叶结构大部分保存。

(3) 重度慢性肝炎 (相当于原重型慢性活动性肝炎)：G_4，$S_{2\sim4}$。

①汇管区炎症严重或伴重度碎屑坏死；②桥接坏死累及多数小叶；③大量纤维间隔，小叶结构紊乱，或形成早期肝硬化。

3. 组织病理学诊断

包括病因(根据血清或肝组织的肝炎病毒学检测结果确定病因)、病变程度及分级分期结果，如病毒性肝炎，丙型，慢性，中度，G_3/S_4。

(三) 鉴别要点

本病应与慢性乙型病毒性肝炎、药物性肝炎、酒精性肝炎、非酒精性肝炎、自身免疫性肝炎、病毒感染所致肝损害、肝硬化、肝癌等鉴别。

(四) 规范化治疗

1. 抗病毒治疗的目的

清除或持续抑制体内的 HCV，以改善或减轻肝损害，阻止进展为肝硬化、肝衰竭或 HCC，并提高患者的生活质量。治疗前应进行 HCV RNA 基因分型 (1 型和非 1 型) 和血中 HCV RNA 定量，以决定抗病毒治疗的疗程和利巴韦林的剂量。

2.HCV RNA 基因为 1 型和 (或)HCV RNA 定量不低于 4×10 s U/mL 者可选用下列方案

之一。

(1) 聚乙二醇干扰素 α 联合利巴韦林治疗方案：聚乙二醇干扰素 α-2a 180 μg，每周 1 次，皮下注射，联合口服利巴韦林 1 000 mg/d，至 12 周时检测 HCV RNA。

①如 HCV RNA 下降幅度少于 2 个对数级，则考虑停药；②如 HCV RNA 定性检测为转阴，或低于定量法的最低检测限。继续治疗至 48 周；③如 HCV RNA 未转阴，但下降超过 2 个对数级，则继续治疗到 24 周。如 24 周时 HCV RNA 转阴，可继续治疗到 48 周；如果 24 周时仍未转阴，则停药观察。

(2) 普通 IFN-α 联合利巴韦林治疗方案：IFN-α 3～5 MU，隔日 1 次，肌内或皮下注射，联合口服利巴韦林 1 000 mg/d，建议治疗 48 周。

(3) 不能耐受利巴韦林副作用者的治疗方案：可单用普通 IFN-α 复合 IFN 或 PEG-IFN，方法同上。

3.HCV RNA 基因为非 1 型或 (和)HCV RNA 定量小于 4×10^5 U/ml 者可采用以下治疗方案之一

(1) 聚乙二醇干扰素 α 联合利巴韦林治疗方案：聚乙二醇干扰素 α-2a 180 μg，每周 1 次，皮下注射，联合应用利巴韦林 800 mg/d，治疗 24 周。

(2) 普通 IFN-α 联合利巴韦林治疗方案：IFN-α 3 mU，每周 3 次，肌内或皮下注射，联合应用利巴韦林 800～1000 mg/d，治疗 24～48 周。

(3) 不能耐受利巴韦林副作用者的治疗方案：可单用普通 IFN-α 或聚乙二醇干扰素 α。

四、丁型病毒性肝炎

丁型肝炎病毒是一种有缺陷的病毒，其生物周期的完成要依赖于乙型肝炎病毒的帮助，因此丁型肝炎不能单独存在，必须在 HBV 存在的条件下才能感染和引起疾病。由此，丁型肝炎与乙型肝炎以重叠感染或者同时感染的形式存在，其传播方式与乙型肝炎相似，我国西南地区感染率较高，在 HBsAg 阳性的人群中丁肝的感染率超过 3%，人类对 HDV 普遍易感。

(一) 病因

1.HDV 对肝细胞的直接损伤

HDV 有直接致肝细胞损害作用，病理表现为嗜酸性变和嗜酸小体的形成，且在坏死区域 HDAg 阳性细胞多，如果用直接抗病毒的干扰素进行治疗，病毒减少，炎症好转，对药物的反应速度好于乙型肝炎，间接证明了 HDV 和肝细胞病变的关系。

2.T 细胞介导的免疫损伤

病理研究也发现，肝细胞病变与 HDV 感染的细胞数之间关系，当肝细胞质含有 HDAg 或 HBcAg 时，通常有较显著的淋巴细胞浸润，提示丁型肝炎与乙型肝炎一样，肝细胞损害可能与 T 细胞介导的免疫机制有关。

3. 病理改变

HDV 感染时的肝脏组织学改变与其他嗜肝病毒感染引起的肝脏组织学改变相比，无明显特异性，如气球样变、嗜酸性变、脂肪变或汇管区炎症、碎屑状坏死、桥接坏死等。

(1) 传染源：主要是急、慢性丁型肝炎患者和 HDV 携带者。

(2) 传播途径：输血或血制品是传播 HDV 的最重要途径之一。其他包括经注射和针刺传播，日常生活密切接触传播，以及围生期传播等。我国 HDV 传播方式以生活密切接触为主。

（3）易感人群：HDV 感染分两种类型：① HDV/HBV 同时感染，感染对象是正常人群或未接受 HBV 感染的人群；② HDV/HBV 重叠感染，感染对象是已受 HBV 感染的人群，包括无症状慢性 HBsAg 携带者和乙型肝炎患者，他们体内含有 HBV 及 HBsAg，一旦感染 HDV，极有利于 HDV 的复制，所以这一类人群对 HDV 的易感性更强。

（二）诊断要点

我国是 HBV 感染高发区，应随时警惕 HDV 感染。HDV 与 HBV 同时感染所致急性丁型肝炎，仅凭临床资料不能确定病因。凡无症状慢性 HBsAg 携带者突然出现急性肝炎样症状、重型肝炎样表现或迅速向慢性肝炎发展者，以及慢性乙型肝炎病情突然恶化而陷入肝衰竭者，均应想到 HDV 重叠感染，及时进行特异性检查，以明确病因。

1. 临床表现

HDV 感染一般只与 HBV 感染同时发生或继发于 HBV 感染者中，故其临床表现部分取决于 HBV 感染状态。

（1）HDV 与 HBV 同时感染（急性丁型肝炎）：潜伏期为 6 ～ 12 周，其临床表现与急性自限性乙型肝炎类似，多数为急性黄疸型肝炎。在病程中可先后发生两次肝功能损害，即血清胆红素和转氨酶出现两个高峰。整个病程较短，HDV 感染常随 HBV 感染终止而终止，预后良好，很少向重型肝炎、慢性肝炎或无症状慢性 HDV 携带者发展。

（2）HDV 与 HBV 重叠感染：潜伏期为 3 ～ 4 周。其临床表现轻重悬殊，复杂多样。

①急性肝炎样丁型肝炎：在无症状慢性 HBsAg 携带者基础上重叠感染 HDV 后，最常见的临床表现形式是急性肝炎样发作，有时病情较重，血清转氨酶持续升高达数月之久，或血清胆红素及转氨酶升高呈双峰曲线。在 HDV 感染期间，血清 HBsAg 水平常下降，甚至转阴，有时可使 HBsAg 携带状态结束。②慢性丁型肝炎：无症状慢性 HBsAg 携带者重叠感染 HDV 后，更容易发展成慢性肝炎。慢性化后发展为肝硬化的进程较快。早期认为丁型肝炎不易转化为肝癌，近年来在病理诊断为原发性肝癌的患者中，HDV 标志阳性者可达 11% ～ 22%，故丁型肝炎与原发性肝癌的关系不容忽视。

（3）重型丁型肝炎：在无症状慢性 HBsAg 携带者基础上重叠感染 HDV 时，颇易发展成急性或亚急性重型肝炎。在"急性重型肝炎"中，HDV 感染标志阳性率高达 21% ～ 60%，认为 HDV 感染是促成大块肝坏死的一个重要因素。按国内诊断标准，这些"急性重型肝炎"应包括急性和亚急性重型肝炎。HDV 重叠感染易使原有慢性乙型肝炎病情加重。

2. 实验室检查

近年丁型肝炎的特异诊断方法日臻完善，从受检者血清中检测到 HDAg 或 HDV RNA，或从血清中检测抗 -HDV，均为确诊依据。

（三）鉴别要点

应注意与慢性重型乙型病毒型肝炎相鉴别。

（四）规范化治疗

丁型病毒性肝炎以护肝对症治疗为主。近年研究表明，IFN-α 可能抑制 HDV RNA 复制，经治疗后，可使部分病例血清 HDV RNA 转阴，所用剂量宜大，疗程宜长。目前 IFN-α 是唯一可供选择的治疗慢性丁型肝炎的药物，但其疗效有限。IFN-α 900 万 U。每周 3 次，或者每日 500 万 U，疗程 1 年，能使 40% ～ 70% 的患者血清中 HDV RNA 消失，但是抑制 HDV 复制的作用很短暂，停止治疗后 60% ～ 97% 的患者复发。

五、戊型病毒性肝炎

戊型病毒型肝炎原称肠道传播的非甲非乙型肝炎或流行性非甲非乙型肝炎，其流行病学特点及临床表现颇像甲型肝炎，但两者的病因完全不同。

(一) 病因

戊型肝炎流行最早发现于印度，开始疑为甲型肝炎，但回顾性血清学分析，证明既非甲型肝炎，也非乙型肝炎。本病流行地域广泛，在发展中国家以流行为主，发达国家以散发为主。其流行特点与甲型肝炎相似，传染源是戊型肝炎患者和阴性感染患者，经"粪－口"传播。潜伏期末和急性期初传染性最强。流行规律大体分两种：一种为长期流行，常持续数月，可长达 20 个月，多由水源不断污染所致；另一种为短期流行，约 1 周即止，多为水源一次性污染引起。与甲型肝炎相比，本病发病年龄偏大，16 ～ 35 岁者占 75%，平均 27 岁。孕妇易感性较高。

(二) 诊断要点

流行病学资料、临床特点和常规实验室检查仅做临床诊断参考，特异血清病原学检查是确诊依据，同时排除 HAV、HBV、HCV 感染。

1.临床表现

本病潜伏期 15 ～ 75 日，平均约 6 周。绝大多数为急性病例，包括急性黄疸型和急性无黄疸型肝炎，两者比例约为 1 ：13。临床表现与甲型肝炎相似，但其黄疸前期较长，症状较重。除淤胆型病例外，黄疸常于一周内消退。戊型肝炎胆汁淤积症状 (如灰浅色大便、全身瘙痒等)较甲型肝炎为重，大约 20% 的急性戊型肝炎患者会发展成淤胆型肝炎。部分患者有关节疼痛。

2.实验室检查

用戊型肝炎患者急性期血清 IgM 型抗体建立 ELISA 法，可用于检测拟诊患者粪便内的 HEAg，此抗原在黄疸出现第 14 ～ 18 日的粪便中较易检出，但阳性率不高。用荧光素标记戊型肝炎恢复期血清 IgG，以实验动物 HEAg 阳性肝组织做抗原片，进行荧光抗体阻断实验，可用于检测血清戊型肝炎抗体 (抗 -HEV)，阳性率为 50% ～ 100%。但本法不适用于临床常规检查。

用重组抗原或合成肽原建立 ELISA 法检测血清抗 -HEV，已在国内普遍开展，敏感性和特异性均较满意。用本法检测血清抗 -HEV-IgM，对诊断现症戊型肝炎更有价值。

(三) 鉴别要点

应注意与 HAV、HBV、HCV 相鉴别。

(四) 规范化治疗

急性期应强调卧床休息，给予清淡而营养丰富的饮食，外加充足的 B 族维生素及维生素 C。

HEV ORF2 结构蛋白可用于研制有效疫苗，并能对 HEV 株提供交叉保护。HEV ORF2 蛋白具有较好的免疫原性，用其免疫猕猴能避免动物发生戊型肝炎和 HEV 感染。

第六节 肝硬化

肝硬化是临床常见的慢性进行性肝病，由一种或多种病因长期或反复作用形成的弥散性肝损害。病理组织学上有广泛的肝细胞坏死、残存肝细胞结节性再生、结缔组织增生与纤维隔形成，导致肝小叶结构破坏和假小叶形成，肝脏逐渐变形、变硬而发展为肝硬化。临床上以肝功能损害和门脉高压症为主要表现，并有多系统受累，晚期常出现上消化道出血、肝性脑病、继发性感染等并发症。

一、病因

引起肝硬化的病因很多，可分为病毒性肝炎肝硬化、酒精性肝硬化、代谢性肝硬化、胆汁淤积性肝硬化、肝静脉回流受阻性肝硬化、自身免疫性肝硬化、毒物和药物性肝硬化、营养不良性肝硬化、隐源性肝硬化等。

1. 病毒性肝炎

目前在中国，病毒性肝炎尤其是慢性乙型、丙型肝炎，是引起门静脉性肝硬化的主要因素。

2. 酒精中毒

长期大量酗酒，是引起肝硬化的因素之一。

3. 营养障碍

多数学者承认，营养不良可降低肝细胞对有毒和传染因素的抵抗力，而成为肝硬化的间接病因。

4. 工业毒物或药物

长期或反复地接触含砷杀虫剂、四氯化碳、黄磷、氯仿等，或长期使用某些药物如双醋酚汀、异烟肼、辛可芬、四环素、氨甲蝶呤、甲基多巴，可产生中毒性或药物性肝炎，进而导致肝硬化。黄曲霉素也可使肝细胞发生中毒损害，引起肝硬化。

5. 循环障碍

慢性充血性心力衰竭、慢性缩窄性心包炎可使肝内长期淤血缺氧，引起肝细胞坏死和纤维化，称瘀血性肝硬化，也称为心源性肝硬化。

6. 代谢障碍

如血色病和肝豆状核变性（亦称 Wilson 病）等。

7. 胆汁淤积

肝外胆管阻塞或肝内胆汁淤积时高浓度的胆红素对肝细胞有损害作用，久之可发生肝硬化，肝内胆汁淤积所致者称原发胆汁性肝硬化，由肝外胆管阻塞所致者称继发性胆汁性肝硬化。

8. 血吸虫病

血吸虫病时由于虫卵在汇管区刺激结缔组织增生成为血吸虫病性肝纤维化，可引起显著的门静脉高压，亦称为血吸虫病性肝硬化。

9. 原因不明

部分肝硬化原因不明，称为隐源性肝硬化。

二、临床表现

（一）代偿期（一般属 Child-Pugh A 级）

可有肝炎临床表现，亦可隐匿起病。可有轻度乏力、腹胀、肝脾轻度肿大、轻度黄疸、肝掌、蜘蛛痣。影像学、生化学或血液检查有肝细胞合成功能障碍或门静脉高压症（如脾功能亢进及食管胃底静脉曲张）证据，或组织学符合肝硬化诊断，但无食管胃底静脉曲张破裂出血、腹水或肝性脑病等严重并发症。

（二）失代偿期（一般属 Child-Pugh B、C 级）

肝功损害及门脉高压综合征。

1. 全身症状

乏力、消瘦、面色晦暗，尿少、下肢水肿。

2. 消化道症状

食欲缺乏、腹胀、胃肠功能紊乱甚至吸收不良综合征，肝源性糖尿病，可出现多尿、多食等症状。

3. 出血倾向及贫血

齿龈出血、鼻出血、紫癜、贫血。

4. 内分泌障碍

蜘蛛痣、肝掌、皮肤色素沉着，女性月经失调、男性乳房发育、腮腺肿大。

5. 低蛋白血症

双下肢水肿、尿少、腹水、肝源性胸水。

6. 门脉高压

腹水、胸水、脾大、脾功能亢进、门脉侧支循环建立、食道胃底静脉曲张，腹壁静脉曲张。

（三）并发症

1. 感染

以原发性腹膜炎最常见。发生率为 3～10%，腹部有压痛、反跳痛、腹水为渗出液，末梢血常规增高。

2. 上消化道出血

食道胃底静脉曲张破裂出血及肝源性胃肠道黏膜溃疡出血。

3. 肝性脑病

在肝硬化基础上，患者摄入蛋白过量、消化道出血、感染、电解质紊乱均可诱发肝性脑病。

4. 肝肾综合征

表现为少尿、无尿、氮质血症、低钠、高钾、肝昏迷、低血压休克。

三、辅助检查

（一）血常规检查

代偿期多在正常范围。失代偿期，由于出血、营养不良、脾功能亢进可发生轻重不等的贫血。有感染时白细胞可升高，脾功能亢进者白细胞和血小板均减少。

（二）尿常规

一般在正常范围，乙型肝炎肝硬化合并乙肝相关性肾炎时尿蛋白阳性。胆汁淤积引起的黄疸尿胆红素阳性，尿胆原阴性。肝细胞损伤引起的黄疸，尿胆原亦增加。

（三）粪常规

消化道出血时出现肉眼可见的黑粪，门脉高压性胃病引起的慢性出血，粪潜血试验阳性。

（四）肝功能试验

1. 血清胆红素

失代偿期可出现结合胆红素和总胆红素升高，胆红素的持续升高是预后不良的重要指标。

2. 蛋白质代谢

在肝功能明显减退时，清蛋白合成减少。肝硬化时常有球蛋白升高，蛋白电泳也可显示清蛋白降低，γ球蛋白显著增高和β球蛋白轻度升高。

3. 凝血酶原时间

晚期肝硬化及肝细胞损害时明显延长，如用维生素 K 后不能纠正，更说明有功能的肝细胞减少。

4. 血清酶学检查

(1)ALT 和 AST：肝细胞受损时，ALT 升高，肝细胞坏死时，AST 升高。肝硬化患者这两种转氨酶不一定升高，但肝硬化活动时可升高。酒精性肝硬化患者 AST/ALT ≥ 2。

(2)γ-GT：90% 的肝硬化患者可升高，尤其以 PBC 和酒精性肝硬化升高更明显。合并肝癌时明显升高。

(3)ALP：70% 的肝硬化患者可升高，合并肝癌时常明显升高。

5. 反映肝纤维化的血清学指标

(1) Ⅲ型前胶原氨基末端肽 (P Ⅲ P)，测定血清中 P Ⅲ P 可以间接了解肝脏胶原的合成代谢。肝硬化活动时，P Ⅲ P 升高。

(2) Ⅳ型胶原，肝纤维化时Ⅳ型胶原升高，两者相关性优于其他指标。

(3) 玻璃酸，肝硬化患者血清玻璃酸升高。

(4) 层粘连蛋白，与肝纤维化有良好的相关性。

6. 脂肪代谢

代偿期患者，血中胆固醇正常或偏低，失代偿期总胆固醇特别是胆固醇酯明显降低。

7. 定量肝功能试验

代偿期轻度异常，失代偿期血清蛋白降低，球蛋白升高，A/G 倒置。凝血酶原时间延长，凝血酶原活动下降。转氨酶、胆红素升高。总胆固醇及胆固醇脂下降，血氨可升高。氨基酸代谢紊乱，支 / 芳比例失调。尿素氮、肌酐升高。电解质紊乱：低钠、低钾。

（五）免疫学检查

1. 免疫球蛋白

IgA、lgG、IgM 可升高。

2. 自身抗体

抗核抗体、抗线粒体抗体、抗平滑肌抗体、抗肝脂蛋白膜抗体可阳性。

3. 其他免疫学检查

补体减少、玫瑰花结形成率及淋转率下降、CD8(Ts) 细胞减少，功能下降。

（六）影像学检查

1.X 线检查

食道胃底钡剂造影，可见食道胃底静脉出现虫蚀样或蚯蚓样静脉曲张变化。

2.B 型及彩色多普勒超声波检查

肝被膜增厚，肝脏表面不光滑，肝实质回声增强，粗糙不匀称，门脉直径增宽，脾大，腹水。

3.CT 检查

肝脏各叶比例失常，密度降低，呈结节样改变，肝门增宽、脾大、腹水。

（七）特殊检查

1. 内镜检查

可确定有无食管胃底静脉曲张，阳性率较钡餐 X 线检查为高，尚可了解静脉曲张的程度，并对其出血的风险性进行评估。食管胃底静脉曲张是诊断门静脉高压的最可靠指标。在并发上消化道出血时，急诊胃镜检查可判明出血部位和病因，并进行止血治疗。

2. 肝活检检查

肝穿刺活检可确诊。

3. 腹腔镜检查

能直接观察肝、脾等腹腔脏器及组织，并可在直视下取活检，对诊断有困难者有价值。

4. 门静脉压力测定

经颈静脉插管测定肝静脉楔入压与游离压，两者之差为肝静脉压力梯度 (HVPG)，反映门静脉压力。正常多小于 5 mmHg，大于 10 mmHg 则为门脉高压症。

5. 腹水检查

检查腹水的性质，包括颜色、比重、蛋白含量、细胞分类、腺苷脱氨酶 (ADA)、血与腹水 LDH、细菌培养及内毒素测定。还应测定血清－腹水清蛋白梯度 (SAAG)，如 > 11 g/L 提示门静脉高压。

四、诊断和鉴别诊断

（一）诊断

失代偿期肝硬化诊断不难，肝硬化的早期诊断较困难。

1. 代偿期

慢性肝炎病史及症状可供参考。如有典型蜘蛛痣、肝掌应高度怀疑。肝质地较硬或不平滑及（或）脾大 > 2 cm，质硬，而无其他原因解释，是诊断早期肝硬化的依据。肝功能可以正常。蛋白电泳或可异常，单氨氧化酶、血清 P－Ⅲ－P 升高有助诊断。必要时肝穿病理检查或腹腔镜检查以利确诊。

2. 失代偿期

症状、体征、化验皆有较显著的表现，如腹腔积液、食管静脉曲张。明显脾大有脾功能亢进及各项肝功能检查异常等，不难诊断。但有时需与其他疾病鉴别。

（二）鉴别诊断

1. 肝、脾大与血液病、代谢性疾病的肝脾大鉴别

早期肝硬化与慢性肝炎的鉴别需做肝活检。

2.腹水的鉴别诊断

(1) 肝硬化腹水为漏出液。SAAG > 11 g/L，患者常有血管蛛、肝掌、腹壁静脉曲张、脾大，合并自发性腹膜炎为渗出液，以中性粒细胞增多为主。

(2) 结核性腹膜炎为渗出液。腹水白细胞增多，以淋巴细胞为主，腹水蛋白 > 3.5 g/L，伴 ADA 增高。SAAG%11 g/L，抗酸杆菌可阳性，患者常有发热、严重营养不良、CT、B 超提示腹膜增厚，腹膜活检可确诊。

(3) 肿瘤性腹水比重介于渗出液和漏出液之间。腹水 LDH/ 血 LDH > 1，可找到肿瘤细胞。腹水可为血性，SAAG%11 g/L，脐部扪及硬结节及左锁骨上淋巴结均提示恶性肿瘤转移。

(4) 恶性乳糜性腹水：常常提示转移性癌，特别是淋巴瘤。

(5) 缩窄性心包炎：患者常有奇脉、X 线片可见心包钙化、心脏超声可诊断。

(6) 肾病综合征：引起腹水者常有全身水肿、蛋白尿。

(7) 胰性腹水：量较少、伴急性胰腺炎，腹水淀粉酶 > 100 U/L。

(三) 并发症的诊断和鉴别诊断

1.胃底食管静脉破裂出血

表现为呕血、黑粪，常为上消化道大出血。在大出血暂停，血压稳定后，急症胃镜检查 (一般在入院后 6 h 内) 可以明确出血部位和原因，鉴别是胃底食管静脉破裂出血还是门静脉高压性胃病或溃疡病引起。

2.感染

发热的肝硬化患者需要确定有无感染以及感染的部位和病原。应摄胸 X 线片、做痰培养、中段尿培养、血培养，有腹水者进行腹水检查，以明确有无肺部、胆管、泌尿道及腹水感染。患者在短期内腹水迅速增加，伴腹痛、腹胀、发热、腹水检查白细胞 > 500/mm³ 或中性白细胞 > 250/mm³，就应高度怀疑 SBP，腹水和血鲎试验及血细菌培养可阳性，常为革兰阴性菌。少数患者可无腹痛，患者可出现低血压或休克 (革兰阴性菌败血症)。

3.肝肾综合征

顽固性腹水患者出现少尿、无尿、氮质血症、低血钠、低尿钠，考虑出现肝肾综合征。应当注意的是应与由于利尿药、乳果糖过度使用，非甾体类抗感染药、环孢素 A 和氨基糖苷类药物的应用引起的医源性肾衰竭区分开来。

4.原发性肝癌

患者出现肝进行性大、质地坚硬伴结节、肝区疼痛、有或无血性腹水、无法解释的发热要考虑此症，血清甲胎蛋白持续升高或 B 超提示肝占位病变时应高度怀疑，CT 有助于确诊。

五、治疗

(一) 一般治疗

代偿期患者可参加轻工作，失代偿期尤其出现并发症患者卧床休息。营养疗法对于肝硬化患者特别是营养不良者降低病残率及病死率有作用。应给予高维生素、易消化的食物，严禁饮酒。可食瘦肉、河鱼、豆制品、牛奶、豆浆、蔬菜和水果。食管静脉曲张者应禁食坚硬粗糙食物。

(二) 药物治疗

目前尚无肯定有效的逆转肝硬化的药物。活血化瘀软坚散的中药，如丹参、桃仁提取物、虫草菌丝以及丹参、黄芪为主的复方，和甘草酸制剂均可用于早期肝硬化的抗纤维化治疗，并已取得一定疗效。

（三）腹水治疗

1. 寻找诱发因素

新近出现腹水或腹水量显著增加时，首先要寻找诱发因素，如过多摄入钠盐、用利尿药依从性不好、重叠感染、肝功能损害加重、门静脉血栓形成、原发性肝癌等，找到诱发因素后，可做相应处理。

2. 控制水和钠盐的摄入

对有轻度钠潴留、尿钠排泄＞ 25 μmol/d、肾功能正常、新近出现腹水者，钠的摄入量限制在 800 mg 可达到钠的负平衡而使腹水减少。应用利尿药时，可适度放开钠摄入，中－重度钠潴留者理论上应限钠＜ 20 mmol/d。低钠血症（125 mmol/L）患者，应限制水的摄入（800 ～ 1 000 mL/d）。

3. 利尿药的应用

经限钠饮食和卧床休息腹水仍不消退者须应用利尿药，利尿药选用醛固酮拮抗药——螺内酯 100 mg/d 加上袢利尿药呋塞米 40 mg/d 作为起始剂量，服药后 7 d 起调整剂量，体重减轻＜ 1.5 kg/ 周应增加利尿药量。直到螺内酯 400 mg/d、呋塞米 160 mg/d。利尿药也不应过量使用，一般而言对于有腹水并有外周水肿者用利尿药后体重下降不能＜ 1 g/d，仅有腹水者，体重下降不能＞ 0.5 g/d。利尿药的副作用有水电解质紊乱、肾衰竭、肝性脑病、男性乳房发育等。如出现肝性脑病、低钠血症（血钠＜ 120 mmol/L），肌酐＞ 120 mmol/L 应停用利尿药。

4. 提高血浆胶体渗透压

低蛋白血症患者，每周定期输注清蛋白、血浆可提高血浆胶体渗透压，促进腹水消退。

5. 对于难治性大量腹水患者，如无其他并发症（肝性脑病、上消化道出血、感染）、肝储备功能为 Child A、B 级，无出血倾向（凝血酶原时间＞ 40%，血小板计数＞ 40×10^9/L）可于 1 ～ 2 h 内抽排腹水 4 ～ 6 L，同时补充人血清蛋白 6 ～ 8 g/L 腹水，以维持有效血容量，防止血液循环紊乱。一次排放后仍有腹水者可重复进行，该方法腹水消除率达 96.5%。排放腹水后用螺内酯维持治疗者腹水再出现率明显低于不用者。

6. 自身腹水浓缩回输

在严格无菌情况下，将腹水尽可能多地抽到无菌输液器，经特殊装置，去除腹水中水分及小分子毒性物质，回收腹水中清蛋白等成分通过外周静脉回输给患者，一般可浓缩 7 ～ 10 倍。

（四）并发症的治疗

胃底食管静脉破裂出血：是肝硬化严重并发症和死亡的主要原因，应予以积极抢救。措施如下。

1. 密切监测生命体征及出血情况。

必要时输血。用缩血管药物，降门脉压力，从而达到止血、效果。常用药物为神经垂体素（VP）0.4 U/min 静脉点滴，有心血管疾病者禁用，合并使用硝酸甘油（舌下含化或静脉滴注）可减少副作用，增加降门脉压力作用。施他宁、奥曲肽止血率较高，副作用较少。

2. 气囊压迫术。

使用三腔管对胃底和食管下段做气囊填塞。常用于药物止血失败者。这项暂时止血措施，可为急救治疗赢得时间，应在止血后 12 h 内转入内镜治疗。

3. 内镜治疗。

经过抗休克和药物治疗血流动力学稳定者应立即送去做急症内镜，以明确上消化道出血原因及部位。如果仅有食管静脉曲张，还在活动性出血者，应予以内镜下注射硬化剂止血。止血成功率为 90%，明显优于单纯用药治疗者。如果已无活动性出血，可对食管中下段曲张的静脉用皮圈进行套扎。如果是胃底静脉出血，宜注射组织黏合剂。

4. 急症手术。

上述急症治疗后仍出血不止，患者肝脏储备功能为 Child-pugh A 级者可行断流术。

5. 介入治疗。

上述患者如无手术条件者可行 TIPS 作为救命的措施。术后门脉压力下降，止血效果好，但易发生肝性脑病和支架堵塞。

第七节 胆管疾病

一、急性胆囊炎

急性胆囊炎是由于胆囊管阻塞和细菌侵袭而引起的胆囊炎症；其典型临床特征为右上腹阵发性绞痛，伴有明显的触痛和腹肌强直。约 95% 的患者合并有胆囊结石，称为结石性胆囊炎；5% 的患者未合并胆囊结石，称为非结石性胆囊炎。

(一) 病因

1. 机械性炎症

由于胆囊腔内压力升高，使胆囊壁及黏膜受压缺血引起。

2. 化学性炎症

磷脂酶作用于胆汁内的卵磷脂，产生溶血卵磷脂，产生化学炎症。

3. 细菌性炎症

由大肠杆菌、克雷伯杆菌属、链球菌、葡萄球菌等积存于胆囊内，发生细菌性炎症。细菌性炎症占急性胆囊炎的 50% ～ 80%。

(二) 临床表现

1. 突发性右上腹持续性绞痛，向右肩胛下区放射，伴有恶心、呕吐。

2. 发冷、发热、食欲缺乏、腹胀。

3. 10% 的患者可有轻度黄疸。

4. 过去曾有类似病史，脂餐饮食易诱发。胆囊结石引起者，夜间发病为一特点。

5. 右上腹肌紧张，压痛或反跳痛，墨菲 (Murphy) 征阳性。30% ～ 50% 的患者可触及肿大胆囊有压痛。

（三）辅助检查

白细胞计数及中性白细胞增多。B超检查可发现胆囊肿大、囊壁增厚，大部分人还可见胆囊结石影像。

（四）诊断要点

对有右上腹突发性疼痛，并向右肩背部放射，伴有发热、恶心、呕吐，体检右上腹压痛和肌卫，Murphy 征阳性，白细胞计数增高，B超示胆囊壁水肿，即可确诊为本病，如以往有胆绞痛病史，则可有助于确诊。需要指出的是，15% ～ 20% 的病例其临床表现较轻，或症状发生后随即有所缓解，但实际病情仍在进展时，可增加诊断上的困难。

（五）治疗

1. 治疗原则

(1) 低脂饮食或禁食，纠正水电解质和酸碱平衡失调。

(2) 抗感染。

(3) 解痉止痛。

(4) 利胆。

(5) 病情危重者可酌情应用激素。

(6) 手术治疗：手术指征有药物治疗无效、症状加重者。有寒颤、高热、白细胞 $20 \times 10^9/$ L 以上，胆囊肿大，明显压痛者，胆囊坏疽穿孔或有腹膜炎者。老年患者，症状重，可能发生穿孔者，手术方法有腹腔镜胆囊切除术，开腹胆囊切除术，胆囊造瘘术。

2. 用药原则

(1) 症状轻者口服 33% 硫酸镁、颠茄合剂，联合应用抗生素。

(2) 症状严重者，加静脉滴注甲硝唑或头孢类抗生素如菌必治西力欣等加强支持疗法。

(3) 禁食、输液以维持水电解质平衡。

二、胆石病

胆石病就是人们平常所说的"胆结石"，又常被称作胆石症。它是指胆囊、肝脏、胆总管等部位发生了结石。发生结石的部位，胆石病常常可分为胆囊结石病、胆总管结石病、肝胆管结 石病或者上述多部位同时并发。

（一）病因和发病机制

胆石病指胆道系统的任何部位发生结石的疾病。其临床表现取决于胆石动态、所在部位及并发症，主要症状为胆绞痛（疼痛剧烈汗出、面色苍白）、恶心呕吐，并可有程度不等的黄疸、发热。胆绞痛一般短暂，但也有延及数小时的。目前认为主要与胆汁淤积、胆汁成分和理化性质的改变和胆管细菌感染等因素有关。

（二）临床表现

1. 胆囊结石

大多数患者可无症状，仅在体格检查、手术和尸体解剖时偶然发现，称为静止性胆囊结石。随着健康检查的普及，无症状胆囊结石的发现明显增多。胆囊结石的典型症状为胆绞痛，只有少数患者出现，其他常表现为急性或慢性胆囊炎。主要临床表现包括：

(1) 胆绞痛：典型的发作是在饱餐、进食油腻食物后或睡眠中体位改变时，疼痛位于右上腹或上腹部，呈阵发性，或者持续疼痛阵发性加剧，可向右肩胛部和背部放射，可伴有恶心、呕吐。

(2) 上腹隐痛：多数患者多在进食过多、吃油腻食物、工作紧张或休息不好时感到上腹部或右上腹隐痛，或者有饱胀不适、嗳气呃逆等，常被误诊为"胃病"。

(3) 胆囊积液：胆囊结石长期嵌顿或阻塞胆囊管但未合并感染时，胆囊黏膜吸收胆汁中的胆色素，并分泌黏液性物质，导致胆囊积液。积液呈透明无色为白胆汁。

(4) 其他：如黄疸、胆源性胰腺炎、胆囊十二指肠瘘或胆囊结肠瘘、胆囊癌等相关症状。

(5)Mirizzi 综合征：临床特点是反复发作胆囊炎及胆管炎，明显的梗阻性黄疸。胆道影像学检查可见胆囊或增大、肝总管扩张、胆总管正常。

2. 肝外胆管结石

肝外胆管结石分为继发性和原发性结石。继发性结石主要是胆囊结石排进胆管并停留在胆管内，故多为胆固醇结石或黑色胆色素结石。原发性结石多为棕色胆色素结石或混合性结石，形成的诱因有：胆道感染、胆道梗阻包括胆总管扩张形成的相对梗阻、胆道异物包括蛔虫残体、虫卵、华支睾吸虫、缝线线结等。

一般平时无症状或仅有上腹不适，当结石造成胆管梗阻时可出现腹痛或黄疸，如继发胆管炎时可有较典型的 Charcot 三联征：腹痛、寒颤高热、黄疸的临床表现。

(1) 腹痛：发生在剑突下或右上腹，多为绞痛，呈阵发性发作，或为持续性疼痛阵发性加剧，可向右肩或背部放射，常伴恶心、呕吐。

(2) 寒颤高热：约 2/3 的患者可在病程中出现寒战高热，一般表现为弛张热，体温可高达 39℃～40℃。

(3) 黄疸：胆管梗阻后可出现黄疸，其轻重程度、发生和持续时间取决于胆管梗阻的程度、部位和有无并发感染。

3. 肝内胆管结石

肝内胆管结石又称肝胆管结石，是我国常见而难治的胆道疾病。

肝内胆管结石的病因：

主要与胆道感染、胆道寄生虫 (蛔虫、华支睾吸虫)、胆汁停滞、胆管解剖变异、营养不良等有关。结石绝大多数为含有细菌的棕色胆色素结石，常成肝段、肝叶分布，但也有多肝段、肝叶结石，多见于肝左外叶及右后叶，肝内胆管结石易进入胆总管并发肝外胆管结石。

肝内胆管结石的临床表现：

(1) 可多年无症状或仅有上腹和胸背部胀痛不适。

(2) 绝大多数患者以急性胆管炎就诊，主要表现为寒颤高热和腹痛，除合并肝外胆管结石或双侧肝胆管结石外、局限于某肝段、肝叶的可无黄疸。

(3) 严重者出现急性梗阻性化脓性胆管炎、全身脓毒症或感染性休克。

(4) 反复胆管炎可导致多发的肝脓肿。

(5) 长期梗阻甚至导致肝硬化，表现为黄疸、腹水、门静脉高压和上消化道出血、肝衰竭。

(6) 如腹痛为持续性、进行性消瘦，感染难以控制，腹部出现肿物或腹壁瘘管流出黏液样液，应考虑肝胆管癌的可能。

（三）辅助检查

血常规可见白细胞总数和中性白细胞计数增高，与感染程度呈比例上升。当有胆（肝）总管或双侧肝管梗阻时，黄疸指数、血清胆红素、一分钟胆红素等均有升高，B超检查可见结石影像。如诊断有困难时，可应用经皮肝穿刺造影（PTC）、CT、内镜逆行性胰胆管造影（ERCP）等检查协助诊断。

（四）诊断要点

主要依靠临床病史和体检发现，B超检查发现有结石影像则可确诊。B超检查是首选检查方法，不仅能够明确有无胆石症，而且能够明确结石的部位、大小、数目及有无胆管狭窄。此外，经皮肝穿刺造影（PTC）、CT、内镜逆行性胰胆管造影（ERCP）等检查也可选用。

（五）治疗

1. 非手术治疗

（1）一般疗法：急性发作期应卧床、禁食、解痉、止痛、利胆和抗感染处理。

（2）溶石疗法：目前溶石治疗的药物主要是鹅去氧胆酸和其衍生物熊去氧胆酸，对胆固醇结石有一定疗效。主要应用于静止性胆囊结石。但此种溶石治疗的费用高，且有一定的副作用和毒性反应，停药后易复发。

（3）碎石疗法：采用体外冲击波震波碎石治疗结石，这种方法主要适应胆囊内胆固醇结石，直径不超过3 cm，并且有一个正常的胆囊收缩功能的患者。为提高结石粉碎后的消失率，碎石后再采用溶石治疗。

（4）中医药溶石碎石：中药金钱草、茵陈、生大黄、郁金等药物均可有排石效果。

2. 手术治疗

手术治疗原则是尽可能在手术中取尽结石，去除感染病灶，保证术后胆管引流通畅。常用的手术方法有：

（1）胆囊结石：包括传统开腹手术切除胆囊取石或腹腔镜胆囊切除术。手术时机最好在急性发作后缓解期为宜。对于无症状的静止胆囊结石，一般认为可不施行手术切除胆囊。

（2）肝外胆管结石：手术方法采用胆总管探查、切开取石和T管引流术。保持T引流管的通畅十分重要，T管可在术后两周时拔除，拔管前常规X线造影检查，以发现残留结石并做处理。

（3）肝内胆管结石：多在胆总管切开取石的基础上加胆汁内引流术。对结石较为集中的患者，可行细菌性炎症，其中约95%的患者合并胆囊结石。肝段部分切成术。

第八节　肝硬化腹水

腹水是失代偿期肝硬化患者的常见体征，正常人腹腔有少量液体，对内脏起润滑作用；腹腔内积聚的液体大于200 mL时为腹水，大于1 000 mL则叩诊有移动性浊音。其严重程度和对利尿剂的反应，与肝肾功能损伤程度密切相关。其发病机制复杂，由多种因素引起，如门脉高压、低蛋白血症、内分泌因素及肾功能不良等，因此常需综合治疗。且治疗困难，易反复发作，最终可因继发感染及肝肾衰竭等并发症而危及生命，故亦是判断病情及预后的一个指标。

一、病因

腹水最常见的病因是肝硬化，特别是酒精性肝硬化。其他肝原性病因包括慢性肝炎，尚无肝硬化的重型酒精性肝炎和肝静脉阻塞（Budd-Chiari 综合征）。门静脉血栓形成时除非同时存在肝功能损害，否则也不会发生腹水，腹水的非肝源性病因有全身性疾病（如心力衰竭、肾病综合征、严重低清蛋白血症及缩窄性心包炎）引起的全身体液潴留和腹腔内疾病（如癌变和结核性腹膜炎）甲状性功能减退偶尔引起明显腹水、胰腺炎则罕见引起大量腹水（胰源性腹水）肾衰竭患者，特别是进行血液透析的患者偶尔发生无法解释的腹水（肾源性腹水）。

1. 门静脉高压

肝门静脉和下腔静脉又称门腔静脉，它是肝脏与其他部位血液循环的联结处。也是肝动脉和肝静脉出入的必经之路。在正常情况下其动静脉血管床的容量基本相等，输入血流和输出血流的量处于平衡状态。

肝硬化时，由于肝细胞变性、坏死、纤维组织增生，致肝内血管床受压、扭曲、变形、狭窄，阻塞了血管，使肝窦瘀血，血流量大大降低，输入量明显大于输出量，使门腔静脉压力升高。同时，毛细血管静脉压力也升高，久而久之，胃肠道、肠系膜、腹膜等血液回流受阻，血管通透性升高，血液中的血浆成分外漏，形成了腹水。

2. 低蛋白血症

是由于肝脏不能将胃肠消化吸收的营养物质合成清蛋白的缘故。由于血清清蛋白的降低，血管内胶体渗透压下降，血浆成分外渗而形成腹水。

3. 内分泌失调

活动性肝硬化时，因肝脏对抗利尿激素的灭活作用大大减退，其含量升高，而使排尿减少，也可引起水肿和腹水。

4. 淋巴回流障碍

人体的淋巴循环又称第三循环，指位于动脉、静脉、毛细血管以外的一个循环系统。正常人无处没有淋巴循环，特别是肝窦和肝细胞之间，有着丰富的淋巴液。由于病变，肝脏不但使门腔静脉压力升高，也使淋巴自压力升高，管腔扩张，淋巴回流障碍，使淋巴液外溢，形成腹水。

二、临床表现

1. 有肝硬化的病史及引起肝硬化的原因。临床常见的肝硬化有肝炎肝硬化（如慢性乙型肝炎肝硬化或慢性丙型肝炎肝硬化）、酒精性肝硬化（患者有多年酗酒的历史）及寄生虫病引起的肝硬化（如血吸虫病引起的肝硬化）等。

2. 有失代偿期肝硬化的临床表现，如乏力，食欲缺乏、腹胀等消化道症状；有肝病面容、肝掌、蜘蛛痣及肝脾大。严重患者可有黄疸、出血及肝性脑病等表现。

3. 腹部叩诊有移动性浊音。少量腹水可无明显症状，腹水增多时可有尿量减少、水肿、腹胀、压迫隔肌引起呼吸困难。

三、诊断要点

1. 症状

上述失代偿期肝硬化患者，出现以下症状。

(1) 尿量较平日减少，严重者可出现少尿 (一日尿量少于 500 mL)，甚至无尿 (一日尿量少于 50 mL)。

(2) 有水肿，表现为眼睑、面部、下肢及全身水肿；严重者可有心力衰竭、肺水肿甚至脑水肿，出现心慌、气短、呼吸困难、不能平卧或程度不等的意识障碍。

2.体征

(1) 腹部膨隆，触诊有波动感，腹部移动性浊音阳性。

(2) 大量腹水时可有颈静脉充盈及腹壁静脉曲张。

(3) 如有继发感染则可有体温升高、腹部有肌紧张、压痛及反跳痛。

(4) 部分病例可伴有胸水，以右侧为多，胸部叩诊为浊音，呼吸音减弱。

3.辅助检查

(1)B 超检查，有肝硬化征象，同时可检出腹水并协助估计腹水量。

(2)腹腔穿刺可抽出腹水，并可行常规及病原学检测，以确定腹水为渗出液、漏出液或癌性腹水。

(3) 化验检查

1) 患者有血清清蛋白降低。肝功能检查如有转氨酶及胆红素升高为活动性肝硬化，如肝功能基本正常，则为静止性肝硬化。

2) 腹水检查。

四、治疗

1.原发病的治疗

腹水的治疗方案应依原发病而定。如结核性腹膜炎时应给予抗结核治疗；对腹腔脏器穿孔引起的化脓性腹膜炎应予外科治疗；对肿瘤性腹水则应根据病情给予手术切除、化疗、放疗或介入治疗。

2.基础治疗

包括卧床休息和饮食治疗。腹水预示疾病的严重性。不论何种病因所致的腹水，都不能忽视基础治疗。

3.卧床休息

卧床休息对心、肝、肾功能的恢复都极为重要，有利于腹水的消退。卧床休息一方面可增加肝血流量，降低肝代谢负荷，促进腹水经隔膜的淋巴间隙重吸收；另一方面，能使肾血流量增加，改善肾灌注，消除水钠潴留。

4.饮食治疗

丰富的营养、足够的热卡对疾病的恢复是必要的。补给内容应因病而异，如低蛋白血症时应补充蛋白质及维生素；而对于严重肾功能和肝衰竭者，蛋白质则应有所限制，以碳水化合物为主；对于肝性腹水，应有足够热卡，每日保证热量在 2 000 kcal 以上，以补充碳水化合物为主，蛋白质每天 1 ～ 1.2 g/kg，肝性脑病时蛋白应限制在每日 0.5 g/kg 左右。

应补充适量脂肪。为了减少分解代谢，肝硬化患者应提倡两餐之间再进食。高歌等报道对 28 例顽固性肝硬化腹水患者，在原治疗基础上，短期静脉给予 20% 脂肪乳 250 mL，隔日一次，5 ～ 6 次为一疗程。结果显示患者精神、食欲均显著改善，16 例腹水消退，10 例腹水减少，认为 20% 脂肪乳剂配合治疗有助于改善肝硬化顽固性腹水。

第四章 神经内科疾病

第一节 蛛网膜下隙出血

蛛网膜下隙出血 (subarachnoid hemorrhage，SAH) 指脑底部或脑表面的病变血管破裂，血液直接流入蛛网膜下隙引起的一种临床综合征，又称为原发性蛛网膜下隙出血，约占急性脑卒中的 10%，是一种非常严重的常见疾病。世界卫生组织调查显示中国发病率约为 2.0/10 万人年，亦有报道为每年 (6 ～ 20)/10 万人。还可见因脑实质内，脑室出血、硬膜外或硬膜下血管破裂，血液穿破脑组织流入蛛网膜下隙，称为继发性蛛网膜下隙出血。

一、病因

引起蛛网膜下隙出血的最常见原因是先天性颅内动脉瘤和血管畸形，其次，为高血压、脑动脉粥样硬化、颅内肿瘤、血液病、各种感染引起的动脉炎、肿瘤破坏血管、颅底异常血管网症 (moyamoya 病)，还有一些原因不明的蛛网膜下隙出血，是指经全脑血管造影及脑 CT 扫描未找到原因者。

吸烟、饮酒均与蛛网膜下隙出血有关。

二、临床表现

部分患者发病前有一定的诱发因素，如体力劳动、咳嗽、排便、奔跑、饮酒、情绪激动、性生活等。

(一) 急性期病者

多为急骤起病，主诉剧烈头痛，位于前额、后枕或整个头痛，并可延及颈肩背腰等部位，头痛发生率为 70% ～ 100%。老年人头痛较轻，偶可主诉头昏或眩晕。

半数以上的患者伴恶心及呕吐，多为喷射性呕吐。33% ～ 81% 的患者有意识障碍，多为起病后立即发生，程度可从轻度意识模糊至昏迷。持续时间可自数分钟至数天。老年人意识障碍较重。可有淡漠、畏光、少动、言语减少等，有的患者出现谵妄、幻觉、妄想躁动等。

部分病者有癫痫发作，可发生在出血时或出血后，表现为全身性或部分性发作。个别患者可以癫痫发作为首发症状。

体格检查时可见颈项强直、Kernig 征和 Brudzinski 征阳性。少数患者在发病早期 Kernig 征可以阴性。

眼底检查可见一侧或双侧的玻璃体下出血，在发病数小时内发现，约于两周内逐渐吸收和消失。玻璃体下出血的发现有诊断价值。可见到一侧或双侧视盘水肿。

此外，体格检查中，可以见到不同程度的局限性神经系统体征。如颅神经麻痹：以一侧动眼神经最多见，可有面神经麻痹、视和听神经麻痹、三叉神经和外展神经麻痹。偏瘫和偏身感觉障碍：可出现短暂的或持久的肢体单瘫、偏瘫、四肢瘫、偏身感觉障碍等局限性症状和体征。

亦可见到自主神经和内脏功能紊乱，如体温升高、血压升高、心电图 ST 段降低，巨大 θ

波改变以及应激性溃疡、呼吸功能紊乱或急性肺水肿等。

（二）迟发性神经功能缺损（deficits）：

迟发性神经功能缺损或称作后期并发症，包括再出血、脑血管痉挛、急性非交通性脑积水和正常颅压脑积水等。再出血以 5 ～ 11d 为高峰，81% 发生在 1 个月内。临床表现为，在病情稳定好转的情况下，突然发生剧烈头痛、恶心呕吐、意识障碍加重、原有局灶症状和体征亦可重新出现。血管痉挛通常在出血后 3 ～ 5d 发生，持续 1 ～ 2 周，表现为病情稳定后有出现神经系统定位体征和意识障碍。脑血管痉挛严重时可导致脑梗死，主要表现为蛛网膜下隙出血症状好转后又出现恶化或进行性加重；意识状态好转后又加重至嗜睡或昏迷；出现偏瘫、偏身感觉障碍、失语等神经系统局灶体征；出现头痛呕吐等颅内压升高症状；腰穿无再出血的表现。蛛网膜下隙出血后一周左右，可见脑室开始扩大，发生急性或亚急性脑室扩大和脑积水。晚期可出现正常颅压脑积水表现为精神障碍、步态异常和尿失禁。

三、检查

1. 实验室检查

(1) 血常规、尿常规和血糖：重症脑蛛网膜下隙出血患者在急性期血常规检查可见白细胞计数增高，可有尿糖与尿蛋白阳性，急性期血糖增高是由应激反应引起，血糖升高不仅直接反映机体代谢状态，而且反映病情的严重程度，血糖越高，应激性溃疡，代谢性酸中毒，氮质血症等并发症的发生率越高，预后越差。

(2) 脑脊液：均匀一致的血性脑脊液是诊断蛛网膜下隙出血的主要指标，起病后立即腰穿，由于血液还没有进入蛛网膜下隙，脑脊液常是阴性，患者有明显脑膜刺激征后，或患者几小时后腰穿阳性率会明显提高，脑脊液表现为均匀一致血性，无凝块。绝大多数蛛网膜下隙出血脑脊液压力升高，多为 200 ～ 300 mmH$_2$O，个别患者脑脊液压力低，可能是因血块阻塞了蛛网膜下隙。

脑脊液中蛋白质含量增加，可高至 1.0 g/dl，出血后 8 ～ 10 天蛋白质增加最多，以后逐渐减少，脑脊液中糖及氯化物含量大都在正常范围内。

蛛网膜下隙出血后脑脊液中的白细胞在不同时期有 3 个特征性演变过程，① 6 ～ 72h 脑脊液中以中性粒细胞为主的血细胞反应,72h后明显减少,1周后逐渐消失；② 3 ～ 7 天d 出现淋巴 - 单核吞噬细胞反应，免疫激活细胞明显增高，并出现红细胞吞噬细胞；③ 3 ～ 7 天脑脊液中开始出现含铁血黄素吞噬细胞，14 ～ 28d 逐渐达到高峰。

2. 影像学检查

脑 CT 扫描或磁共振检查等。

四、诊断

1. 蛛网膜下隙出血的诊断

突发剧烈头痛伴呕吐，颈项强直等脑膜刺激征，伴或不伴意识模糊，反应迟钝，检查无局灶性神经体征，可高度提示蛛网膜下隙出血。如 CT 证实脑池和蛛网膜下隙高密度出血征象，腰穿压力明显增高和血性脑脊液，眼底检查玻璃体下片块状出血等可临床确诊。

2. 老年人蛛网膜下隙出血

临床症状可不典型，可始终无明显的脑膜刺激征或发病数天后才出现，头痛不明显，但意识障碍较突出。结合相关检查做出诊断。

五、治疗

治疗原则为尽早明确病因，对因治疗，防止继发性血管痉挛，降低颅内压，减轻脑水肿，防止再出血和并发症等。

1. 一般治疗

绝对卧床休息，避免情绪激动和用力，维持生命体征稳定，维持水电解质平衡，保持大小便通畅。应尽早请神经外科会诊，完成病因检查和积极早期介入或手术治疗。没有条件的地区和医院应当立即告知病情的危险性，并绝对卧床 3～4 周。

2. 控制血压

血压过高是再出血的危险因素之一，过低可致脑缺血，故应使血压控制在正常偏低。

3. 控制颅内压

可予 20% 甘露醇 125～250 ml，静脉滴注，每 6～8 小时一次，注意尿量、血钾及心肾功能。也可应用果糖甘油 250～500 ml 慢滴，每 8～12 小时一次，注意血糖和血钠。也可适量应用呋塞米。

4. 抗纤溶药物

为防止血块溶解引起的再出血，应用较大剂量的抗纤溶药物，常用包括：6- 氨基己酸、止血芳酸、止血环酸等。但抗纤溶药物易引起深静脉血栓形成、肺动脉栓塞和脑积水，以及诱发和加重脑血管痉挛等。近年来，对该类药物的应用尚有争议。

5. 预防和治疗脑血管痉挛

可应用钙通道拮抗剂如尼莫地平缓慢静脉滴注治疗 14 天。在手术处理动脉瘤后，在保证无再出血的情况下，可在严密观察下进行短期扩容、增高血压和增加心排出量的治疗。

6. 对症处理

止痛，控制烦躁不安、改善睡眠和防止便秘等。

7. 外科处理

动脉瘤应外科处理包括外科手术或介入治疗，应在发病 72 小时或在 2～3 周后进行。脑内血肿应手术清除。急性非交通性脑积水严重时，可行脑室穿刺引流术，正常颅压脑积水可行脑室腹腔分流术。

第二节　短暂性脑缺血发作

短暂性脑缺血发作 (TIA) 是颈动脉或椎－基底动脉系统发生短暂性血液供应不足，引起局灶性脑缺血导致突发的、短暂性、可逆性神经功能障碍。发作持续数分钟，通常在 30 分钟内完全恢复，超过 2 小时常遗留轻微神经功能缺损表现，或 CT 及 MRI 显示脑组织缺血征象。TIA 好发于 34～65 岁，65 岁以上占 25.3%，男性多于女性。发病突然，多在体位改变、活动过度、颈部突然转动或屈伸等情况下发病。发病无先兆，有一过性的神经系统定位体征，一般无意识障碍，历时 5 ～ 20 分钟，可反复发作，但一般在 24 小时内完全恢复，无后遗症。

一、病因

关于短暂脑缺血发作的病因和发病原理，目前还存在分歧和争论。多数认为与以下问题相关。

1. 脑动脉粥样硬化

脑动脉粥样硬化是全身动脉硬化的一部分，动脉内膜表面的灰黄色斑块，斑块表层的胶原纤维不断增生及含有脂质的平滑肌细胞增生，引起动脉管腔狭窄。甚至纤维斑块深层的细胞发生坏死，形成粥样斑块，粥样斑块表层的纤维帽坏死，破溃形成溃疡。坏死性粥样斑块物质可排入血液而造成栓塞，溃疡处可出血形成血肿，使小动脉管腔狭窄甚至阻塞，使血液供应发生障碍。动脉粥样硬化的病因主要有高血压、高脂血症、糖尿病、吸烟、肥胖、胰岛素抵抗等因素。多数学者认为，动脉粥样硬化的发病机制是复杂的，是综合性的较长过程。

2. 微栓塞

主动脉和脑动脉粥样硬化斑块的内容物及其发生溃疡时的附壁血栓凝块的碎屑，可散落在血流中成为微栓子，这种由纤维素、血小板、白细胞、胆固醇结晶所组成的微栓子，循环血流进入小动脉，可造成微栓塞，引起局部缺血症状。微栓子经酶的作用而分解，或因栓塞远端血管缺血扩张，使栓子移向血液末梢，则血供恢复，症状消失。

3. 心脏疾病

心脏疾病是脑血管病第 3 位的危险因素。各种心脏病如风湿性心脏病、冠状动脉粥样硬化性心脏病、高血压性心脏病、先天性心脏病，以及可能并发的各种心脏损害如心房纤维颤动、房室传导阻滞、心功能不全、左心肥厚、细菌性心内膜炎等，这些因素通过对血流动力学影响及栓子脱落增加了脑血管病的危险性，特别是缺血性脑血管病的危险。

4. 血流动力学改变

急速的头部转动或颈部屈伸，可改变脑血流量而发生头晕，严重的可触发短暂脑缺血发作。特别是有动脉粥样硬化、颈椎病、枕骨大孔区畸形、颈动脉窦过敏等情况时更易发生。主动脉弓、锁骨下动脉的病变可引起盗血综合征，影响脑部血供。

5. 血液成分的改变

各种影响血氧、血糖、血脂、血蛋白质含量，以及血液黏度和凝固性的血液成分改变和血液病理状态，如严重贫血、红细胞增多症、白血病、血小板增多症、异常蛋白质血症、高脂蛋白质血症均可触发短暂脑缺血发作。

二、临床表现

TIA 的临床表现随受累的血管不同而表现不同。

1. 短暂性单眼盲

又称发作性黑矇，短暂的单眼失明是颈内动脉分支，眼动脉缺血的特征性症状。

2. 颈动脉系统 TIA

以偏侧肢体或单肢的发作性轻瘫最常见，通常以上肢和面部较重；主侧半球的颈动脉系统缺血可表现失语、偏瘫、偏身感觉障碍和偏盲。

3. 椎 - 基底动脉系统 TIA

常见症状有眩晕和共济失调、复视、构音障碍、吞咽困难、交叉性或双侧肢体瘫痪或感觉障碍、皮质性盲和视野缺损。另外，还可以出现猝倒症。

三、诊断要点

(一)临床诊断

TIA 患者就医时多发作已过，因此，诊断只能依靠病史。在对 TIA 患者做出临床诊断之后，应同时对患者进行神经影像学检查，以除外可导致短暂性神经功能缺损的非血液循环障碍性疾病。

(二)病因诊断

1.血液成分

包括血常规、血沉、凝血象、血生化等。有条件时，可做抗磷脂抗体以及凝血前状态 (prothrombotic state) 的检查，如凝血酶时间、同型 (半) 胱氨酸 [homocyst(e)ine)] 的测定。

2.心脏

心电图、超声心动图检查，有必要时可做 24h 心电监测以了解心脏节律的变化。

3.供应脑的大动脉和脑动脉的检查

颈部多普勒超声、经颅多普勒超声 (TCD)。有条件和必要时可做磁共振血管造影 (MRA) 等，以及数字减影动脉血管造影 (DSA) 检查。

4.血流动力学变化

主要是寻找可以导致脑血流量下降的因素，如低血压、脱水、心脏功能差、大动脉狭窄或阻塞导致其供血区的血流量下降等。

(三)鉴别诊断

TIA 应与可以导致短暂性神经功能障碍发作的疾病相鉴别，如伴先兆的偏头痛、部分性癫痫、颅内结构性损伤 (如肿瘤、血管畸形、慢性硬膜下血肿、巨动脉瘤等)、多发性硬化、迷路病变、代谢性疾病 (如低血糖发作、高钙血症、低钠血症等)、心理障碍等；发作性黑矇应与青光眼等眼科疾病相鉴别。

四、治疗

针对 TIA 发作形式及病因采取不同的处理方法。偶尔发作或只发作 1 次在血压不太高的情况下可长期服用小剂量肠溶阿司匹林，或氯比格雷。阿司匹林的应用时间视患者的具体情况而定，多数情况下需应用 2～5 年，如无明显副作用出现，可延长使用时间，如有致 TIA 的危险因素存在时，服用阿司匹林的时间应更长。同时应服用防止血管痉挛的药物，如尼莫地平，也可服用烟酸肌醇酯。

频繁发作即在短时间内反复多次发作的应作为神经科的急症。TIA 发作频繁者如果得不到有效的控制，近期内发生脑梗死的可能性很大，应积极治疗，其治疗原则是综合治疗和个体化治疗。

1.积极治疗危险因素

如高血压、高血脂、心脏病、糖尿病、脑动脉硬化等。

2.抗血小板聚集

可选用肠溶阿司匹林或氯比格雷等。

3. 改善脑微循环

如尼莫地平、桂利嗪 (脑益嗪) 等。

4. 扩血管药物

如曲克芦丁 (维脑路通) 都可选用。

第三节 脑出血

脑出血起病急骤、病情凶险、死亡率非常高，是急性脑血管病中最严重的一种，为目前中老年人致死性疾病之一，占全部脑卒中的 20% ～ 30%。发生的原因主要与脑血管的病变有关，即与高血脂、糖尿病、高血压、血管的老化、吸烟等密切相关。患者往往由于情绪激动、费劲用力时突然发病，早期死亡率很高，幸存者中多数留有不同程度的运动障碍、认知障碍、言语吞咽障碍等后遗症。即与高血脂、糖尿病、高血压、血管的老化、吸烟等密切相关。瞳孔不等大常发生于颅内压增高的患者；还可以有偏盲和眼球活动障碍，如脑出血患者在急性期常常两眼凝视大脑的出血侧。

一、病因

1. 冬秋季比夏季好发，这是因为冬天天气冷、血管收缩、血压上升。而夏季天气转热、血管扩张、血压下降的缘故。但是夏季中暑，出汗增多也会促发脑出血。

2. 情绪激动会使血压突然升高，引起脑出血。

3. 过度疲劳和用力过猛引起血压升高，成为脑出血后遗症的诱因。

4. 过饱进餐和进食过分油腻的食物能使血液中的脂质增多，血液循环加快，血压突然上升，因而可导致脑出血。

二、临床表现

(一) 一般症状

1. 急性起病并出现局限性神经功能缺损，一般可数小时内达高峰。个别患者因继续出血和血肿扩大，临床症状进行性加重，持续时间 6 ～ 12h。

2. 除小量脑出血外，大部分患者均有不同程度的意识障碍。意识障碍的程度是判断病情轻重和预后的重要指标。

3. 头痛和呕吐是脑出血最常见症状，它可单独或合并出现。脑叶和小脑出血头痛最重，少量出血可以无头痛。头痛和呕吐同时出现是颅内压增高的指征之一。

4. 血压增高是脑出血常见的原因与伴发病。血压增高和心跳及脉搏缓慢同时存在，往往是颅压高的重要指征。

5. 脑出血者可出现癫痫发作，癫痫发作多为局灶性和继发性全身发作。以脑叶出血和深部出血最多见。

(二) 局灶症状和体征

局灶症状与血肿的部位相关，但定位诊断准确性不如神经影像之结果。

1. 壳核出血

为高血压性脑出血最常见的类型。多为外侧豆纹动脉破裂所致。血肿可局限于壳核本身，也可扩延累及内囊、放射冠、半卵圆中心、颞叶或破入脑室。血肿向内压迫内囊出现典型的临床表现为对侧轻偏瘫或偏瘫、感觉障碍和偏盲。急性期伴有两眼向血肿侧凝视，位于优势半球可出现失语；非优势半球可出现失用和失认，视野忽略和结构性失用。

2. 丘脑出血

丘脑出血若出血体积较大，按血肿扩展的方向不同而出现不同的临床综合征．向外扩张侵及内囊；向内破入脑室；向下侵及下丘脑和中脑背侧；以及向上扩张侵及顶叶白质，因而出现各自的相应症状和体征。但临床常见的临床表现以多寡为序，有轻偏瘫或偏瘫、半身感觉缺失、上凝视麻痹、瞳孔异常（瞳孔缩小和光反射消失）、失语、疾病感缺失、眼球向病灶侧凝视（与壳核出血同）、偏盲和缄默。若血肿直径小于 2 cm，限局于丘脑本身时，因血肿在丘脑内的定位而出现不同的临床表现。

(1) 前外侧型：轻度的前额叶症状、轻度的感觉和运动障碍。

(2) 后外侧型：严重的运动和感觉障碍，以及瞳孔缩小和上凝视麻痹等，预后较差。

(3) 正中型：急性期出现意识障碍，急性期过后随以前额叶征，如主动性降低和注意力及记忆力障碍。

(4) 背侧型：表现为顶枕叶征，优势半球可出现失语，非优势半球可出现图形记忆障碍。

3. 尾状核出血

尾状核区出血，多见于尾状核头部，极易破入脑室，所以最多见的临床表现为急性发病的头痛、呕吐、颈僵直等脑膜刺激征，并伴有一定程度意识障碍，短暂性近记忆力障碍，临床上难与蛛网膜下隙出血鉴别。另外，还可出现短暂性对侧凝视麻痹，对侧轻偏瘫和短暂性偏身感觉缺失。偶可见同侧 Horner 综合征，这些症状于出血向下和外向扩延时多见。偶可见出血从尾状核头部扩延至丘脑前部，临床表现为突出的短暂性近记忆力障碍。

4. 脑叶出血 (Lobarhemorrhage)

脑叶出血是指皮质下白质出血。和其他类型的脑出血不同的是除慢性高血压是其主要病因外，多见的病因还有脑淀粉样血管病和动静脉畸形等疾患。脑叶出血临床表现常和血栓栓塞性脑梗死难以区分。脑叶出血的神经功能缺损因出血部位不同而表现各异。

(1) 额叶出血：额叶出血可出现前额痛，以血肿侧为重、对侧偏瘫、双眼向血肿侧凝视、二便失禁、意识障碍及癫痫。

(2) 顶叶出血：可造成对侧偏身感觉缺失和对侧视野忽略，也可出现对侧同向偏盲或象限盲，轻微的偏瘫和疾病感缺失。

(3) 颞叶出血：可造成对侧 1/4 象限的视野缺失。可出现血肿侧耳前或耳周为主的头痛，偶可出现激越性谵妄。优势半球可导致 Wernicke 失语。血肿波及左颞 – 顶区可造成传导性失语或完全性失语；非优势半球出血可有意识模糊和认知障碍。

(4) 枕叶出血：血肿同侧眼眶部疼痛和对侧同向偏盲，可有短暂性黑蒙和视物变形，有时有感觉缺失、书写障碍等。

5. 脑桥出血

脑桥出血是脑干出血最高发的部位，是基底动脉的旁正中支破裂所致。脑桥出血的临床症状和体征因血肿的大小、定位，破入脑室与否和有无脑积水而变异很大。脑桥少量出血症状较轻，临床上较易与腔隙性梗死混淆。原发性脑桥出血可分为三种临床类型。

(1) 重症出血型 (60%)：出血量大，组织结构破坏严重，症状很快达高峰，表现为深度昏迷，呼吸异常，高热，四肢瘫痪，去大脑强直，瞳孔可缩小至针尖样，但对光反应良好，可有凝视麻痹，双侧锥体束征，因出血量大常波及邻近结构，特别是中脑和脑室系统，而出现相应的症状和体征，预后不良，多死亡。

(2) 半侧脑桥综合征 (20%)：出血累及单侧脑桥基底部和顶盖部，临床表现为轻偏瘫、无意识障碍、眼球向病灶对侧凝视、单侧角膜反射消失、构音障碍、周围面神经麻痹、对侧肢体和同侧面部感觉减退。患者可存活，神经功能缺损亦可有所恢复。

(3) 背外侧顶盖综合征 (20%)：临床表现为凝视麻痹或同侧外展神经麻痹 (或两者皆有)、眼球偏斜、单侧角膜反射消失、单侧面神经麻痹、对侧肢体和同侧面部感觉减退、构音障碍。也可无运动障碍、意识状态保持完整、偶有步态或肢体共济失调。多存活，神经功能缺损可获得相当程度的恢复。

(4) 脑桥出血也可造成急性闭锁综合征，但多累及腹侧的结构。

6. 小脑出血

小脑出血发病可呈急性，亚急性或慢性，临床表现因定位，血肿大小，血肿的扩延，脑干受累，出血破入第四脑室与否，以及有无脑积水等多种因素而变化很大。小脑出血最多发生在齿状核。急性小脑出血临床表现为突然枕或额叶头痛、头晕、眩晕、恶心、反复呕吐和不能站立和行走。患者多有躯干或肢体共济失调、同侧凝视麻痹、小瞳孔但对光反应好。水平眼球震颤、面肌无力常见。并不是所有小脑出血患者都表现有明显的症状和体征，当血肿小于 3 cm 直径时，患者可只表现呕吐，有或无头痛，步态不稳或肢体共济失调有或不明显。大量出血时，血肿压迫第四脑室和大脑导水管造成急性梗阻性脑积水和颅内压急性升高，可导致脑疝和死亡，应紧急处理。

7. 脑室出血

原发性脑室出血在临床上可表现为突然头痛、呕吐、迅速进入昏迷，或昏迷逐渐加深，双侧瞳孔缩小，双侧病理反射阳性，可出现去大脑强直等。头颅 CT 可见各脑室系统充满血液。

三、诊断要点

(一) 依靠典型临床表现

50 岁以上的高血压患者，急性发病和病情进展迅速，伴随头痛、意识障碍外，并有局灶症状和体征者。

(二) 影像学检查

头颅 CT 可见出血改变者。早期 CT 检查即可显示密度增高，可确定出血的大小、部位，出血周围水肿成低密度改变，以排除非出血性疾患。病情需要和有条件时可做 MRI 检查。小脑出血者应定期做 CT 检查，至少一周复查一次；病情变化时随时复查，除注意观察血肿本身的变化外，特别注意观察有无脑室对称性扩大等脑积水的征象，以指导治疗。

（三）辅助检查

1.CT 检查能诊断。在没有条件时可进行腰椎穿刺协助诊断，但脑脊液正常者不能否定脑出血的诊断。颅内压增高、脑干受压者禁忌腰穿。

2.非高血压性脑出血，应注意血液学、免疫学及颅内血管的检查，以明确病因。

四、治疗

（一）一般治疗

卧床休息 2～4 周，维持生命体征稳定，维持水电解质平衡，保持大小便通畅，预防和及时治疗褥疮、泌尿道、呼吸道感染等。

（二）控制血压

脑出血急性期的血压多增高。对血压高的处理应个体化，应参照患者原有无高血压、有无颅压高、年龄、发病的时间和原发疾病和合并疾病具体确定。若颅内压高时，应先降颅内压，再根据血压情况决定是否进行降血压治疗。处理时，过高血压有可能使破裂的小动脉继续出血或再出血和血肿扩大；而过低的血压又会使脑灌注压降低和加重脑损害，应权衡利弊审慎处理。一般对原血压正常，又无严重颅内压增高的患者，将血压控制在出血前原有水平或略高；原有高血压者将血压控制在 150～160 mmHg/90～100 mmHg 为宜。血压 ≥ 200/110 mmHg 时，在降颅压的同时可慎重平稳降血压治疗，使血压维持在高于发病前水平或 180/105 mmHg 左右；收缩压在 170～200 mmHg 或舒张压 100～110 mmHg，暂时可不用降压药，先脱水降颅压，并密切观察血压情况，必要时再用降压药。血压增高是因颅内压增高引起时，应以积极降低颅内压治疗为主。收缩压＜ 165 mmHg 或舒张压＜ 95 mmHg，不宜降血压治疗。脑出血患者偶可见血压低下，应积极寻找原因，并适当给予增压处理。

（三）控制脑水肿降低颅内压

较大的脑内血肿周围会出现脑水肿，多于出血后 3～4 天到达高峰，严重时造成颅内压过高和脑疝，可危及生命。治疗颅内压增高常用的药物有：可选 20% 甘露醇 125～250 ml，静脉滴注，每 6～8 小时一次，注意尿量、血钾及心肾功能。也可应用甘油果糖 250～500 ml 静脉滴注，每 8～12 小时一次，也可适量应用速尿。有条件时可选用清蛋白。应用这些药物时，应注意排尿量和应控制出入水量。

（四）控制体温

头颅局部降温是脑出血的重要治疗措施，但体温不宜低于 34℃，并发的肺炎等常造成体温增高，应积极抗感染治疗。

（五）癫痫发作的预防和处理

如出现癫痫发作，给予苯妥英钠或卡马西平等一线抗癫痫药处理。

（六）手术治疗

1.适应证

大脑半球血肿 30 mL 以上，小脑血肿 10 mL 以上者，家属要求和同意下，可做神经外科手术治疗。明确动脉瘤、动静脉畸形等量小于上述标准应予手术治疗。原发性脑室出血可考虑脑室引流治疗。

2.禁忌证

症状较轻，病情稳定者；出血标准或 GCS ≤ 4 分者。

（七）早期康复治疗

早期将患肢置于功能位，急性期过后，及早进行肢体功能、言语障碍及心理的康复治疗。

第四节 脑梗死

脑梗死 (cerebralinfarction，CI) 是缺血性卒中 (ischemicstroke) 的总称包括脑血栓形成腔隙性梗死和脑栓塞等，约占全部脑卒中的 70% 是脑血液供应障碍引起脑部病变。

脑梗死是由于脑组织局部供血动脉血流的突然减少或停止造成该血管供血区的脑组织缺血缺氧导致脑组织坏死软化，并伴有相应部位的临床症状和体征如偏瘫、失语等神经功能缺失的症候脑梗死发病 24 ~ 48 h 后，脑 CT 扫描可见相应部位的低密度灶，边界欠清晰，可有一定的占位效应。脑 MRI 检查能较早期发现脑梗死表现为加权图像上 T_1 在病灶区呈低信号 T_2 呈高信号 MRI 能发现较小的梗死病灶。

一、病因及发病机制

（一）病因

脑血栓形成是缺血性脑血管病的一种，多见于中老年人，无明显性别差异，它是由于脑血管壁本身的病变引起的。脑血栓形成最常见的病因是动脉硬化，由于脑动脉硬化，管腔内膜粗糙、管腔变窄，在某些条件下，如血压降低、血流缓慢或血液黏稠度增高、血小板聚集性增强等因素的作用下，凝血因子在管腔内凝集成块，形成血栓，使血管闭塞，血流中断，从而使血管供血区的脑组织缺血、缺氧、软化、坏死而发病。脑血栓形成可发生在任何一段脑血管内，但在临床上却以颈内动脉、大脑前动脉及大脑中动脉的分支所形成的血栓较常见。

（二）发病机制

1.血管壁病变

正常血管内皮细胞是被覆血管内膜的一层光滑的细胞群，它不仅仅是血液和组织的屏障还具有其他多种功能。一般认为是血管内皮细胞功能的变化和损害可使内皮细胞剥离，血浆成分主要是脂类物质的浸润和巨噬细胞的浸润，内膜内平滑肌细胞增殖，最终导致动脉粥样硬化的发生发展。随着年龄的增加，这一过程更容易发生持续的高血压，能加速动脉粥样硬化的形成。高血压可通过直接作用于直径 50 ~ 200 μm 的脑小动脉，如脑底部的穿通动脉和基底动脉的旁中央支导致这些小动脉发生血管透明脂肪样变微栓塞或微动脉瘤形成，亦可通过机械性刺激和损伤直径大于 200 μm 的较大血管或大血管的内皮细胞，发生动脉粥样硬化。

动脉粥样硬化时，动脉内膜增厚容易出现溃疡面在溃疡处内膜下层分泌一些物质，如胶原及凝血因子促使凝血酶形成，凝血酶纤维蛋白与黏附在溃疡面的血小板共同作用导致血栓形成，即动脉粥样硬化板块形成使动脉管腔狭窄或闭塞或动脉粥样硬化斑块脱落，阻塞脑血管导致脑组织局部动脉血流灌注减少或中止。

2. 血液成分的改变

血液有形成分中，尤其血小板极易黏附在病变血管内膜处，黏附聚集的血小板，能释放出多种生物活性物质，加速血小板的再聚集极易形成动脉附壁血栓血液成分中脂蛋白胆固醇纤维蛋白等含量的增加，可使血液黏度增高和红细胞表面负电荷降低，导致血流速度减慢以及血液病如红细胞增多症血小板增多症、白血病严重贫血等均易促使血栓形成。血液流变学改变是急性脑梗死发病的一个重要因素动物实验模型。

发现红细胞比容增高可降低脑血流量，如果同时降低动脉压则容易发生脑梗死也有人认为低切黏度升高对脑血栓形成影响较大，且多发生在熟睡与刚醒时这与脑梗死发生时间相吻合。

3. 血流动力学异常

血压的改变是影响脑血流量的重要因素之一，血压过高或过低都可影响脑组织的血液供应当平均动脉压低于 9.33 kPa(70 mmHg) 和高于 24 kPa(180 mmHg) 时，或心动过速、心功能不全时可引起脑灌注压下降，随灌注压下降脑小动脉扩张，血流速度更缓慢。若同时伴有动脉粥样硬化，更易导致血栓形成

高血压是脑血管病的独立危险因素高血压时血流动力学的改变比较复杂，不但决定于高血压的发生原因和机制还决定于高血压的发展速度程度和发展阶段。

4. 栓塞性脑梗死

是人体血液循环中某些异常的固体、液体或气体等栓子物质，随血流进入脑动脉或供应脑的颈部动脉，这些栓子随血流流动堵塞脑血管引起局部脑血流中断，造成局部脑组织缺血、缺氧甚至软化坏死而出现急性脑功能障碍的临床表现。脑栓塞常发生于颈内动脉系统椎－基底动脉系统相对少见

5. 其他

(1) 饮食营养与脑血管病

1) 总热能的摄入："要想身体安，耐得三分饥和寒"。中青年在有足够营养的前提下限制热能摄入会降低发生动脉粥样硬化、冠状动脉和脑血管疾病的危险性实验证明，限制热能是降低血脂和载脂蛋白的主要因素。所以，在脑血管病一、二级预防时应注意适当控制每天总热能的摄入。

2) 饮食钙摄入量：有文献报道，饮食中钙摄入量与人体血压水平呈负相关提示摄钙量不足可能是高血压潜在的危险因素之一。而高血压又是脑血管病的危险因素已肯定，因此，饮食钙摄入量不足不但是高血压的危险因素，而且可能与脑血管病的发病有关，故中老年人合理补钙不仅可防治骨质疏松，也应作为脑血管病一、二级预防的措施。

(2) 不良生活习惯与脑血管病

1) 吸烟酗酒：在脑血管病患者中吸烟人数显著高于非脑血管病患者的对照组。并且每天吸烟与脑血管病的发生呈正相关酗酒肯定是不良生活习性酗酒是高血压显著的危险因素，而高血压是最重要的脑血管病的危险因素

2) 便秘：中医认为脑血管病的发病具有一定的规律性与便秘可能相关，应通过饮食结构调整及养成规律性排便习惯有助于降低脑血管病发生的可能性

3) 体育锻炼、超重与脑血管病：在脑血管病患者中平时进行体育锻炼的人数比例显著低

于非脑血管病对照组而脑血管病超重人数显著高于非脑血管病对照组因此平衡饮食、控制体重与体育锻炼相结合可以降低发生脑血管病的发病率。

4) 高盐饮食：一般认为，高盐饮食是高血压的危险因素。高血压是最重要的脑血管病的危险因素，故提倡低盐饮食饮食中可适当增加醋的摄入量以利于钙的吸收。

5) 糖尿病与脑血管病：糖尿病患者合并脑血管病已受到人们的高度重视。糖尿病被列为脑血管的危险因素。糖尿病患者的血液黏稠度增加红细胞积聚速度加快，血小板在血管壁上的黏着功能和相互间的凝集功能增强，血液凝血因子Ⅰ、Ⅴ、Ⅶ、Ⅷ增加，纤维蛋白原增高等，这些都容易引起脑梗死。

糖尿病并发脑血管病主要发生在老年 2 型糖尿病患者病理发现，糖尿病患者脑实质内小动脉常表现为弥散性内皮损害，内膜肥厚，还发生局灶性脂肪样或透明变性糖尿病患者，脑梗死发生率是非糖尿病患者群的 4.2 倍而脑出血的发生率与非糖尿病患者群差异无显著性。

(4) 遗传家族史与脑血管病：临床上许多人即使具备上述脑血管病危险因素却没有发生脑血管病，而另外一些不具备上述脑血管病危险因素的人却患了脑血管病，说明脑血管病的发生还与其他因素有关尤其是遗传因素有关。

脑血管病家族史可能是脑血管病的危险因素，有实验也证明，有高血压、糖尿病病史者的发病率和有脑血管病家族史的发患者数均显著高于对照组。一般认为，多数的脑血管病的发病是多因素的是遗传与环境因素共同作用的结果。如脑血管病的发病率有一定的种族差异黑种人脑血管病发病率高于白种人。

由于脑血管病本身或其危险因素，如高血压、高血脂及高血糖等均与遗传因素有密切关系，故遗传在脑血管病的发病中起了重要作用。

6. 脑梗死的主要病理改变

(1) 急性脑梗死灶的中央区为坏死脑组织，周围为水肿区在梗死的早期脑水肿明显，梗死面积大者水肿也明显，相反梗死面积小者水肿面积相对较小，水肿区脑回变平、脑沟消失当梗死面积大，整个脑半球水肿时，中线结构移位，严重病例可有脑疝形成。后期病变组织萎缩，坏死组织由格子细胞清除留下有空腔的瘢痕组织。陈旧的血栓内可见机化和管腔再通动脉硬化性脑梗死，一般为白色梗死，少数梗死区的坏死血管可继发性破裂而引起出血，称出血性梗死或红色梗死

(2) 病生理变化

1) 血管活性物质的含量变化：脑梗死者肿瘤坏死因子含量明显增高。此外，NO 内皮素降钙素基因相关肽、神经肽 Y 也均随之增高。神经肽 Y 和神经降压素是对心脑血管系统具有重要调控作用的神经内分泌多肽。急性脑血管病发病过程中肿瘤坏死因子、一氧化氮、内皮素神经肽 Y 降钙素基因相关肽和神经降压素发生变化，这种变化与急性脑血管病的疾病性质病情有密切关系，积极控制这些物质之间的平衡紊乱，将有助于降低急性脑血管病的病死率和致残率。

2) 下丘脑 - 垂体激素的释放：神经与内分泌两大系统各有其特点又密切相关共同调控和整合内、外环境的平衡。脑血管病患者下丘脑 - 垂体激素的释放增强，这种释放可能直接侵犯至下丘脑垂体等组织，或与脑水肿压迫血管使有关组织循环障碍有关。

3) 血浆凝血因子的变化：凝血因子Ⅶ (FⅦ) 活性增高为缺血性脑血管病的危险因子，甚或与心肌梗死及猝死相关。有人认为，通过测定血浆 FⅦa 水平预估高凝状态并作为缺血性脑血管病的危险因子更为恰当。FⅦa 的上升，存在于缺血性脑血管病的各类型之中，能反映高凝状态的实际情况

4) 一氧化氮的变化：一氧化氮 (NO) 的作用与其产生的时间组织来源及含量等有关内皮细胞上有组织型一氧化氮合成酶 (cNOS)，在脑梗死早期它依赖于钙 / 钙调素 (Ca^{2+}/CaM) 激活引起 NO 短期释放使血管扩张，产生有益作用。另外，在巨噬细胞、胶质细胞上的诱生型 NOS(iNOS)，它不依赖于 Ca^{2+}/CaM，在生理状态下不激活脑梗死后 1～2 天，iNOS 被激活一旦被激活，则不断产生 NO。持续性 NO 产生可引起细胞毒性作用，所以在脑梗死急性期 iNOS 被激活，可能加重缺血性损害。

5) 下丘脑-垂体-性腺轴的改变：急性脑血管病可导致下丘脑-垂体-性腺轴的功能改变。不同的性别不同的疾病类型其性激素的变化是不相同的。

急性脑血管病导致机体内分泌功能紊乱的因素主要表现为：①与神经递质的调节障碍有关的性腺激素类：多巴胺去甲肾上腺素和 5- 羟色胺分泌增加，单胺代谢出现紊乱导致性激素水平变化，使雌激素水平降低；②应激反应：机体处于应激状态能通过自身对内分泌进行调节。

二、临床表现

脑梗死的临床表现和受累的血管的部位、范围、次数、原发病因和侧支循环，以及患者的年龄和伴发疾病等诸多因素有关。以下介绍典型的神经系统表现。

(一) 脑梗死的临床分类 (TOAST 分类)

1. 大动脉动脉粥样动脉硬化 (large-artery atherosclerosis)。

2. 心源性脑栓塞 (cardioembolism)。

3. 小血管闭塞 (small-vessel occlusion)(包括无症状脑梗死)。

4. 其他病因确定的脑梗死 (stroke of other determinedetiology)。

5. 病因不能确定的脑梗死 (stroke of undetermined etiology)。

(二) 不同血管系受累的临床表现：

动脉粥样硬化性血栓性脑梗死、脑栓塞、腔隙性脑梗死是缺血性脑卒中最常见的类型。其中动脉粥样硬化性血栓性脑梗死约占缺血性脑卒中的 60%～80%，起病相对较慢，常在数分钟、数小时甚至 1～2 天达到高峰，不少患者在睡眠中发病，约 15% 的患者以往经历过 TIA。脑梗死主要的临床表现可区分为前循环和后循环，或称颈动脉系统和椎-基底动脉系统的症状。

1. 颈动脉系统脑梗死

主要表现为病变对侧肢体瘫痪或感觉障碍；主半球病变常伴不同程度的失语，非主半球病变可出现失用或认知障碍等高级皮质功能障碍。其他少见的临床表现包括意识障碍、共济失调、不随意运动及偏盲等。

2. 椎-基底动脉系统脑梗死

累及枕叶可出现皮质盲、偏盲；累及到颞叶内侧海马结构，可出现近记忆力下降；累及脑干或小脑可以出现眩晕、复视、吞咽困难、霍纳综合征、双侧运动不能、交叉性感觉及运动障碍、共济失调等。累及到脑干上行网状激活系统容易出现意识障碍。

3. 腔隙梗死 (Lacunar infarcts)

腔隙梗死是指脑或脑干深部血管直径 $100 \sim 400$ mm 的穿通动脉梗死所引起的缺血性小梗死，大小介于直径为 $0.2 \sim 1.5mm^3$ 之间，多由穿通动脉阻塞所致，主要累及前脉络膜动脉，大脑中动脉，大脑后动脉或基底动脉的深穿支。

腔隙梗死主要见于高血压患者。受累部位以多寡为序：有壳核、脑桥基底、丘脑、内囊后肢和尾状核；另外也可累及内囊前肢、皮质下白质、小脑白质和胼胝体。腔隙梗死预后良好。但多次发生腔隙梗死而产生的多发性腔隙梗死或称腔隙状态，可导致假性球麻痹和血管性认知功能障碍。腔隙梗死表现至少有 20 种临床综合征，但以下列四型为最常见。

(1) 纯运动偏瘫 (Pure motor hemiparesis)：多由于内囊、放射冠或脑桥基底部腔隙梗死所致。临床表现为一侧轻偏瘫或偏瘫，主要累及面及上肢，下肢受累很轻，可伴有轻度构音障碍，但不伴失语、失用或失认、没有感觉，视野或高级皮质神经功能障碍。

(2) 纯感觉卒中 (Pure sensory stroke)：亦称作纯偏身感觉卒中，多是由于丘脑腹后外侧核腔隙梗死所致。临床表现为偏身麻木、感觉异常、累及面、上肢、躯干和下肢。主观感觉障碍比客观发现的感觉障碍要重。放射冠或顶叶皮质的缺血梗死，脑桥内侧丘系的腔隙梗死也可表现纯感觉卒中。中脑背外侧小出血若只局限于背侧脊髓丘脑束也可表现为纯感觉中风。

(3) 偏轻瘫共济失调 (ataxic hemiparesis)：又称同侧共济失调和足轻瘫 (Homolateral ataxia and crural paresis)。由于内囊后支或脑桥基底部的腔隙梗死所致。临床表现为病变对侧下肢为主的轻瘫，并伴有瘫痪同侧上下肢的共济失调、足跖反射伸性，但无构音障碍，面肌受累罕见。该综合征也可见于丘脑内囊，红核病损；也见于大脑前动脉表浅支阻塞造成的旁中央区病损。

轻偏瘫和共济失调同时发生在一侧肢体的解剖学基础尚不完全肯定。同侧上肢共济失调认为是由于累及皮质-脑桥-小脑束致使小脑功能低下所致，而以足受累为主的轻偏瘫是由于放射冠上部病损所致，因为曾发现由于左侧大脑前动脉供应区的旁中央区的皮质下梗死造成的右轻偏瘫和共济失调患者的左外侧额叶皮质和右侧小脑半球的血流皆降低，被认为是交叉大脑-小脑神经机能联系不能 (diaschisis) 所致。

(4) 构音障碍-手笨拙综合征 (Dysarthria-Clumsy hand syndrome)：多由脑桥上 1/3 和下 2/3 之间的基底深部的腔隙梗死所致。临床特征是核上性面肌无力、伸舌偏斜、构音障碍、吞咽困难、手精细运动控制障碍和足跖反射伸性。内囊部位的腔隙梗死也可造成这种综合征。另外，壳核和内囊膝部的腔隙梗死和小的出血除可造成构音障碍-手笨拙综合征外尚伴有小字征 (micrographia)。

以上所述四型临床综合征实际上只是解剖学意义的综合征，缺血性腔隙梗死和皮质下或脑干的局限小出血也可造成这些综合征。

三、诊断

(一) 脑梗死的临床诊断

1. 脉粥样硬化性血栓性脑梗死

(1) 常于安静状态下发病。

(2) 大多数发病时无明显头痛和呕吐。

(3) 发病较缓慢，多逐渐进展或呈阶段性进行，多与动脉粥样硬化有关，也可见于动脉炎、血液病等。

(4) 意识清楚或轻度障碍。

(5) 有颈内动脉系统和 (或) 椎 – 基底动脉系统症状和体征。

(6) 头部 CT 或 MRI 检查：可发现和症状和体征相一致的责任病灶。影像学表现需符合缺血性改变。

(7) 腰穿脑脊液正常。

2. 脑栓塞

(1) 急性发病，在数秒、数分钟内到达高峰。

(2) 多数无前驱症状。

(3) 意识清楚或有短暂性意识障碍。大块栓塞时可伴有病侧头痛、恶心和呕吐。偶有局部癫痫样表现。

(4) 有颈动脉系统或椎 – 基底动脉系统的症状和体征。

(5) 腰穿脑脊液检查正常或有血性，若有红细胞可考虑出血性脑梗死。

(6) 栓子的来源可分为心源性或非心源性。

(7) 头部 CT 或 MRI 检查可发现梗死灶。

3. 腔隙性梗死

(1) 发病多由于高血压动脉硬化引起，呈急性或亚急性起病。

(2) 多无意识障碍。

(3) 可进行 MRI 检查明确诊断。

(4) 临床神经症状较轻。

(5) 腰穿脑脊液 (CSF) 正常。

(二) 脑梗死的病因学诊断

1. 病因检查

(1) 血液成分：包括血常规、血沉、凝血象、血生化等。根据患者的临床情况可适当的增加相应的检查项目，如凝血酶时间、同型 (半) 胱氨酸的测定。

(2) 心脏首先可做心电图、超声心动图检查，有必要时可做 24 小时心电监测心脏节律的变化，必要和有条件时可做经食道超声心动图检查以了解反常栓子的来源。

(3) 脑动脉和脑血流的检查：可做颈部多普勒超声、经颅多普勒超声 (TCD)、磁共振血管造影 (MRA 或 MRV) 等。必要时可行数字减影脑血管造影 (DSA)。

(4) 血流动力学检查：寻找可以导致脑血流量下降的因素，如低血压、脱水、心脏功能差、大动脉狭窄或梗阻。

2. 全身情况的检查

心脏、血生化、血气、各种免疫指标、胸部 X 线及腹部 B 超等。脑栓塞患者更应对心脏功能的检查。

(三) 脑梗死的鉴别诊断

脑梗死需与脑出血鉴别，特别是小量脑出血易与脑梗死混淆。但头部 CT 的普遍应用，缺血性脑卒中与出血性脑卒中的鉴别诊断已不再困难。如患者有意识障碍，则应与其他引起昏迷的疾病相鉴别（如代谢性脑病、中毒等）。

四、治疗

1. 急性期

以尽早改善脑缺血区的血液循环、促进神经功能恢复为原则。

(1) 缓解脑水肿：梗死区较大的严重患者，可使用脱水剂或利尿剂。

(2) 改善微循环：可用低分子右旋糖苷，能降低血黏度和改善微循环。

(3) 稀释血液：①等容量血液稀释疗法通过静脉放血，同时予置换等量液体；②高容量血液稀释疗法静脉注射不含血液的液体以达到扩容目的。

(4) 溶栓：①链激酶；②尿激酶。

(5) 抗凝：用以防止血栓扩延和新的血栓发生。①肝素；②双香豆素。

(6) 扩张血管：一般认为血管扩张剂效果不肯定，对有颅内压增高的严重患者，有时可加重病情，故早期多不主张使用。

(7) 其他：本病还可使用高压氧疗法，体外反搏疗法和光量子血液疗法等。

2. 恢复期

继续加强瘫痪肢体功能锻炼和言语功能训练，除药物外，可配合使用理疗、体疗等。此外，可长期服用抗血小板聚集剂，如阿司匹林，有助于防止复发。

第五节 急性细菌性脑膜炎

虽然许多细菌都能引起脑膜炎，但最常见的菌种是脑膜炎双球菌和肺炎双球菌。患者的年龄、头部外伤伴脑脊液漏的病史以及免疫功能状态等因素有助于预测致病的细菌。

在人群中有 5% 左右的人在其鼻咽部可找到脑膜炎双球菌，可以通过呼吸飞沫与密切接触传播。由于不明的原因，在带菌者中只有一小部分人会发生脑膜炎。脑膜炎双球菌性脑膜炎最常发生于 1 岁以内的婴儿中。它也可以在密集生活的人群中（如军营、寄宿学校）发生流行。在成人中，肺炎双球菌是脑膜炎最常见的病因。在慢性酒精中毒、慢性中耳炎、鼻窦炎、乳突炎、闭合性头部外伤伴脑脊液漏、复发性脑膜炎、肺炎双球菌性肺炎、镰状细胞性贫血以及无脾症病例中，特别容易发生肺炎双球菌性脑膜炎。

过去，B 型流感嗜血杆菌所致的脑膜炎是 1 个月以上的儿童中最常见的脑膜炎，但预防接种已使其发病率呈现戏剧性的下降。在成人中，B 型流感嗜血杆菌引起的脑膜炎少见，除非有易感因素存在（如，头部外伤、免疫功能缺陷）。

革兰阴性菌脑膜炎（以大肠杆菌与克雷白杆菌－肠杆菌最为多见）可见于免疫功能缺陷的患者，中枢神经系统外科手术或外伤后，菌血症（如，老年人中对泌尿生殖器官的操作），或医院环境内的感染。葡萄球菌性脑膜炎可见于穿通性头部创伤（常为混合性感染中之一），菌血症（如来自心内膜炎），或神经外科手术操作。利斯特菌属所致的脑膜炎可见于任何年龄组，特别在慢性肾衰竭，肝脏疾病或器官移植以及正在接受肾上腺皮质激素或细胞毒性药物治疗的病例中。大肠杆菌或乙型链球菌引起的脑膜炎在 2 岁以内的儿童中发病率高，尤其是在 1 个月以内的婴儿中。

一、病因

可以通过以下途径到达脑膜：血源传播；由邻近感染病灶的扩展（如鼻窦炎、硬膜外脓肿）；或脑脊液与外界的沟通（如，由于脊髓脊膜膨出，脊髓皮窦，穿通性外伤或神经外科手术）。对脑膜炎双球菌，B 型流感嗜血杆菌和肺炎双球菌菌落的成功形成，以及随脑脊液的播散来说，起关键作用的是细菌的表面结构。如，脑膜炎双球菌表面有特殊化的毛能使其与鼻咽部的细胞结合并被转运经过黏膜屏障。

在血流中，细菌荚膜能抵制嗜中性白细胞，网状内皮系统细胞与补体经典途径成分的攻击。脉络丛是中枢神经系统炎症一个早发部位，脉络丛内存在针对细菌表面特殊化毛与其他表面成分的受体，促使细菌能顺利进入脑脊液循环。由于脑脊液中抗体，补体与白细胞相对缺乏，细菌感染得以活跃。细菌表面成分，补体（如 C_{5a}）以及炎症性细胞因子（如肿瘤坏死因子，白介素 −1) 能吸引嗜中性白细胞进入脑脊液，不断增长的渗出物（在颅底脑池中特别稠密）可造成颅神经的损害，阻塞脑脊液循环通路(引起脑积水)，并诱发血管炎与血栓性静脉炎（造成缺血）。渗出物所产生的花生四烯酸代谢产物与细胞因子能损伤细胞膜并破坏血脑屏障，导致脑水肿。缺血性脑损害与抗利尿激素分泌不当综合征 (SIADH) 可使脑水肿进一步加重。颅内压上升，血压下降（感染性休克），患者可死于全身性并发症或大面积脑梗死。

二、临床表现

（一）一般症状和体征

呈急性或爆发性发病，病前常有上呼吸道感染、肺炎和中耳炎等其他系统感染。患者症状体征可因具体情况表现不同，成人多见发热、剧烈头痛、恶心、呕吐和畏光、颈强直和 Kernig 征和 Brudzinski 征等，严重时出现不同程度意识障碍，如嗜睡、精神混乱或昏迷。患者出现脑膜炎症状前，如患有其他系统较严重的感染性疾病，并已使用抗生素。但所用抗生素剂量不足或不敏感，患者可能只发生亚急性起病的意识水平下降作为脑膜炎的唯一症状。

婴幼儿和老年人患细菌性脑膜炎时脑膜刺激征可表现不明显或完全缺如，婴幼儿临床只表现发热、易激惹、昏睡和喂养不良等非特异性感染症状，老年人可因其他系统疾病掩盖脑膜炎临床表现，须高度警惕，需腰穿方可确诊。

脑膜炎双球菌脑膜炎可出现暴发型脑膜脑炎型，是因脑部微血管先痉挛后扩张，大量血液聚集和炎性细胞渗出，导致严重脑水肿和颅内压增高。爆发型脑膜炎病情进展极迅速，患者于发病数小时内死亡。华－佛综合征 (Waterhouse–Friderichsen syndrome) 发生于 10% ～ 20% 的患者，表现融合成片的皮肤瘀斑、休克及肾上腺皮质出血，多合并弥散性血管内凝血 (DIC)，皮肤瘀斑首先见于手掌和脚掌，可能是免疫复合体沉积的结果。

（二）非脑膜炎的体征

如可发现紫癜和瘀斑，被认为是脑膜炎双球菌感染疾病的典型体征，心脏杂音的发现应考虑心内膜炎的可能，应进一步检查，特别是血培养发现为肺炎球菌和金黄色葡萄球菌时更应注意；蜂窝织炎，鼻窦炎，肺炎，中耳炎和化脓性关节炎；面部感染。

（三）神经系统并发症

细菌性脑膜炎病程的过程中可出现局限性神经系症状和体征时。

1. 神经麻痹

炎性渗出物在颅底积聚和药物毒性反应可造成多数颅神经麻痹，特别是前庭耳蜗损害，以外展神经和面神经多见。

2. 脑皮质血管炎性改变和闭塞

表现为轻偏瘫、失语和偏盲。可于病程早期或晚期脑膜炎性病变过程结束时发生。

3. 癫痫发作

局限和全身性发作皆可见。包括局限性脑损伤、发烧、低血糖、电解质紊乱（如低血钠）、脑水肿和药物的神经毒性，如青霉素和亚胺培南 (Imipenem)，均可能为其原因。癫痫发作在疾病后期，脑膜炎经处理已控制的情况下出现，则意味着患者存有继发性并发症。

4. 急性脑水肿

细菌性脑膜炎可出现脑水肿和颅内压增高，严重时可导致脑疝，颅内压增高必须积极处理，如给予高渗脱水剂、抬高头部、过度换气和必要时脑室外引流。

5. 其他

脑血栓形成和颅内静脉窦血栓形成，硬膜下积脓和硬膜下积液，脑脓肿形成甚或破裂，长期的后遗症除神经系功能异常外，10% ～ 20% 的患者还可出现精神和行为障碍，以及认知功能障碍。少数儿童患者还可遗留有发育障碍。

三、诊断要点

（一）根据患者呈急性或爆发性发病，表现高热、寒颤、头痛、呕吐、皮肤瘀点或瘀斑等全身性感染中毒症状，颈强直及 Kernig 征等，可伴动眼神经、外展神经和面神经麻痹，严重病例出现嗜睡、昏迷等不同程度意识障碍，脑脊液培养发现致病菌方能确诊。

（二）辅助检查

(1) 血常规：周围血白细胞明显增高，中性粒细胞占优势。

(2) 脑脊液：脑脊液混浊，细胞数可达 10×10^6/L 以上，多形核白细胞占优势，蛋白质升高，糖及氯化物明显降低。抗菌治疗前，脑脊液涂片染色镜检，约半数患者的白细胞内可见致病细菌。

(3) 细菌培养：在抗菌药物治疗前取脑脊液进行细菌培养及药物敏感试验。可资确诊和帮助选择抗菌药。但需时较长，不能及时得到结果。

(4) 快速病原菌检测：①免疫荧光试验。以经荧光素标记的已知抗体检测脑脊液，可快速检出致病菌，其特异性及敏感性均较佳。②酶联免疫吸附试验 (elisa)。可用已知抗体检出待定抗原（致病菌），特异性及敏感性均好。③对流免疫电泳。用已知抗体检测脑脊液中致病菌的某些可溶性抗原。

四、治疗

（一）未确定病原菌

三代头孢菌素的头孢曲松或头孢噻肟通常作为化脓性脑膜炎首选用药

（二）确定病原菌抗生素选择。

1. 肺炎双球菌

可选用大剂量青霉素，成人每日剂量为2 000万～2 400万U，分次静脉滴入，对青霉素过敏、耐药者，可选用头孢曲松，必要时联合万古霉素治疗。2周为一疗程，通常开始抗生素治疗后24～36h内复查脑脊液，以评估治疗效果。

2. 脑膜炎球菌

首选青霉素，耐药者应用头孢噻肟或头孢曲松，可于氨苄青霉素或氯霉素连用。

3. 革兰阴性杆菌

对铜绿假单胞菌引起的脑膜炎可使用头孢他啶，其他革兰阴性杆菌脑膜炎使用头孢曲松、头孢噻肟或头孢他啶，疗程为3周。

（三）皮质类固醇的应用

通常可给予地塞美松 (dexamethasone)，10 mg 静脉滴注，连用3～5d。

（四）对症处理

及时采取措施降低颅内高压，控制惊厥，抗休克处理均很重要。化脓性脑膜炎时是否应用糖皮质激素治疗尚有争议，可以认为，在抢救重症化脓性脑膜炎时应用，有助于降温、降颅压、减轻感染中毒症状，而其弊端相对较少。

第六节　急性病毒性脑膜炎

病毒性脑膜炎 (viral meningitis) 是无菌性脑膜炎 (aseptic meningitis) 最常见的病原，约70%的无菌性脑膜炎病例为病毒感染所致。病毒性脑膜炎是全身病毒感染经血行播散至中枢神经系统的结果，多数病例发生于儿童和年轻人，夏秋季较多。50%～80%的病例由肠道病毒如柯萨奇病毒、ECHO病毒和非麻痹性脊髓灰质病毒引起，腮腺炎病毒、单纯疱疹病毒–2型、淋巴细胞性脉络丛脑膜炎病毒和腺病毒是较少见的病因。

一、临床表现

（一）病毒性脑膜炎的临床表现

急性起病，一般为数小时，出现发热 (38℃～40℃)、畏光和眼球运动疼痛、肌痛、食欲减退、腹泻和全身无力等病毒感染全身中毒症状，以及剧烈头痛、呕吐和轻度颈强等脑膜刺激征，本病 Kernig 征和 Brudzinski 征在病毒性脑膜炎时常可缺如。可有一定程度的嗜睡和易激惹，但易被唤醒，唤醒后言语仍保持连贯。若出现更严重的神志障碍或神经系局限性体征或癫痫发作则意味着脑实质受侵犯，应诊断脑膜脑炎。病毒性脑膜炎一般症状轻微，病后几天后开始恢复，多数两周内痊愈。少数患者不适和肌痛可持续数周。

（二）病毒所致的非脑膜炎临床表现

某些病毒可有特定症状和体征，如皮疹多见于肠道病毒，多呈非瘙痒性红斑和丘疹，局限于头颈部，儿童多见；咽黏膜灰色水疱样疱疹咽炎见于 A 组柯萨奇病毒，胸膜痛、臂丛神经炎、心内膜炎、心肌炎和睾丸炎是 B 组柯萨奇病毒感染特征，颈背和肌肉疼痛应疑及脊髓灰质炎，下运动神经元性肌无力可发生于 ECHO 和柯萨奇病毒感染，但不严重且为暂时性，非特异性皮疹常见于埃可病毒 9 型，腮腺炎、睾丸炎和胰腺炎是腮腺病毒感染的特征，但应注意 B 组柯萨奇病毒、传染性单核细胞增多症病毒和淋巴细胞性脉络丛脑膜炎病毒感染也可引起睾丸炎。

二、诊断要点

（一）根据急性起病的全身性感染中毒症状、脑膜刺激征、CSF 淋巴细胞轻中度增高、血白细胞数不增高等，并排除其他病因的脑膜炎，确诊需 CSF 病原学检查。本病为良性自限性病程，一般情况下无须进行病原学诊断。

（二）脑脊液检查

压力正常或轻度增高，外观无色清亮，细胞数增多达 $(10 \sim 500) \times 10^6/L$，也可高达 $1\,000 \times 10^6/L$，早期以多形核细胞为主，$8 \sim 48h$ 后淋巴细胞为主，蛋白可轻度增高，糖正常。急性肠道病毒感染可通过咽拭子、粪便等分离病毒，但临床实用价值不大，腮腺炎病毒较易分离，单纯疱疹病毒1型、脊髓灰质炎病毒分离困难。PCR 检查 CSF 病毒 DNA 具有高敏感性及特异性。

三、治疗

（一）本病是自限性疾病，主要是对症治疗、支持疗法和防治并发症。对症治疗如卧床休息、降低体温和营养支持，严重头痛可用镇痛药，癫痫发作可首选卡马西平或苯妥英钠。可能发生的严重并发症是抗利尿激素分泌不良综合征 (syndrome of inappropriate antidiuretic hormone secretion，SIADH)，表现为水潴留及稀释性低血钠，应限制液体入量，每日入量限制在 $800 \sim 1\,000$ ml，外加发热损失的液体。

（二）抗病毒治疗

可缩短病程和减轻症状，无环鸟苷 (acyclovir) 可治疗单纯疱疹脑膜炎，大剂量免疫球蛋白静脉滴注可暂时缓解慢性肠道病毒脑膜炎病情。疑为肠道病毒感染应关注粪便处理，注意 洗手。

第七节 单纯疱疹病毒性脑炎

单纯疱疹病毒性脑炎 (HSE) 是单纯疱疹病毒 (HSV-1) 引起的脑实质急性感染性病变，常侵犯大脑颞叶、额叶及边缘系统，导致脑组织出血性坏死，又称急性坏死性脑炎或出血性脑炎。HSE 是全球范围最多见的致死性散发性脑炎，发病率为 $(0.4 \sim 1)/10$ 万，占所有病毒性脑炎的 $20\% \sim 68\%$，HSV-2 可引起新生儿脑炎。

一、病因

单纯疱疹病毒是一种嗜神经 DNA 病毒，分为 I 型和 II 型，大部分单纯疱疹病毒性脑炎是由 I 型引起。本病毒通常引起口腔和呼吸道原发感染，持续 $2 \sim 3$ 周，沿三叉神经分支经轴索逆行至三叉神经节，以潜伏形式存在，机体免疫力低下时可诱发病毒激活，部分单纯疱疹病毒性脑炎起因于内源性病毒活化，也有少部分病例由原发感染所致。

二、临床表现

(一)本病为寄生病毒感染,多由其他疾病或感染诱发,前驱期为一至数日,少数可为 1～2 周。通常急性或亚急性起病,早期常见发热(可达 40℃)、头痛、恶心、呕吐、肌痛、咽痛、全身不适等上呼吸道感染症状,常出现意识模糊、嗜睡及谵妄,严重者发生昏迷。

(二)患者常见精神症状,如呆滞、迟钝、言语及动作减少,或精神错乱、激动不安、定向障碍、幻觉、错觉、妄想、记忆障碍、怪异行为和人格改变(如孤僻或易激惹)等。

(三)局灶性神经系统症状和体征,如偏瘫、失语、偏身感觉障碍、偏盲、眼肌麻痹、眼睑下垂、瞳孔不等、不自主运动和共济失调等,可早期出现去皮质强直或去大脑强直,可发生全身性或部分性癫痫发作,可有颅内压增高,严重脑水肿可继发脑疝。可因脑疝或继发肺炎、电解质紊乱等并发症死亡,病程 2～4 周,少数病例可较迁延。

三、诊断要点

(一)临床表现

急性或亚急性起病,发烧、头痛、伴或不伴有脑膜刺激征,有意识障碍和局限性神经系功能障碍等急性病毒性脑炎综合征;若再出现幻觉、记忆障碍、行为和人格改变等颞叶和额叶眶部受累症状的临床表现应高度怀疑单纯疱疹病毒性脑炎。

(二)实验室检查

1.脑脊液

(1)脑脊液常规:压力增高,CSF 淋巴细胞增多,可达 $(10～500)×10^6/L$(通常 $<200×10^6/L$),呈淋巴样细胞反应,少数病例早期以中性粒细胞为主。镜下常见少量红细胞,偶见数以千计红细胞 $(10^6/L)$ 或黄变症,提示有出血性病变。蛋白多增高,通常 <100 mg/dl,糖及氯化物正常。

(2)脑脊液免疫学检查:包括:① ELISA 法检测 HSV 抗原;②检测 HSV 特异性 IgM、IgG 抗体,病程中有 2 次或 2 次以上抗体滴度呈 4 倍以上增加有确诊意义,神经症状出现后 30 天内该抗体可持续存在。

(3)病原学检查:聚合酶链反应 (PCR) 检测脑脊液 HSV 抗原具有诊断价值。

2.脑电图检查

发病 1 周内可出现异常,异常率约为 80%。常见的脑电图表现为弥散性慢波和颞区癫痫样异常电活动。另外可见周期性单侧癫痫样释放。

3.神经影像学检查

(1)CT 检查:发病 1 周内多正常,其后约 90% 以上的患者可见局灶性低密度灶,多见于颞叶皮质区,可有占位效应及线性增强。

(2)MRI 检查:48 小时后即可显示 T_1 加权像轻度低信号、T_2 加权像高信号,出血时 T_1 及 T_2 均可见高低混合信号、并有脑水肿及占位效应。病变多累及颞叶内侧和额叶的眶部,脑岛也可累及,但基底节不受累。

4.脑组织活检

可见特征性出血性坏死病变。电镜下可见坏死区及邻近的神经元及少突胶质细胞核内的多数 CowdryA 型嗜酸性包涵体及细胞内病毒颗粒。

四、诊断

1. 病史及症状

急性起病，高热、头痛、呕吐，肌阵挛及癫痫发作，大多伴有意识障碍，重者迅速进入深昏迷。有的首发为精神错乱，表现呆滞，言语动作减少，反应迟钝或激动不安，言语不连贯，记忆、定向障碍，甚至有错觉、幻觉、妄想及怪异行为，亦可出现谵妄。

2. 体格检查

部分患者出现口唇有疱疹。神经系统症状呈多样性，常见者有偏瘫、失语、双眼同向偏斜、不自主运动。有的呈去大脑强直或去皮质状态；眼底检查可见视盘水肿；颈项强直，脑膜刺激征阳性；睑下垂、瞳孔大小不等。

五、治疗

本病治疗原则是在早期诊断的基础上，采取抗病毒药物病因治疗，并对加重病情和威胁患者生命的高热、癫痫发作和脑水肿等进行对症处理和支持治疗。

（一）抗病毒治疗

(1) 无环鸟苷：常用剂量 15～30 mg/(Kg·d)，成人剂量通常为 500 mg，1 次 /8 h，静脉滴注，1～2 h 内滴完，连用 14～21d，病情严重者可延长用药时间。副作用常见穿刺部位红斑、胃肠道功能紊乱、头痛、皮疹、震颤、血尿、血清转氨酶暂时升高等，出现肾功能损害者须减量。

(2) 更昔洛韦：用量 5～10 mg/(kg·d)，1 次 /12 h，静脉滴注，疗程 14～21d。主要副作用是肾功能损害和骨髓抑制（中性粒细胞、血小板减少），为剂量相关性，停药后可恢复。

（二）对症及支持疗法

高热患者可物理降温。癫痫发作可给用地西泮 10～20 mg，缓慢静脉注射，躁动不安、精神错乱可用镇静剂或安定剂。脑水肿及颅内压增高可用脱水剂降颅压处理，也可短期应用大剂量皮质类固醇激素静脉滴注。重症及昏迷患者应加强护理，注意口腔卫生，保持呼吸道通畅，防治褥疮、肺炎及泌尿系感染等并发症，注意维持营养及水电解质平衡。

第八节　结核性脑膜炎

结核性脑膜炎 (Tuberculous Meningitis，TBM) 的绝大多数由人结核分枝杆菌 (Mycobactrium Tuberculosis Var Hominis) 感染所致。少数是由牛型结核分枝杆菌 (MycobactriumBovis) 所致；艾滋病病患者易合并鸟胞内分枝杆菌 (Mycobactrium Avium Intracellulare) 感染。

本病是以脑膜受累为主的结核性脑膜脑炎，继发的脑血管炎可导致缺血、梗死。结核节结可发展为大的结核瘤，出现占位效应。炎性渗出物阻塞基底池可导致脑积水和颅神经瘫痪。

一、病因

TBM 约占全身性结核病的 6%。结核杆菌经血播散后在软脑膜下种植，形成结核结节，结节破溃后大量结核菌进入蛛网膜下隙引起 TBM。

二、临床表现

1. 典型结核性脑膜炎

多数患者呈亚急性起病,少数可急性发病。自然病程分为三期。

(1) 前驱期:成人表现发热、头痛、呕吐、厌食、体重减轻和人格改变,儿童常见无欲、易激惹、夜眠不安、头痛、呕吐和间断低热,通常持续 1 ~ 2 周,5 岁以下儿童首发症状可为癫痫发作。

(2) 脑膜炎期:出现头痛、呕吐、颈强、Kernig 征、Brudzinski 征等脑膜刺激征,伴轻重不等的发热,婴幼儿可表现不明显。可伴颅神经麻痹,外展神经最多见,动眼神经和面神经亦可受累,视神经受累少见,但可引起视神经萎缩和失明。可有癫痫发作,成年人多为部分性发作,儿童常见全身性发作,部分患儿可以癫痫发作为首发症状。随病程进展颅内压增高日趋严重,脑脊液循环和吸收障碍可见脑积水。脑血管炎可导致脑梗死,多累及大脑中动脉和前动脉主干及分支,偏瘫、失语多见。炎性病变波及脊髓膜可引起神经根脊髓炎、蛛网膜粘连和椎管梗阻,出现慢性进行性截瘫。

(3) 晚期:脑功能障碍日趋严重,出现昏睡、木僵、昏迷和持续发热,可发展为深昏迷、去大脑强直或去皮质强直,深昏迷脑膜刺激征可消失。瞳孔扩大并固定,脉搏增快,呼吸不规律,呈 Cheyne-Stokes 型呼吸。脑干功能障碍常因小脑幕疝引起。老年人 TBM 症状不典型,如头痛、呕吐较轻,颅内压增高症状不明显,约半数患者 CSF 改变不典型。在动脉硬化基础上发生结核性动脉内膜炎引起脑梗死较多。

2. 浆液性结核性脑膜炎 (serous tuberculous meningitis)

也称为结核性脑病。脑白质水肿是主要病变。只见于儿童,临床表现颅压增高的症状,如头痛、呕吐和视盘水肿,以及弥散性脑功能受累,如抽搐、头痛、昏睡、精神混浊、木僵或昏迷,无明显脑膜刺激征。CSF 淋巴细胞轻度增高,蛋白增高,糖不低,有时 CSF 完全正常。呈自限性病程,历经 1 个月左右,多能自然恢复。

三、诊断要点

(一) 根据患者的亚急性起病,出现头痛、呕吐、颈强和 Kernig 征等脑膜刺激征,脑压增高,CSF 淋巴细胞数和蛋白增高,糖及氯化物明显降低等可临床拟诊。CSF 抗酸涂片、结核分枝杆菌培养阳性时,可以确诊。PCR 检查极易污染,尚不做诊断依据。

(二) 实验室检查

约半数患者皮肤结核菌素试验阳性。肺部 X 线片可见活动性或陈旧性结核灶。

1. 脑脊液检查

压力增高可达 $400\,mmH_2O$ 或以上,外观无色透明或微黄,静置后可有薄膜形成,典型改变为淋巴细胞数增高 [$(50 \sim 500) \times 10^6$/L],早期多形核细胞增多,蛋白增高,严重者可达 $1.0 \sim 2.0\,g$/L。脊髓蛛网膜下隙阻塞时可更高。糖及氯化物明显降低,需与细菌性脑膜炎相鉴别。脑脊液抗酸涂片仅少数病例阳性,CSF 结核分枝杆菌培养可确诊,但需大量脑脊液和数周时间。ELISA 法可快速验出脑脊液中分枝杆菌可溶性抗原或抗体。PCR 可检测结核分枝杆菌 DNA。

2. 神经影像,头颅 CT 和 MRI,早期无特殊,后期患者可见脑室扩大,呈阻塞性脑积水样改变,颅底粘连,脑膜增厚。

（三）鉴别诊断

须注意新形隐球菌脑膜炎，化脓性脑膜炎和癌肿性脑膜炎的鉴别诊断。头痛逐渐加重，伴癫痫发作和急性局灶性脑损伤体征如偏瘫、视野缺损等，检查可见视盘水肿、展神经麻痹，CT 增强显示大脑半球单发病灶，CSF 检查通常正常等表现时，也应考虑结核病之可能。

四、治疗

本病的治疗原则是早期给药、合理选药、联合用药及系统治疗，只要患者临床症状、体征及实验室检查高度提示本病，即使抗酸染色阴性亦应立即开始抗结核治疗。

1. 抗结核治疗

异烟肼、利福平、吡嗪酰胺或乙胺丁醇链霉素是治疗 TBM 最有效的联合用药方案。儿童因乙胺丁醇的视神经毒性作用、孕妇因链霉素对听神经的影响而尽量不选用。

(1) 异烟肼：异烟肼可抑制结核杆菌 DNA 合成，破坏菌体内酶活性，对细胞内、外结核杆菌均有杀灭作用。无论脑膜有无炎症，均能迅速渗透到脑脊液中。单独应用易产生耐药性。主要副作用有末梢神经炎、肝损害等。

(2) 利福平：利福平与细菌的 RNA 聚合酶结合，干扰 mRNA 的合成，抑制细菌的生长繁殖，导致细菌死亡。对细胞内外结核杆菌均有杀灭作用。利福平不能透过正常的脑膜，只部分通过炎性脑膜，是治疗结脑的常用药物。单独应用也易产生耐药性。主要副作用有肝毒性、过敏反应等。

(3) 吡嗪酰胺在酸性环境中杀菌作用较强，pH5.5 时杀菌作用最强，能杀灭酸性环境中缓慢生长的吞噬细胞内的结核杆菌，对中性和碱性环境中的结核杆菌几乎无作用。吡嗪酰胺能够自由通过正常和炎性脑膜，是治疗结核性脑膜炎的重要抗结核药物。主要副作用有肝损害，关节酸痛、肿胀、强直、活动受限，尿酸增加等。

(4) 链霉素为氨基糖苷类抗生素，仅对吞噬细胞外的结核菌有杀灭作用，为半效杀菌药。链霉素能透过部分炎性的脑屏障，是结核性脑膜炎早期治疗的重要药物之一。主要副作用有耳毒性和肾毒性。

(5) 乙胺丁醇与二价锌离子络合，干扰多胺和金属离子的功能，影响戊糖代谢和脱氧核糖核酸、核苷酸的合成，抑制结核杆菌的生长。对生长繁殖状态的结核杆菌有作用，对静止状态的细菌几乎无影响。主要副作用有视神经损害、末梢神经炎、过敏反应等。

2. 皮质类固醇

用于脑水肿引起颅内压增高，伴局灶性神经体征和蛛网膜下隙阻塞的重症患者，可减轻中毒症状，抑制炎症反应及减轻脑水肿。

3. 药物鞘内注射

脑脊液蛋白定量明显增高、有早期椎管梗阻、肝功能异常致使部分抗结核药物停用，以及在慢性、复发或耐药的情况下，在全身药物治疗的同时可辅以鞘内注射，直至 CSF 检查正常。脑脊液压力较高的患者慎用此法。

4. 降颅压

颅内压增高者可选用渗透性利尿剂，如 20% 甘露醇、甘油果糖或甘油盐水等，同时需及时补充丢失的液体和电解质。

第九节　帕金森病

　　帕金森病 (PD) 又名震颤麻痹，是最常见的神经退行性疾病之一。流行病学显示，患病率为 (15 ~ 328)/10 万人口，> 55 岁人群约 1%；发病率为 (10 ~ 21)/10 万人口 / 年。PD 病因及发病机制尚未明确，可能与社会因素、药物因素、患者因素等有关。PD 病理改变为：中脑黑质致密部、蓝斑神经元色素脱失，黑质色素变淡及出现路易小体。Tretiakoff(1919) 发现黑质神经元减少 ≥ 50% 时产生 PD 临床表现。PD 神经生化改变为：中脑黑质致密部、蓝斑神经元脱失致上述部位及其神经末梢处多巴胺 (DA) 减少，(DA 减少 ≥ 70% 时产生 PD 临床表现)，而黑质纹状体系统中与 DA 功能拮抗的乙酰胆碱 (ACH) 作用相对亢进，DA 与 ACH 平衡失调。

一、病因

　　病因及发病机制尚未明确，可能与社会因素、药物因素、患者因素等有关。

二、临床表现

　　多见于 60 岁以后发病，偶见于 20 多岁。起病隐袭，缓慢发展。症状出现孰先孰后，因人而异。初发症状以震颤最多 (60% ~ 70%)，其次为步行障碍 (12%)、肌强直 (10%) 和运动迟缓 (10%)。症状常自一侧上肢开始，逐渐波及同侧下肢、对侧上肢及下肢。最常见的症状和体征为：

(一) 震颤 (tremor)

　　典型者为静止性震颤，特点是缓慢的 (3.5 ~ 7.0 Hz)、中等幅度或粗大的震颤，静止时存在，情绪激动、疲劳、紧张、焦虑时加重；入睡时停止；意向性动作时减轻。多由一侧上肢远端开始，下颌、口唇、舌及头部受累较少。

(二) 强直 (rigidity)

　　区别于锥体系病损的肌张力增高不同的特点是对被动运动的弹性阻力增高，主动肌和拮抗肌皆受累，且在被动运动的整个过程中阻力始终保持不变。强直主要影响躯干和肢体近端的肌肉，在病变过程的早期即可出现。因为伴发的震颤引起周期性肌张力改变，所以在被动运动肢体时可观察到齿轮样强直 (cogwheel rigidity)。

(三) 运动迟缓 (bradykinesia)

　　包括自发性运动、联合运动和自主运动的障碍，这些运动障碍单独或结合，再与肌强直一起造成多种特征性运动障碍，是影响患者生活能力和致残的最主要的临床表现。自发性运动减少，如面部表情缺乏和瞬目动作减少，造成"面具脸"。联合运动减少，如行走时的上肢摆动减少或消失。自主运动的减少和缓慢表现为主动意向运动的启动和制行的迟缓和拖延，表现为始动困难和动作缓慢。书写时字越写越小，呈现"写字过小征"；剃须、洗脸、刷牙、系鞋带和纽扣、穿脱鞋袜或裤子等动作困难。行走时步态缓慢拖曳，步伐变小变慢，起步困难，但一迈步即前冲不能即停步或转弯，称为"慌张步态"。由于口、舌、腭及咽部等肌肉运动障碍而引起流涎、言语单调和低音量 (言语过慢，甚至导致言语讷吃) 和吞咽困难。

(四) 姿势反射丧失和平衡障碍

　　姿势反射的丧失使患者失掉在运动中调节平衡的自发能力，故常常摔倒；最终患者独自站立不能。从站位坐下时，整个身体摔砸到椅子上，患者的前冲小步，追赶重心是在保持平衡和避免摔倒。姿势固定异常，可影响头、躯干、肢体或整个身体，导致头前倾、躯干前倾或后倾的不稳定位、在被轻推时难以保持直立且易摔倒。

（五）其他症状

反复轻敲眉弓上缘可诱发频繁眨眼（Myerson 征）。此外，还可有抑郁、认知障碍、痴呆、睡眠异常、疼痛、便秘、尿意迟缓、位置性低血压、脂溢、多汗、睑痉挛，动眼危象少见。晚期患者可出现视幻觉。

三、诊断要点

（一）依据中老年人发病，临床表现为震颤、强直和运动迟缓以及病程隐袭，缓慢发展等特点，临床诊断可以成立。

（二）实验室检查

常无诊断价值，下列检查异常者可供参考。

1. 脑脊液

DA 的代谢产物高香草酸（HVA）含量降低。

2. 基因检测

少数家族性 PD 患者可能会发现突变基因。

3. 影像学

常规 CT 或 MRI 可排除其他疾患有鉴别诊断价值。

（三）鉴别诊断

本病须与特发性震颤、帕金森综合征进行鉴别。

四、治疗

（一）治疗原则

症状轻微无需特殊治疗，应鼓励患者多做主动运动。若疾病影响患者的日常生活和工作能力，则需采用药物治疗。药物治疗应遵循从小剂量开始，缓慢递增，尽量以较小剂量取得较满意疗效；治疗方案个体化，应根据患者的年龄、症状类型、严重程度、职业情况等选择具体药物。宣传和教育病者，本病目前不能根治，且呈缓慢进展性，需要长期配合，终身治疗。

（二）药物治疗

1. 抗胆碱能药

对震颤和强直有一定效果，但对运动迟缓疗效较差，适用于震颤突出且年龄较轻的患者。常用药物有：①苯海索（又名安坦）1～2 mg，每日 3 次；②苯甲托品（cogentin）1～2 mg，每日 3 次。此外有东莨菪碱、安克痉（akineton）等，作用均与安坦相似。主要副作用有口干、视物模糊、便秘和排尿困难，严重者有幻觉、妄想。青光眼及前列腺增生患者禁用；因可影响记忆功能，故老年患者慎用。

2. 金刚烷胺（amantadine）

对少动、强直、震颤均有轻度改善作用，用量 100 mg，每日 2 次。副作用较少见，但可有不宁、神志模糊、下肢网状青斑、踝部水肿等，但均较少见。肾功能不全、癫痫、严重胃溃疡、肝病患者慎用，哺乳期妇女禁用。

3. 左旋多巴

因左旋多巴能通过血脑屏障的量有限，为提高疗效、减少副作用，目前应使用复方左旋多巴制剂，包括美多芭 (Madopar) 和息宁 (Sinemet)，其中美多芭剂型有标准剂、缓释剂和霰粒制剂；国内仅有息宁控释剂。

初始剂量为 62.5 ～ 125 mg，每日 2 ～ 3 次，根据病情而渐增剂量至疗效满意和不出现副反应为止，一般有效剂量为 125 ～ 250 mg，每日 3 次，空腹餐前 1 小时或餐后 1 个半小时服药。副作用有周围性和中枢性两类，前者为恶心、呕吐、低血压、心律失常（偶见）；后者有症状波动、异动症（又称运动障碍）和精神症状等。狭角型青光眼、精神病患者禁用，活动性消化道溃疡者慎用。

症状波动和运动障碍是常见的远期并发症，多在用药 5 ～ 7 年后出现。

症状波动主要有：①疗效减退 (wearing-off) 或剂末恶化 (end of dose deterioration)，处理可增加每日服药次数或增加每次服药剂量，或改用缓释剂，也可加用其他辅助药物；②"开 - 关"现象 (on-off phenomenon)：可试用多巴胺能 (DA) 受体激动剂。

异动症常表现为类似舞蹈症、手足徐动症的不自主运动，主要有：①剂峰异动症：出现在血药浓度高峰期（用药 1 ～ 2 小时），减少复方左旋多巴单次剂量可减轻异动现象，晚期患者需同时加用 DA 受体激动剂；②双相异动症：在剂初和剂末均可出现，可尝试增加复方左旋多巴每次用药剂量及服药次数或加用 DA 受体激动剂；③肌张力障碍 (dystonia)：常表现为足或小腿痛性肌痉挛，多发生于清晨服药之前，可在睡前服用复方左旋多巴控释剂或长效 DA 受体激动剂，或在起床前服用霰粒型美多芭或标准片；发生于剂末或剂峰的肌张力障碍可对复方左旋多巴用量做相应的增减。

精神症状表现形式多种多样，如生动的梦境、抑郁、焦虑、错觉、幻觉、欣快、轻躁狂、精神错乱和意识模糊等。对经药物调整无效的严重幻觉、精神错乱、意识模糊可加用抗精神病药物氯氮平或奥氮平等。

4.DA 受体激动剂

一般主张与复方左旋多巴合用，发病年纪轻的早期患者可单独应用。均应从小剂量开始，渐增剂量至获得满意疗效而不出现副作用为止。副作用与复方左旋多巴相似，不同之处是症状波动和异动症发生率低，而体位性低血压和精神症状发生率较高。常用的 DA 受体激动剂有：泰舒达缓释片 (trastal SR)：初始剂量 50 mg，每日 1 次，每周增加 50 mg，一般治疗剂量为 150 ～ 250 mg，分 3 次口服。其他药物有：普拉克索 (pramipexole)。

5. 单胺氧化酶 B(MAO-B) 抑制剂

丙炔苯丙胺 (deprenyl；　selegiline) 与复方左旋多巴合用有协同作用，与大剂量维生素 E 合用可作为神经保护剂应用于早期轻症患者。用法为 2.5 ～ 5 mg，每日 2 次，宜在早、中午服用，不宜傍晚后应用，以免引起失眠。副作用有口干、纳减、位置性低血压等，胃溃疡者慎用，不能与 SSRI 合用。

6. 儿茶酚 - 氧位 - 甲基转移酶 (COMT) 抑制剂

Entacapone(comtan, 珂丹) 与复方左旋多巴合用可增强后者疗效，单独使用无效。有效剂量 100 ～ 200 mg，每日 3 ～ 4 次口服。副作用有腹泻、头痛、多汗、口干、转氨酶升高、腹痛、尿色变浅等。Tolcapone 因出现几例严重的肝脏毒性，欧洲已不推荐使用。美国仍在观察肝功能的情况下继续临床应用。

五、手术治疗

主要有神经核毁损术和深部脑刺激术 (DBS)，手术靶点主要是丘脑腹内侧中间核。适用于药物治疗失效、不能耐受或出现异动症的患者。对年龄较轻，单侧的震颤、肌强直为主者效果较好，但术后仍需药物治疗。

六、康复治疗

可施行语音语调、面部肌肉、四肢与躯干、步态与姿势平衡等锻炼。

第十节 癫痫

癫痫发作 (epileptic seizure) 是大脑神经元反复地，自限性，过渡的和 (或) 超同步化电发放，导致一过性脑功能障碍的临床表现。癫痫疾病 (epileptic disorder) 是指某一种以反复性癫痫发作为特征的慢性神经综合征。

我国患病率为 4.4‰ (1993)，年发病率为 35/10 万 (1986)。据 WHO 报告就年龄而言有两个高峰，即 10 岁以前和 60 岁以后。癫痫发作是多种病因引起的。主要的治疗方法为应用抗癫痫发作药控制发作。经过正规的抗癫痫药物治疗，80% 的患者可以完全缓解，其余 20% 在适应证明确，癫痫灶定位确切的情况下可以考虑外科治疗。但癫痫患者能被正确诊断和接受正规治疗者只有 50% 左右。

一、临床表现

(一) 癫痫发作的类型

1.强直阵挛发作特征以突然丧失意识,伴以躯干和四肢的肌肉伸直性强直性收缩 (强直期)，呼吸肌受累可出现 "癫痫哭声" 以及呼吸停止和青紫，其他相关肌肉受累可出现咬伤舌和尿失禁，此期患者血压增高、心律加快和流涎。肌肉强直性收缩持续短时间后出现短暂的肌肉松弛，随后变为短暂的肌肉强直性收缩和松弛交替发生 (阵挛期)，肌肉松弛期逐渐延长，最后肌肉强直性收缩停止，发作共持续数分钟。发作后 (发作后期) 患者可有短暂的意识不清和昏睡，此后可主述头痛和肌肉酸痛，其他恢复如初。少数患者于发作前几分钟或几小时有性质不清的先驱症状如焦虑、易激惹、注意力不集中、头痛和腹部不适感等。症状性全面强直阵挛发作多由局限性发作或有定位价值的先兆发展而来，于发作后可出现暂时性轻偏瘫 (Todd 麻痹)、黑蒙或失语。

2.部分性发作，首发起源于一侧半球的限局范围内的神经元放电。临床上有单纯部分性发作和复杂部分性发作，单纯部分性发作为限局性的，此时意识清楚；而复杂部分性发作在发作为双侧性发放，至少在双侧额，颞叶，此时意识状态出现不同程度的障碍。

3.限局性运动症状发作最常见于一侧口角及上肢，因其在运动皮质代表区最大，发作可严格限于局部；也可以从局部开始，最常见于一侧口角或手指，在发作过程中逐渐扩展至整个半身，叫 Jackson 发作，但不应扩展至全身。如扩展至全身应称之为部分性发作继发全面发作。

4. 躯体感觉或特殊感觉发作临床上较少见，嗅幻觉较多见，视、听感觉发作可以是单纯的闪光、亮点、音调等，也可以是结构性幻觉如成形的幻视和成为曲调的音乐，后者更为罕见。

5. 自动症在意识轻度障碍或无知觉的情况下出现重复性固定的简单动作，如咀嚼、吞咽、咂嘴、搓手；也可以是原有的动作的继续；少见的情况下出现一些似有目的的行为，如似在做家务事。也可以表现为语言自动症。

6. 失神发作为突然的活动中断，凝视，持续数秒，突然恢复，仍可继续原来的动作或谈话。而不典型失神的发生是短时逐渐的，发作后的恢复也是逐渐的，有数秒茫然期。两者最主要的区别在于失神发作时脑电图表现为两侧对称同步的 3 Hz 棘慢复合波，而非典型失神为不规则棘慢复合波，快活动或其他爆发性活动，虽为两侧性的，但时常不对称或不同步。

7. 肌阵挛发作为突然短暂闪电样肌肉收缩，可以为一块肌肉，一组肌肉，一个肢体或全身。常出现手中东西掉下或突然跌倒。每次发作持续时间很短不到 1 秒，但可以成串发作。

8. 失张力发作为肌张力突然低下，导致头下垂，下颌松弛、肢体下垂、可以缓慢倒地。

（二）癫痫综合征

因脑构造性病变造成的称为症状性癫痫综合征，被认为是症状性癫痫，但病原尚未确定者称为隐源性癫痫综合征。

常见癫痫综合征

1. 大田原综合征 (Ohtahara Syndrome) 发病于小婴儿，半数以上发病在生后 1 个月以内。发作形式表现为角弓反张姿势的强直痉挛发作。脑电图表现为间隔 3 ～ 4 秒的慢波和棘波爆发。

2. 婴儿痉挛 (West 综合征) 发病于 1 岁以内。以强直痉挛发作为特点。表现为快速头前屈，弯腰，两臂前伸或屈肘，双手握拳，下肢屈至腹部。发作间脑电图为高度节律失调。

3.Lennox-Gastaut 综合征起病于 1 ～ 7 岁，3 ～ 5 岁为高峰。有三大特点：①同一患儿有多种发作形式，包括强直发作，不典型失神发作，失张力发作及肌阵挛发作；②智力进行性衰退；③脑电图表现为慢棘慢复合波 (1 ～ 2.5 Hz)。

4. 良性中央回发作具有中央颞区棘波的小儿良性癫痫，发病于 3 ～ 13 岁，以 5 ～ 10 岁为高峰。有三大特点：①非常限局的部分性运动发作，以一侧口角及手抽动为主，多在或仅在入睡后发作；②智力不受影响，青春期后自愈；③睡眠中限于一侧中央及中颞区有散在棘波。

5. 儿童期获得性癫痫性失语 (Landau Kleffner 综合征)3 ～ 9 岁发病，首发症状多为进行性获得性失语，失语为运动性言语 (表达和重复) 障碍，听读感觉性失语和命名困难，其他智力和学习能力无何影响，2/3 有多动症，75% 患儿于失语后出现癫痫和 EEG 异常。部分患儿癫痫可先于失语出现，约 30% 患儿无癫痫发作。预后良好，10 ～ 15 岁癫痫停止，1/2 患儿数月至数年言语困难恢复。多数于成年期言语恢复，只 20% 有些许言语障碍。6 岁后发病预后良好。

6. 额叶癫痫从新生儿至成人均可发病。发作短暂，起始和终止皆突然，发作多呈丛集性和多于夜间发作，表现为多种多样的奇异的运动性动作和复杂部分性发作，常见似有目的的自动症，多有继发性全身发作。也可以表现为姿势性发作。头皮脑电图记录于非发作期很少发现异常。

7. 颞叶癫痫主要发病于青少年期 (10 ～ 20 岁)。临床表现：①口及消化道的自动症；②具有自主神经症状的单纯部分性发作，如腹部气向上冲；③特殊感觉异常，如嗅、听幻觉或错觉；

④情感，认知，记忆功能障碍的发作。脑电图在一侧前颞有棘波发放，发作时为双侧额，颞叶或全脑发放。

8. 枕叶癫痫可发病于儿童及成人。从视觉先兆开始，如半侧视野（有时为全视野）黑矇，闪光，光幻视，以及视错觉。而后双眼及头偏向对侧偏转，全身强直或强直阵挛发作。发放扩散至颞叶及或额叶，可以出现相应发作。脑电图可见头后部有棘波发放。

（三）癫痫持续状态

癫痫持续状态是在短时间内一系列重复性发作，两次发作间意识障碍不恢复或持续性发作，至少 30 分钟。年发病率为 (41 ～ 61)/10 万，1 岁以内及 65 岁以上发病率最高。15% 的癫痫患者曾有癫痫持续状态，10% ～ 20% 的儿童癫痫患者至少曾有 1 次癫痫持续状态。9% 的癫痫儿童以持续状态为首发症状。

二、诊断

（一）诊断的步骤和程序

癫痫 (epilepsies) 是多种疾病引起的一组包括多种发作 (seizures) 类型的"病症"或综合征 (syndromes)，目前还没有诊断的金标准。对于一个有发作性 (ictus) 症状的患者首先应确定是否为癫痫发作 (epileptic seizure)？如果是癫痫发作，是什么发作类型？属于那种癫痫综合征？是特发性的还是症状性的？若是症状性的，其病因是什么？

（二）病史和特殊检查

1. 病史及体检：详细的病史对诊断及分型是十分重要的。但在多数患者发作时有意识障碍，自己难以叙述发作时的病史。因此，患者亲属或目击者的叙述十分重要。尽可能请他们描述发作前，发作中以及发作后的详细的细节，并请患者补充发作前的感受，这有助于判断是否有先兆以及发作后的症状。每次发作持续时间一般仅持续 3 ～ 5 分钟，不可能持续很长时间。每次发作的表现有助于判断是单一类型的发作还是有一种以上的发作类型，后者常见于儿童患者。此外发作频率，可能的诱因，家庭史都是必要询问的内容。

详细的神经系统检查和全身的体格检查有助于发现可能的病因。

2. 实验室检查：根据病史和体检提供的线索做有针对性的实验室检查。

(1) 脑电图：脑电图检查是必需的。癫痫样波（棘波、尖波、棘慢复合波）可以作为癫痫诊断的依据，但必须结合临床。上述波形同样可见于非癫痫性疾病，甚至健康人。常规脑电图仅可在 30% ～ 40% 的患者中发现癫痫样波。必要时应做 24 小时脑电图监测或录像脑电图监测，尤其是后者对癫痫的鉴别诊断及分型有重要价值。

(2) 神经影像学检查：CT、MRI、MRA 可有助于发现癫痫的病因，但对癫痫本身的诊断无任何意义。

（三）癫痫的病因诊断

癫痫可由多种病因引起，病因多是与年龄相关的。但是，据统计 60% ～ 70% 癫痫患者用目前的检查手段不能发现病因。

（四）癫痫的鉴别诊断

癫痫发作需与其他发作性疾病如癔病发作，猝倒发作，TIA 和偏头痛等鉴别。根据临床表现和各自发作特点鉴别不难，必要时行 EEG 鉴别。

三、治疗

癫痫的治疗可分为控制发作、病因治疗、外科治疗、一般卫生及预防五个方面。其中最重要的是控制发作，目前以药物治疗为主。

临床上可根据癫痫发作类型选用抗癫痫药物，一旦找到可以完全控制发作的药物和剂量，就应不间断地应用。一般应于发作完全控制后，如无副作用再继续服用 3～5 年，方可考虑停药。目前多主张用一种药物，确认单药治疗失败后，方可加用第 2 种药物。如失神发作或肌阵挛发作无法用单药控制者，可合用乙琥胺和丙戊酸钠，或其一加用苯二氮类可有效。对混合型癫痫可以根据发作类型联合用药，但以不超过 3 种药物为宜。

用药宜从小剂量开始，然后逐渐增量，以既能控制发作，又不产生毒性反应的最小有效剂量为宜。换药宜采取加用新药及递减旧药的原则。不能骤然停药。

有些器质性脑病的癫痫患者可能需要终身服药；有人主张发病年龄大于 30 岁者需谨慎停药，因其停药后复发率较高，需长期服药或终身服药。但仍有 10%～15% 患者难以控制发作，可以采用外科治疗。

第十一节　头痛

头痛是神经科和其他学科最常见的主诉症状。头痛的范围是指额、颞、顶、枕部的疼痛。广义的头痛还包括面部疼。头痛作为继发于其他疾病的临床症状者称为继发性头痛；此外，原发性头痛是指以头痛为主要临床表现的综合征。

头痛是临床上常见的症状。神经科医师来说常遇到的问题是区别原发性头痛和继发性头痛，在进行鉴别诊断时，应注意：①头痛的部位、性质、强度、发病的快慢，持续时间，频率，诱发、缓解和加重的因素，头痛前有无先兆，头痛发作时的伴随症状和所能见到的体征以及共存疾病，用药史和头痛对家庭、工作、社交的影响等。②应进行全面的体格检查。神经系统检查要严格按顺序依次检查，包括必要的精神或心理障碍的检查。③进行必要的实验室检查和特殊的辅助检查，如头颅 CT 和 MRI 等。特别是：①已经诊断为慢性头痛的患者，有正规治疗情况下，或头痛性质发生变化；②既往无头痛病史、头痛在近期呈进展性，或过去有头痛，此次的发作性质有变化或出现新的体征；③急性头痛伴有发热、严重剧烈的头痛，特别是并有呕吐或其他颅压高症状时，应进行诊断性腰穿。

一、疾病分类

临床上根据头痛起病方式可分为：①急性起病的头痛：常见如蛛网膜下隙出血和其他脑血管疾病、脑膜炎或脑炎等；②亚急性起病的头痛：如颞动脉炎、颅内肿瘤等；③慢性起病的头痛：如偏头痛、紧张型头痛、丛集性头痛、药物依赖性头痛等。

根据头痛发生病因，国际头痛协会于 2004 年制定的第二版"头痛疾患的国际分类"(the International Classification of Headache Disorders and Edition，ICHD-II) 将头痛分为三大类：①原发性头痛 (the primary headaches)：包括偏头痛、紧张型头痛、丛集性头痛等；②继发性头痛 (the secondary headaches）：包括头颈部外伤、颅颈部血管性因素、颅内非血管性疾病、感染、药物戒断、精神性因素等多种原因所致的头痛；③颅神经痛、中枢性和原发性面痛以及其他其他颜面部结构病变所致头痛及其他类型头痛。

二、病因

引起头痛的病因众多，大致可分为原发性和继发性两类。前者不能归因于某一确切病因，也可称为特发性头痛，常见的如偏头痛、紧张型头痛；后者病因可涉及各种颅内病变如脑血管疾病、颅内感染、颅脑外伤，全身性疾病如发热、内环境紊乱以及滥用精神活性药物等。具体如下。

1. 感染

颅脑感染或身体其他系统急性感染引发的发热性疾病。常引发头痛的颅脑感染如脑膜炎、脑膜脑炎、脑炎、脑脓肿、颅内寄生虫感染（如囊虫、包虫）等。急性感染如流行性感冒、肺炎等疾病。

2. 血管病变

蛛网膜下腔出血、脑出血、脑血栓形成、脑栓塞、高血压脑病、脑供血不足、脑血管畸形等。

3. 占位性病变

颅脑肿瘤、颅内转移癌、炎性脱髓鞘假瘤等引起颅内压增高引发的头痛。

4. 头面、颈部神经病变

头面部支配神经痛：如三叉神经、舌咽神经及枕神经痛。头面五官科疾患如眼、耳、鼻和牙疾病所致的头痛。颈椎病及其他颈部疾病引发头颈不疼痛。

5. 全身系统性疾病

高血压病、贫血、肺性脑病、中暑等引起头痛。

6. 颅脑外伤

如脑震荡、脑挫伤、硬膜下血肿、颅内血肿、脑外伤后遗症。

7. 毒物及药物中毒

如酒精、一氧化碳、有机磷、药物（如颠茄、水杨酸类）等中毒。

8. 内环境紊乱及精神因素

月经期及绝经期头痛。神经症躯体化障碍及癔症性头痛。

9. 其他

如偏头痛、丛集性头痛（组胺性头痛）、头痛型癫痫。

三、发病机制

头痛的发病机制复杂，主要是由于颅内、外痛敏结构内的痛觉感受器受到刺激，经痛觉传导通路传导到达大脑皮层而引起。颅内痛敏结构包括静脉窦（如矢状窦）、脑膜前动脉及中动脉、颅底硬脑膜、三叉神经（Ⅴ）、舌咽神经（Ⅸ）和迷走神经（Ⅹ）、颈内动脉近端部分及邻近 Willis 环分支、脑干中脑导水管周围灰质和丘脑感觉中继核等；颅外痛敏结构包括颅骨骨膜、头部皮肤、皮下组织、帽状腱膜、头颈部肌肉和颅外动脉、第 2 和第 3 颈神经、眼、耳、牙齿、鼻窦、口咽部和鼻腔黏膜等。机械、化学、生物刺激和体内生化改变作用于颅内、外痛敏结构均可引起头痛。如颅内、外动脉扩张或受牵拉，颅内静脉和静脉窦的移位或受牵引，脑神经和颈神经受到压迫、牵拉或炎症刺激，颅、颈部肌肉痉挛、炎症刺激或创伤，各种原因引起的脑膜刺激，颅内压异常，颅内 5- 羟色胺能神经元投射系统功能紊乱等。

四、病理生理

头面部血管、神经、脑膜、静脉窦、头面部皮肤、皮下组织、黏膜等构成头部痛敏结构，当其受到机械牵拉、化学、生物刺激或体内内环境发生改变时引发头部疼痛。

五、临床表现

头痛程度有轻有重，疼痛时间有长有短。疼痛形式多种多样，常见胀痛、闷痛、撕裂样痛、电击样疼痛、针刺样痛，部分伴有血管搏动感及头部紧箍感，以及恶心、呕吐、头晕等症状。继发性头痛还可伴有其他系统性疾病症状或体征，如感染性疾病常伴有发热，血管病变常伴偏瘫、失语等神经功能缺损症状等。头痛依据程度产生不同危害，病情严重可使患者丧失生活和工作能力。

六、诊断

头痛诊断依据患者头部疼痛部位即可诊断。在头痛的诊断过程中，应首先区分是原发性或是继发性。原发性头痛多为良性病程，继发性头痛则为器质性病变所致，任何原发性头痛的诊断应建立在排除继发性头痛的基础之上。头痛病因复杂，在头痛患者的病史采集中应重点询问头痛的起病方式、发作频率、发作时间、持续时间、头痛的部位、性质、疼痛程度，有无前驱症状，及有无明确的诱发因素、头痛加重和减轻的因素等。同时，为更好鉴别头痛病因及性质，还应全面了解患者年龄与性别、睡眠和职业状况、既往病史和伴随疾病、外伤史、服药史、中毒史和家族史等一般情况对头痛发病的影响。全面详尽的体格检查尤其是神经系统和头颅、五官的检查，有助于发现头痛的病变所在。适时恰当的选用神经影像学或腰穿脑脊液等辅助检查，能为颅内器质性病变提供诊断及鉴别诊断的依据。

七、治疗

头痛治疗包括药物治疗和非药物物理治疗两部分。治疗原则包括对症处理和原发病治疗两方面。原发性头痛急性发作和病因不能立即纠正的继发性头痛可给予止痛等对症治疗以终止或减轻头痛症状，同时亦可针对头痛伴随症状如眩晕、呕吐等予以适当的对症治疗。对于病因明确的继发性头痛应尽早去除病因，如颅内感染应抗感染治疗，颅内高压者宜脱水降颅压，颅内肿瘤需手术切除等。

1. 药物治疗

止痛药物包括：非甾体抗感染止痛药、中枢性止痛药和麻醉性止痛药。非甾体抗感染止痛药具有疗效确切，没有成瘾性优点，是头痛最常使用的止痛药，这类药物包括阿司匹林、布洛芬、消炎痛、扑热息痛、保泰松、罗非昔布、塞来昔布等。以曲马多为代表中枢性止痛药，属于二类精神药品，为非麻醉性止痛药，止痛作用比一般的解热止痛药要强，主要用于中、重度程度头痛和各种术后及癌性病变疼痛等。以吗啡、哌替啶等阿片类药为代表麻醉性止痛药，止痛作用最强，但长期使用会成瘾。这类药物仅用于晚期癌症患者。除此，还有部分中药复方头痛止痛药，这类药物对于缓解和预防头痛有一定帮助。

2. 非药物物理治疗

头痛非药物物理治疗包括：物理磁疗法、局部冷（热）敷、吸氧等。对慢性头痛呈反复发作者应给予适当的治疗，以控制头痛频繁发作。

第十二节 急性脊髓炎

急性脊髓炎 (Acutemyelitis) 亦称急性横贯性脊髓炎 (Acute transverse myelitis) 是指一组病因不明的局灶性脊髓炎性疾病，呈急性发病，临床表现为运动、感觉和自主神经功能障碍。病因明确的脊髓炎如系统红斑狼疮，抗磷脂综合征，结核、梅毒等脊髓损害均为特异性骨髓炎，不属本节范畴。迟发型放射性脊髓病，脊髓梗死等称脊髓病。

一、病因

病因未明，可能由于某些病毒感染所致，或感染后的一种机体自身免疫苗接种性脊髓炎、脱髓鞘性脊髓炎、坏死性脊髓炎和副肿瘤性脊髓炎。虽然多数患者病前 1～4 周有发热、上呼吸道感染、腹泻等病毒感染症状，但其脑脊液未检出病毒抗体，脊髓和脑脊液中未分离出病毒，故推测可能与病毒感染后自身免疫反应有关。

二、临床表现

临床多为急性，症状在数小时或数日内进展至高峰；或呈亚急性，症状在 1～2 周内达高峰。本病可发生于任何年龄，以青壮年多见。男女发病无明显差异，全年散在发病，以冬末春初或秋末冬初较为常见。

（一）先驱症状

病前 1～4 周常有发热、全身不适等上呼吸道或消化道感染病史；或有外伤、疲劳受凉等诱因。部分患者先有腰、背痛，束带感或根性疼痛，下肢麻木、无力等先驱症状。

（二）脊髓症状

因脊髓病变累及的节段和范围不同，其症状和体征各异。脊髓全长的任何节段均可受累，以胸段最常见 (74.5%)，其次为颈段 (12.7%) 和腰段 (11.7%)。胸段尤其 $T_{3～5}$ 节段最易受损，因其处于血管供应末端。病变范围多侵犯脊髓几个节段的全部结构、称为横贯性脊髓炎；亦可为局灶性，病损只累及部分脊髓结构，呈半侧脊髓分布，出现脊髓半侧综合征 (Brown-Sequard 综合征)、脊前动脉分布或脊髓后柱分布。病变逐步向上发展者称为上升性脊髓炎。以胸段损伤为例，急性脊髓炎的常见症状有：

1. 运动障碍

起病初期为两下肢无力，行走困难，迅速发展成完全性截瘫，两下肢弛缓性瘫痪，肌张力降低，腱反射减弱或消失，腹壁反射、提睾反射、足跖反射消失，病理反射阴性。此现象称为脊髓休克。脊髓休克的发生机制尚不十分清楚。脊髓休克期的长短取决于脊髓损害的程度、速度和有否并发症。尿路和肺部感染、褥疮以及营养不良等并发症可使脊髓休克期延长。休克期一般持续 3～4 周，随着脊髓休克期的消失，腱反射、肌张力和肌力逐渐恢复；痉挛状态也随之出现，表现为肌张力增高、腱反射亢进、浅反射消失 (腹壁和提睾反射) 和病理反射出现。严重脊髓全横断患者于外界或内在(如膀胱充盈)受刺激时可出现曲屈反射，或称脊髓总体反射。

长期的脊髓休克状态，常常提示预后不良。

2. 感觉障碍

常是急性脊髓炎的首发症状，或与运动障碍同时发生，表现为病变水平以下的所有深浅感觉减退或消失，以痛觉障碍最为明显，部分患者在感觉缺失区上缘 1 ～ 2 个节段的皮肤有感觉过敏区，在病变节段皮肤有束带样感觉异常。少数脊髓损害较轻者，感觉障碍水平可不明显。脊髓损害限于半侧者，可表现为脊髓半切综合征，即病灶水平以下的同侧深感觉障碍和锥体束症以及对侧浅感觉障碍。

3. 自主神经功能障碍

(1) 膀胱功能障碍：在脊髓休克期，一切反射均消失，膀胱无充盈感，逼尿肌松弛，表现为无张力性膀胱和尿潴留，此时膀胱充盈可达 1 000 ml 以上仍无尿意，但当膀胱继续过度充盈，将出现充盈性尿失禁，又称假性尿失禁。随着脊髓休克期消失，逐渐出现反射性膀胱，其膀胱容量小和膀胱张力亢进，临床表现为反射性和周期性排尿，但无尿意，尿急但残余尿少。

(2) 肠道功能障碍：脊髓休克期，常出现便秘或大便潴留，也可因肛门括约肌松弛出现大便失禁；此外，肠道蠕动功能减弱或消失，还可出现腹胀等肠麻痹现象。恢复期患者，排便功能可逐渐恢复正常，但病情严重的痉挛性屈曲性截瘫患者还常有便秘；长期弛缓性瘫痪者，括约肌松弛，肠蠕动减少而无排便反射和排便能力。

(3) 其他：脊髓自主神经系统受损，可引起病变平面以下皮肤干燥、菲薄、无汗，热天可因无汗影响散热而出现体温升高，瘫痪肢体还可出现水肿、水疱形成，趾甲脆裂，以及性功能障碍。

(三) 不同脊髓节段的临床表现各有特点

1. 颈段脊髓炎

颈上段 (颈 4 以上) 病变，运动障碍表现为四肢上运动神经元瘫痪，伴有呼吸肌和膈肌麻痹，出现呼吸困难。颈膨大病变表现为两上肢弛缓性瘫痪和两下肢的上运动神经元性瘫痪，也可伴有 C_8~T_1 侧角细胞受损的 Horner 综合征，表现为同侧瞳孔缩小，眼球内陷，眼裂变小和同侧面部少汗。

2. 腰段脊髓炎

两下肢弛缓性瘫痪、腱反射消失、肌肉萎缩和两下肢感觉障碍，而胸腹部正常。

3. 骶段脊髓炎

马鞍区 (会阴部) 感觉障碍，肛门及提睾反射消失、无肢体运动功能障碍和锥体束征。

4. 上升性脊髓炎

病变由脊髓低节段向上迅速发展至颈段及延髓，瘫痪和感觉障碍亦从足向上扩展，出现颈以下感觉障碍、四肢瘫痪、呼吸肌麻痹，吞咽困难和发声障碍。

三、诊断要点

(一) 临床表现

急性起病，迅速出现脊髓横贯性损害症状，病变平面以下深浅感觉障碍，运动瘫痪和自主神经功能障碍。

(二) 脑脊液，大多数患者脊髓腔通畅，脑脊液无色、透明，白细胞数正常或轻度增高

[(10 ～ 100)×10^6/L]，以淋巴细胞为主；蛋白含量正常或轻度增高 (0.5 ～ 1.0 g/L)，糖及氯化物正常。

（三）脊髓 MRI 正常或病变

脊髓节段水肿、略增粗，脊髓内显示斑片状长 T1、长 T2 异常信号，T1 加权像呈不太清晰的长 T1(低信号)，T2 加权像呈清晰的长 T2(高信号)，信号比较均匀，GD–DTPA 增强扫描呈斑片状强化。

（四）诊断标准和排除标准

1. 诊断标准

(1) 急性发病的脊髓运动、感觉和自主神经功能障碍。

(2) 症状和体征累及双侧，但不一定对称。

(3) 有明确的感觉平面。

(4) 能排除脊髓外压迫疾病。

(5) 脊髓内炎症的证据，包括脑脊液白细胞增高或 IgG 指数增高，以及 MRI 的脊髓内的钆增强影像。

(6) 若发病早期无炎性证据，必要时可于病后 2 ～ 7 天内复查腰穿和 MRI。

(7) 发病后病情进展在 4 小时到 7 天达到顶峰。

2. 排除标准

(1)10 年内有脊髓放射治疗史。

(2) 临床表现呈脊前动脉血栓形成。

(3)MRI 于脊髓表面显示异常的流空现象，符合动静脉畸形。

(4) 有结缔组织疾病的血清学或临床的证据 (类肉瘤病、Behset 病、系统红斑狼疮、混合性结缔组织病等)。

(5) 有感染性疾病的神经系表现(梅毒、Lyme 病、HIV，人 T– 细胞亲淋巴病毒 –1(HTLV–1)，支原体感染，以及病毒感染如单纯疱疹 –1、单纯疱疹 –2、水痘 – 带状疱疹病毒、Epstein–Barr 病毒、巨细胞病毒、人疱疹病毒 –6 和肠道病毒。

(6) 脑 MRI 异常，提示多发性硬化。

(7) 临床视神经炎的历史。

（五）鉴别诊断

本病应与急性硬脊膜外脓肿，脊髓出血，急性脊髓压迫症，吉兰 – 巴雷综合征，及其他原因的脊髓病或脊髓炎相鉴别 (见排除标准)。

四、治疗

本病无特效治疗，主要包括减轻脊髓损害、防治并发症及促进功能恢复。

（一）药物治疗

皮质类固醇激素；免疫球蛋白；抗生素；B 族维生素有助于神经功能恢复。

（二）维持呼吸通畅

急性上升性脊髓炎和高颈段脊髓炎可发生呼吸肌麻痹，轻度呼吸困难可用化痰药和超声雾化吸入，重症呼吸困难及时清除呼吸道分泌物，保持通畅；必要时行气管切开，人工呼吸机维持呼吸。

（三）预防并发症

1. 翻身、拍背，防止坠积性肺炎，瘫肢保持功能位。

2. 骨隆起处放置气圈，按摩皮肤，活动瘫痪肢体。

3. 皮肤发红用 70% 酒精轻揉，涂 3.5% 安息香酊；褥疮局部换药，加强营养；忌用热水袋以防烫伤。

4. 排尿障碍行留置导尿，预防尿路感染；吞咽困难应放置胃管。

（四）早期康复训练

有助于功能恢复及改善预后。

第十三节　三叉神经痛

三叉神经痛 (Trigeminal neuralgia) 又称痛性抽搐 (tic douloureux) 系指三叉神经分布区内短暂反复发作的撕裂样疼痛。三叉神经痛的年发病率为 (5.5～15.5)/10 万，患病率约为 45.5/10 万。发病原因尚不明确者称为特发性三叉神经痛，凡由三叉神经行径中的肿瘤、炎症、脱髓鞘性疾病、血管性疾病及颅骨疾病等病因所致者，称继发性三叉神经痛。本节将重点阐述特发性三叉神经痛。

一、病因

原发性三叉神经痛病因尚未完全明了，周围学说认为病变位于半月神经节到脑桥间部分，是由于多种原因引起的压迫所致；中枢学说认为三叉神经痛为一种感觉性癫痫样发作，异常放电部位可能在三叉神经脊束核或脑干。

二、临床表现

1. 一般情况

各种年龄均可发病，但 90% 特发性三叉神经痛患者的发病年龄在 40 岁以上，女性略高于男性，女：男 =3：2，95% 以上的病例为单侧发病，只有极少数病例为双侧发病。40 岁以下双侧发病者应考虑多发性硬化之可能。

2. 疼痛的部位

绝大多数的病例疼痛位于一侧三叉神经分布区的第二支（上颌神经）或第三支（下颌神经），只有少数病例（＜5%）位于第一支（眼神经）。

3. 疼痛的性质

疼痛常呈刀割样、撕裂样、电灼样或针刺样。疼痛呈发作性，常突然开始，骤然终止，每次发作持续数秒至 1 分钟不等。疼痛常由某一痛点开始，并沿受累神经分布区放散，偶尔可从三叉神经的一支扩散至另一支的分布区。

4. 疼痛的诱发因素

疼痛虽无先兆，但可因进食、咀嚼、洗脸、刷牙、剃须、说话、咳嗽等活动诱发。常因恐惧疼痛发作，不敢做上述动作。大约半数病例在病侧的鼻部、口角、颊、唇、舌或齿根部有疼痛的触发点或称"扳机点"。

5. 伴发症状

疼痛发作时可出现面部潮红、球结膜和鼻黏膜充血，流泪和流涕等症状。因颜面的反复搓揉以缓解疼痛，可出现病侧面部皮肤粗糙、擦伤和眉毛脱落。吮唇、咀嚼等亦可使部分病病例缓解疼痛。有的病例受累区域感觉过敏 (hypersthesia) 或面部痉挛，反复发作及疗效不佳者，多伴有情绪障碍，如抑郁和焦虑等。

三、诊断要点

1. 有疼痛发作典型的临床表现，发作间期正常。

2. 神经系统检查正常，没有三叉神经损害的体征，无感觉支分布的面部感觉减退、角膜反射消失，运动支受累的咀嚼肌萎缩和张口下颌偏斜等。

3. 鉴别诊断

原发性三叉神经痛的诊断主要依靠病史和体格检查，确诊必须与下列疾病鉴别。

(1)继发性三叉神经痛：疼痛的发作与原发性三叉神经痛相似，但发作期间常有持续性钝痛，出现扳机点者少见。神经系统检查，常有三叉神经受损的体征。颅骨X线摄片、CT/MRI 和 (或)脑脊液检查，可见三叉神经受损的部位和病因。

(2)三叉神经炎：常因病毒感染 (如 HSV-1)、副鼻窦炎、下颌骨骨髓炎、酒精中毒、三氯乙烯及铅中毒等所致，疼痛多呈持续性，压迫神经分支可使疼痛加剧，有三叉神经受累体征。

(3)Raeder 三叉旁综合征 (Raeder paratrigeminal syndrome)：常由颅凹肿瘤，鞍旁肉芽肿、外伤等所致，部分病例原因不明。多为一侧额颞部上颌和眼眶周围的疼痛，可呈偏头痛样发作，Horner 综合征及动眼、滑车、外展神经受损的症状和体征。颅脑 CT/MRI 和 (或)CSF 检查对明确诊断很有帮助。

(4)疱疹性神经痛或疱疹后神经痛 (Postzoster neuralgia)：因带状疱疹病毒感染所致。病损多位于一侧三叉神经的眼支，有疱疹病毒感染史，呈钝痛，灼痛或撕裂样疼痛，麻木和感觉丧失是常见的症状和体征。部分病例以受累区内的疼痛为首发症状，数天后才出现皮肤疱疹，密切观察甚为重要。

(5)舌咽神经痛：疼痛常位于病侧的舌根、软腭、扁桃体、咽部及外耳道等处，可向下面部放散。进食、说话和吞咽等活动可诱发疼痛发作，扁桃体可有压力痛，1% 地卡因 (dicaine) 咽部、扁桃体及舌根部喷涂可缓解疼痛。

(6)牙痛：多有牙病史，受累牙及相邻部位有叩痛或 (和) 压痛，咀嚼、进食冷或热的食物可加剧疼痛。多呈持续性钝痛，口腔检查和 X 线片有助诊断。

(7)非典型面痛 (atypical facial neuralgia)：病因未明，多为一侧或双侧面颊部或鼻一颊角部深在的持续性钝痛。年轻女性多见，常伴有抑郁、焦虑症状，各种镇痛剂效果不佳，但对抗抑郁和焦虑的治疗有效。

四、治疗

治疗的目的是缓解疼痛，减少复发，争取根治。常用的治疗方法有：

（一）药物治疗

(1) 卡马西平 (carbamazepine)：为首选治疗药物，70%～80%病例可缓解疼痛。开始0.1 g，每日2～3次，口服。以后逐渐增加剂量，一般0.6～0.8 g/d，最大量不超过1.2 g/d。眩晕，走路不稳、皮疹、白细胞减少和肝损害等是常见副作用，应注意观察。

(2) 苯妥因钠 (phenytoin)：有效率为20%～50%，可以单独应用或与卡马西平联合应用。0.3～0.4 g/d，分3～4次口服，头晕、嗜睡、齿龈增生、共济失调等是常见的副作用。

(3) 巴氯芬 (baclophen)：有效率为70%，常用于不能耐受卡马西平治疗的病例，开始5 mg，每日3次，口服。以后逐渐增加剂量达30～40 mg/d，最大量不超过80 mg/d，头晕、头痛、嗜睡、乏力、恶心等是常见的副作用。

(4) 其他药物：包括奥卡西平 (oxcarbazepine)，又称曲莱 (trileptal)，开始0.2 g，每日一次，以后逐渐加量，可达0.2 g，每日2～3次，副作用与卡马西平类似，但可出现过敏反应和低血钠症。丙戊酸 (valproicacid，600～1 200 mg/d)，加巴喷丁 (gabapentin，600～1 200 mg/d)，拉莫三嗪 (lamotrigine，150～600 mg/d)，氯硝基西泮 (clonazepine，0.5～8 mg/d，逐渐加量)、(vitB$_{12}$1 000～3 000 mg/次，每周2～3次，肌内注射) 等可酌情选用。

（二）射频热凝疗法

采用立体定向控温技术，对三叉神经根或三叉神经半月节行加热凝固，达到破坏三叉神经的痛觉纤维，产生镇痛作用。适用于经药物治疗失败或难以耐受药物的副作用者。

（三）手术治疗

包括三叉神经脊髓束切断术，三叉神经感觉根部分切断术、颅内或颅外三叉神经周围支切断术及三叉神经微血管减压术等。三叉神经微血管减压术缓解疼痛的效果可达70%。常用于药物治疗效果不佳，特别是晚期病例。

（四）神经阻滞治疗

采用无水酒精、甘油或 VitB$_{12}$ 等注入三叉神经的分支或半月节内，使之凝固坏死，阻断痛觉传导达到镇痛作用。该法虽然操作简便安全，但镇痛作用维持时间较短，易于复发。

（五）伽玛刀 (γ- 刀) 治疗

对药物治疗和神经阻滞治疗无效者可试用，但确切疗效有待进一步评价。

第十四节　重症肌无力

重症肌无力是主要累及神经肌肉接头处突触后膜上乙酰胆碱受体，主要由乙酰胆碱受体抗体介导、细胞免疫依赖性、补体参与的自身免疫性疾病。

一、病因

重症肌无力的发病原因分两大类，一类是先天遗传性，极少见，与自身免疫无关；第二类是自身免疫性疾病，最常见。发病原因尚不明确，普遍认为与感染、药物、环境因素有关。同时重症肌无力患者中有65%～80%有胸腺增生，10%～20%伴发胸腺瘤。

二、临床表现

重症肌无力发病初期患者往往感到眼或肢体酸胀不适，或视物模糊，容易疲劳，天气炎热或月经来潮时疲乏加重。随着病情发展，骨骼肌明显疲乏无力，显著特点是肌无力于下午或傍晚劳累后加重，晨起或休息后减轻，此种现象称之为"晨轻暮重"。

1. 重症肌无力患者全身骨骼肌均可受累，可有如下症状

(1) 眼皮下垂、视力模糊、复视、斜视、眼球转动不灵活。

(2) 表情淡漠、苦笑面容、讲话大舌头、构音困难，常伴鼻音。

(3) 咀嚼无力、饮水呛咳、吞咽困难。

(4) 颈软、抬头困难，转颈、耸肩无力。

(5) 抬臂、梳头、上楼梯、下蹲、上车困难。

2. 临床分型

(1) 改良的 Osseman 分型法：①Ⅰ型眼肌型；②ⅡA 型轻度全身型，四肢肌群常伴眼肌受累，无假性球麻痹的表现，即无咀嚼和吞咽困难构音不清。③ⅡB 型四肢肌群常伴眼肌受累，有假性球麻痹的表现，多在半年内出现呼吸困难。④Ⅲ型（重度激进型）发病迅速，多由数周或数月发展到呼吸困难。⑤Ⅳ型（迟发重症型）多在 2 年左右由Ⅰ型、ⅡA 型、ⅡB 型演变。⑥Ⅴ型肌萎缩型，少见。

(2) 肌无力危象是指重症肌无力患者在病程中由于某种原因突然发生的病情急剧恶化，呼吸困难，危及生命的危重现象。

根据不同的原因，MG 危象通常分 3 种类型。

1) 肌无力危象：大多是由于疾病本身的发展所致。也可因感染、过度疲劳、精神刺激、月经、分娩、手术、外伤而诱发。临床表现为患者的肌无力症状突然加重，出现吞咽和咳痰无力，呼吸困难，常伴烦躁不安，大汗淋漓等症状。

2) 胆碱能危象：见于长期服用较大剂量的"溴吡斯的明"的患者，或一时服用过多，发生危象之前常先表现出恶心、呕吐、腹痛、腹泻、多汗、流泪、皮肤湿冷、口腔分泌物增多、肌束震颤以及情绪激动、焦虑等精神症状。

3) 反拗危象："溴吡斯的明"的剂量未变，但突然对该药失效而出现了严重的呼吸困难。也可因感染、电解质紊乱或其他不明原因所致。

以上 3 种危象中肌无力危象最常见，其次为反拗性危象，真正的胆碱能危象甚为罕见。

三、诊断

当一个人出现全身乏力，尤其是当肌无力累及到眼肌或颜面部的肌肉时，或肌无力随着受累肌肉使用而加重，休息后又恢复时，医生应怀疑有重症肌无力。因为乙酰胆碱受体被阻断，增加乙酰胆碱数量的各种药物都是有益的。实验性地使用它们中的一种能够帮助证实诊断。腾喜龙是最常用的作为诊断性试验的药物，当静脉注射时，它可暂时性增加重症肌无力患者的肌力。

其他诊断性试验包括：用肌电图测量神经和肌肉的功能以及查血中的乙酰胆碱受体抗体。

一些重症肌无力患者患有胸腺瘤，后者可能是免疫系统功能异常的原因，胸部的 CT 扫描能够确定是否存在胸腺瘤。

四、治疗

1.药物治疗

(1) 抗胆碱脂酶类药物：如口服吡斯的明 60～360 mg/次，3～5 次/日，溴化新斯的明 15～90 mg/次，3～5 次/日。对心率过慢，心律不齐，机械性肠梗阻以及哮喘患者均忌用或慎用。

(2) 极化液 (10% 葡萄糖 250～500 ml 内加 10% 氯化钾 10～15 ml，胰岛素 8～16 u) 加新斯的明 0.5～2.0 mg，地塞米松 5～15 mg 静滴 1 次/日，10～12 次为一疗程。间歇 5～7 天重复一疗程，一般 2～3 个疗程可出现显效，极化液可使终板机能和乙酰胆碱-胆碱脂酶系统的代谢功能恢复。也可同时口服或静注钙剂。钙离子不仅在神经骨干传递过程中起重要作用，并有加强乙酰胆碱的分泌功能。

(3) 免疫抑制剂：根据免疫功能情况分别应用：如①口服泼尼松 45～80 mg 次/日，持续 3～5 个月。②静滴环磷酰胺 200 mg，与 VitB$_6$ 100～200 mg 一起加入 10% 葡萄糖 250 ml 中，1 次/2 日，10 次为一疗程；或 50 mg 口服每日～3 次。③硫唑嘌呤 25～50 mg 口服，2～3 次/日，并可长期与泼尼松联合应用。此外，也可用环孢素 (6 mg/kg/天) 进行治疗。

2.胸腺治疗

药物疗效欠佳伴有胸腺肿大和危象发作的患者，可考虑胸腺切除术，但以病程较短 (5 年以内) 青年 (35 岁以下) 女性患者的疗效较佳，完全缓解常在术后 2～3 年，有效率 80%。但单纯眼型疗效差。对有胸腺瘤者，为防恶变，应尽早手术。对不宜手术的年老体弱或恶性胸腺瘤患者，也可以深度 X 线，兆伏级 X 线或钴 60 作为放射源行胸腺放射治疗，有效率约 70% 左右，病程越短 (3 年以内)，年龄越轻 (40 岁以下)，疗效越好，对儿童应从严掌握。

3.血液疗法

有条件时可使用血浆替换疗法：也可试用高效价丙种球蛋白 100～200 mg/kg，用生理盐水 500 ml 稀释后静滴，1 次/周，共 3～5 次，但丙球具有抗原性，有肌注丙球引起变态反应性脑炎的报道，故不宜滥用。

4.中医中药疗法

本病中医学认为属脾肾虚损，故治以培脾补肾，益气滋阴，常用补中益气汤、六味地黄丸或左归丸主之，也有良好疗效。

第十五节　周期性瘫痪

周期性瘫痪是以反复发作骨骼肌弛缓性瘫痪为特征的一组疾病，持续数小时至数周，发作间期正常。部分患者有家族遗传史。发作时大都伴血清钾含量改变，按照血清钾浓度的不同分为低血钾型、高血钾型和正常血钾型。国内以低血钾型为最常见。

一、病因

按病因可分为原发性和继发性两类。原发性系指发病机制尚不明了和具有遗传性者；继发性则是继发于其他疾病引起的血钾改变而致病者，见于甲状腺功能亢进、原发性醛固酮增对症、17-α-羟化酶缺乏和钡剂中毒等。

二、临床表现

1.低血钾型周期性瘫痪

任何年龄均可发病，以青壮年(20～40岁)发病居多，男多于女，随年龄增长而发病次数减少。饱餐(尤其是碳水化合物进食过多)、酗酒、剧烈运动、过劳、寒冷或情绪紧张等均可诱发。

多在夜间或清晨醒来时发病，表现为四肢弛缓性瘫痪，程度可轻可重，肌无力常由双下肢开始，后延及双上肢，两侧对称，近端较重；肌张力减低，腱反射减弱或消失。患者神志清楚，构音正常，头面部肌肉很少受累，尿便功能正常，但严重病例，可累及膈肌、呼吸肌、心肌等，甚至可造成死亡。

发作一般持续6～24小时，或1～2天，个别病例可持续一周。最晚瘫痪的肌肉往往先恢复。发作间期一切正常；发作频率不等，可数周或数月1次，个别病例发作频繁，甚至每天均有发作，也有数年1次或终生仅发作1次者。40岁以后发病逐渐减少，直至停发。若并发于肾上腺肿瘤和甲状腺功能亢进者，则发作常较频繁。发作后可有持续数天的受累肌肉疼痛及强直。频繁发作者可有下肢近端持久性肌无力和局限性肌萎缩。

发作时血清钾一般降到3.5mmoL/L以下，尿钾也减少，血钠可升高。心电图可呈低血钾改变，如出现U波、QT间期延长、S-T段下降等。肌电图显示电位幅度降低或消失，严重者电刺激无反应。

2.高血钾型周期性瘫痪

较少见，有遗传史，童年起病，常因寒冷或服钾盐诱发，白天发病。发作期钾离子自肌肉进入血浆，因而血钾升高，可达5～7mEq/L。也以下肢近端较重，持续时间较短，不足一小时，一日多次或一年一次。部分病员发作时可有强直体征，累及颜面和手部，因而面部"强直"，眼半合，手肌僵硬，手指屈曲和外展。进食、一般活动、静注钙剂、胰岛素或肾上腺素均可终止发作。事先给予能增加钾排泄的醋氮酰胺及双氢克尿塞等利尿剂可预防发作。

发作时心电图改变，初是T波增高，QT间期延长，以后逐渐出现R波降低，S波增深，ST段下降，P-R间期及QRS时间延长。

对诊断有困难者，可作诱发试验：口服氯化钾常可诱发或使原有瘫痪症状加重。这是因为高钾型周期性瘫痪，对外源性钾的摄入比本身血清钾含量变化更为敏感。

3.正常血钾型周期性瘫痪

很少见，发作前常有极度嗜盐，烦渴等表现。其症状表现类似低血钾周期性瘫痪，但持续时间大都在10天以上；又类似高血钾型周期性瘫痪，给予钾盐可诱发。但与两者不同之处为发作期间血钾浓度正常，以及给予氯化钠可使肌无力减轻，若减少食盐量可诱致临床发作。

三、检查

1.发病时血清钾降低，低血钾型周期性瘫痪；发病时血清钾升高，可达5～7mEq/L，高血钾型周期性瘫痪；或血钾正常，正常血钾型周期性瘫痪。

2.低血钾型周期性瘫痪发作时，心电图上常有低血钾改变如QT间期延长、S-T段下降、

T波降低、U波明显且常与T波融合，其低钾的表现常比血清钾降低为早。高血钾型周期性瘫痪发作时，心电图改变，初是T波增高，QT间期延长，以后逐渐出现R波降低，S波增深，ST段下降，P-R间期及QRS时间延长。

四、诊断

发作性弛缓性瘫痪，腱反射消失和电兴奋性丧失，发作间期如常人，诱发试验更有助于其确诊。

五、治疗

（一）低钾型周期性瘫痪

发作时成人一次口服或鼻饲氯化钾。对有呼吸肌麻痹者，应及时给予人工呼吸，吸痰、给氧。心律失常者可应用10%氯化钾30 ml、胰岛素10单位加5%葡萄糖液1 000 ml静脉滴入。但禁用洋地黄类药物。因为缺钾时心脏对洋地黄的敏感性增高，易出现洋地黄毒性反应。

发作间歇期的治疗：发作较频繁者，可长期口服氯化钾1～2 g，3次／日，或氯化钾2 g每晚睡前服用。如并有甲状腺功能亢进或肾上腺皮质肿物者，应进行相应的药物或外科手术治疗。尚须警惕个别患者仍有心律不齐，治疗困难，且可因室性心动过速猝死。

平时应避免过劳、过饱和受寒等诱因。

（二）高钾型周期性瘫痪

发作时可选用：①10%葡萄糖酸钙10～20 ml静注，因钙离子可直接对抗高血钾对心脏的毒性作用。②胰岛素10～20 u加入葡萄糖溶液500～1000 ml内静滴。③4%碳酸氢钠溶液200～300 ml静滴。④醋氮酰胺250 mg，3次／日，或双氢克尿塞25 mg，3次／日。

间歇期应控制钾盐的摄入，主要是易被忽视的钾来源，如钾盐青霉素及一周以上的库存血等。平时经常摄食高盐、高碳水化合物饮食。对发作频繁者，可适当服用潴钠排钾类药物如醋氮酰胺250 mg，2～3次／日，双氢克尿塞25 mg，2～3次／日，二氯苯二磺胺100 mg，1次／日或9α-氟氢皮质酮0.1 mg，1次／日以预防。

（三）正钾性周期性瘫痪

发作期可用生理盐水或5%葡萄糖盐水1000～2000 ml静脉滴入，并尽量服用食盐，服用排钾潴钠类药物如醋氮酰胺或激素。但排钾过多又可从本型转化为低钾型周期性瘫痪，应引起重视。

平时应服用高盐高糖饮食，发作频繁者可适当服用排钾潴钠类药物，以预防或减少其发作。

第五章 心血管内科疾病

第一节 冠心病

冠心病是冠状动脉性心脏病的简称，是一种最常见的心脏病，是指因冠状动脉狭窄、供血不足而引起的心肌机能障碍和（或）器质性病变，故又称缺血性心肌病。冠心病是一种由冠状动脉器质性（动脉粥样硬化或动力性血管痉挛）狭窄或阻塞引起的心肌缺血缺氧（心绞痛）或心肌坏死（心肌梗死）的心脏病，亦称缺血性心脏病。冠心病的发生与冠状动脉粥样硬化狭窄的程度和支数有密切关系，同时患有高血压、糖尿病等疾病，以及过度肥胖、不良生活习惯等是诱发该病的主要因素。冠心病是全球死亡率最高的疾病之一，根据世界卫生组织 2011 年的报告，中国的冠心病死亡人数已列世界第二位。

一、稳定性心绞痛

是在冠脉狭窄的基础上，由于心脏负荷的增加，冠脉血流量不能满足心肌代谢的需要，引起心肌急剧的、暂时的缺血与缺氧的临床综合征。

（一）临床表现

1. 多数的情况下，劳力诱发的心绞痛常在同一"心率 × 收缩压"的水平上发生，以发作性胸痛为主要症状。有以下特点。

(1) 部位：在胸骨后中下段或心前区，手掌大小，可放射到左肩、左臂内侧或颈部。

(2) 性质：为压迫性、紧迫性或烧灼性的常伴有濒死的恐惧感。

(3) 诱因：体力劳动、情绪激动、饱餐寒冷时均可诱发。

(4) 持续时间：疼痛出现后即逐渐加重，3 ～ 5 分钟内可消失。

(5) 缓解方式：停止诱发症状的活动后即可缓解，或含服硝酸甘油后数分钟内缓解。

2. 体征

平时一般无体征，发作是可有心率增快，血压升高，焦虑出汗；有时可有暂时性心尖区收缩期杂音等。

（二）辅助检查

1. 心电图

是发现心肌缺血，诊断心绞痛最常用的方法。

(1) 静息时心电图：多数是正常的，部分有陈旧性心肌梗死的改变或非特异 ST-T 波改变。

(2) 发作时心电图：绝大多数出现暂时性 ST 段下移 ≥ 0.1 mv，发作缓解后即恢复；部分出现发作时一过性 T 波倒置或原有倒置 T 波直立（假性正常化）。

(3) 心电图负荷试验：运动中出现心绞痛或 ST 段水平型下移 ≥ 0.1 mv 并持续 2 分钟为阳性标准。

(4) 动态心电图：出现患者活动和症状相对应的缺血性的 ST-T 改变的心电图有助于帮助

诊断。

2. 放射性核素心肌显像 (ECT) 静息时心肌缺血区在运动后可显示灌注缺损。

3. 冠状动脉造影

可发现冠状动脉各分支血管狭窄性病变的程度和部位。

4. 其他

多拍螺旋 X 线计算机断层扫描血管造影 (CTA)。

心脏超声显像，发现心室壁节段性运动障碍。

(三) 诊断和鉴别诊断

1. 诊断

根据症状、体征、含服硝酸甘油后缓解，结合年龄、冠心病危险因素、发作时心电图、冠脉造影结果等即可做出诊断。

2. 鉴别诊断

应与心肌梗死、肋间神经痛、心脏神经官能症或消化系统疾病鉴别。

(四) 治疗

1. 发作时的治疗

发作时休息立即可缓解症状。舌下含化硝酸甘油，数分钟可缓解症状。

可考虑应用镇静药物。

缓解期的治疗：

药物治疗为基础：①阿司匹林：75 ～ 150 mg/d；②β受体阻滞剂：从小剂量开始，以心率不低于 50 次 / 分为宜；③调节血脂药物；④ ACEI 类药物；⑤钙拮抗剂；⑥硝酸酯类药物。

2. 介入治疗

必要时可选择介入治疗。

(1) 经治疗后仍有症状，狭窄的血管供应中到大面积处于危险的存活心肌的患者。

(2) 心肌缺血客观证据明确，狭窄病变显著，病变血管供应中到大面积存活心肌者。

(3) 介入治疗后复发管腔再狭窄伴心绞痛者。

(4) 冠脉搭桥术后复发心绞痛者。

3. 外科治疗

病情复杂时可以选择 CABG 手术。

(1) 严重左主干或等同病变。

(2) 冠状动脉 3 支病变伴左心室射血分数＜ 50%。

(3) 介入治疗失败仍有心绞痛或血流动力学异常。

二、急性冠脉综合征

急性冠脉综合征 (ACS) 是代表冠状动脉粥样硬化病变程度不同的一组疾病，即粥样斑块破裂、冠脉痉挛引起非闭塞性或闭塞性血栓形成导致严重心脏缺血事件，包括不稳定型心绞痛、非 ST 段抬高心肌梗死和 ST 段抬高急性心肌梗死。

（一）临床表现

1. 不稳定型心绞痛

是介于稳定型心绞痛和急性心肌梗死之间的一组临床心绞痛综合征，冠脉血管内以斑块破裂、形成非闭塞性白色血栓病理改变为主。

(1) 初发劳力型心绞痛：病程在 2 个月内新发生的心绞痛

(2) 恶化劳力型心绞痛：病情突然加重，表现胸痛发生次数增加，持续时间长，诱发心绞痛的活动阈值明显减低，加重一级至少达 CCSC 分级Ⅲ级，硝酸甘油缓解效果差，病程在 2 月内。

(3) 静息心绞痛：病程在 1 月内，心绞痛发生在休息或安静状态，发生时间相对较长，硝酸甘油效果差。

(4) 梗死后心绞痛：指 AMI 发病 24 h 后至 1 月内发生的心绞痛。

(5) 变异型心绞痛：休息或一般活动时发生的心绞痛，发作时的心电图显示 ST 段暂时性抬高。

2. 急性心肌梗死

(1) 反应：从慢性稳定性心绞痛到 ST 段抬高的心肌梗死的一个连续病理过程，冠脉血管内斑块破裂、形成非闭塞性白色血栓则表现为非 ST 段抬高型心肌梗死 (NSTEMI)，或闭塞性红色血栓病理改变则表现为 ST 段抬高型心肌梗死 (STEMI)。

(2) 先兆：半数以上的患者有乏力、胸部不适前驱症状，以新发心绞痛或原有心绞痛加重为多见，部分患者症状不明显。

(3) 疼痛：多有诱因，程度较重，持续时间较长，可达数小时或数天不缓解，硝酸甘油疗效差，伴有烦躁、大汗和恐惧感。

(4) 全身症状：可有发热、心动过速、血压升高、白细胞增加等

（二）辅助检查

1. 心电图

(1) 不稳定型心绞痛：患者绝大多数出现发作时暂时性 ST 段下移 ≥ 0.1 mv，发作缓解后即恢复；部分出现发作时一过性 T 波倒置或原有倒置 T 波直立（假性正常化）。

(2) 非 ST 段抬高心肌梗死：发作后 ST 段下移或 T 波倒置持续数小时或数天以上，并伴有 ST-T 逐渐恢复的动态改变，无 Q 波的形成。

(3) ST 段抬高心肌梗死：发作后 ST 段抬高弓背向上，或胸前导联 R 波递增不良或消失，出现病理性 Q 波，持续数小时或数天后逐渐 ST 段回落并 T 波倒置呈"冠状 T 波"。部分患者发作后出现新发生的左束支阻滞或预激综合征图形。

2. 心肌标记物

(1) 肌红蛋白：发病后 1～4 小时即可升高达高峰，但特异性较低。

(2) 肌酸激酶 (CK) 和肌酸激酶同工酶 (CK-MB)：CK 在 AMI 发生后 4～8 小时内超过正常范围，CK-MB 可在发病 4 小时内升高，在 2～3 天内恢复正常，有较高特异性和敏感性；

(3) 心脏特异性肌钙蛋白 T(cTnT) 和肌钙蛋白 I(cTnI)：发病 3 小时后即可升高，cTnI 可持续升高 7～10 天，而 cTnT 则可持续升高达 10～14 天，具有高度的特异性和敏感性。

3. 心脏超声

显示梗死区域室壁变薄、节段性运动消失或矛盾运动、心脏大小及功能测定,尚可观察到心脏破裂、腱索或乳头肌断裂和室间隔穿孔等。

4. 核素心肌显像 (ECT) 和正电子发射断层心肌显像 (PET)

可估计梗死面积、侧支循环血流量、受损心肌范围、心肌代谢和心肌活力等状况。

5. 冠状动脉造影

可发现冠状动脉各分支血管狭窄性病变的程度和部位。病变多为偏心性斑块,边缘不规整或有破溃,能否发现血栓形成取决于进行冠脉造影的时间;冠脉狭窄程度约半数为严重病变或多支病变,约 10% 的患者为正常结果。

(三) 诊断和鉴别诊断

1. 诊断

(1) 有缺血性胸痛的发作。

(2) 心电图表现为 ST 段抬高或下移及 T 波倒置动态变化。

(3) 同时伴有心肌标记物升高和降低。

2. 鉴别诊断

(1) 急性心包炎。

(2) 急性肺栓塞。

(3) 急腹症。

(4) 急性主动脉夹层。

(四) 治疗

1. 监护和一般治疗

(1) 疑为急性冠脉综合征的患者均应收入监护室,立即做 12 ~ 18 导联心电图和心肌标记物、嚼服阿司匹林 162 ~ 300 mg,建立静脉通道,并监测血压、心率、心律和心功能变化。

(2) 休息:急性期卧床休息 1 周。

(3) 吸氧:最初几日间断或持续吸氧。

(4) 解除疼痛

1) 硝酸甘油 0.3 ~ 0.6 mg,疼痛不缓解且血压稳定者静脉硝酸甘油 10 ~ 20 mg/min 持续滴注或微泵注射。

2) 吗啡 3 ~ 5 mg 缓慢注入,5 ~ 10 分钟可重复应用,总量不超过 10 ~ 15 mg。也可选择皮下注射 3 ~ 5 mg/ 次。

2. 不稳定型心绞痛和非 ST 段抬高心肌梗死

(1) 危险分层:根据患者症状、体征、心电图及血流动力学指标进行危险分层:

1) 低危组:无并发症、血流动力学稳定、不伴有反复缺血发作者。

2) 中危组:伴持续胸痛或反复发作心绞痛者。

3) 高危组:并发心源性休克、急性肺水肿和持续性低血压等。

(2) 抗血栓治疗

1) 阿司匹林:一旦确诊立即首次阿司匹林 300 mg 顿服,后每天 100 mg 维持治疗;介入治疗前 2～3 天必须开始使用 300 mg/d，持续用至介入支架置入后改为 100 mg/d 长期服用。

2) 氯吡格雷：对于阿司匹林过敏者可给予氯吡格雷首剂 300 mg，后改为 75 mg/d 维持治疗。拟行支架置入者，均应术前至少 6 小时在阿司匹林的基础上加用氯吡格雷，首剂 300 mg，如术前使用则应首剂 600 mg，后改为 75 mg/d 维持治疗至少 12 个月，但要经常检查血常规，一旦出现白细胞或血小板减少应立即减量或停药。

3) 血小板 GP Ⅱb/Ⅲa 受体拮抗剂：对持续性缺血或有其他高危特征的患者准备行介入治疗或介入治疗术中发生慢血流或无再流现象者，应考虑使用替罗非班 (tirofiban)0.4 mg/kg/min，30 min，随后 0.1 mg/kg/min，2～5 天；同时低分子肝素皮下注射 q12 h，3～5 天。

4) 抗凝血酶治疗① 对中高危未用肝素治疗的患者可静脉普通肝素 5000 U，再以 1000 U/h 静滴 24～48 h 后，3～5 天。调整肝素剂量，使 APTT 控制在正常水平的 1.5～2 倍。②低分子肝素有更多的优势，急性期也可首选低分子肝素皮下注射 3～5 天。③介入术中一般开始给予固定剂量的肝素 6000～8000 IU，手术每延长 1 小时应补加肝素 2000 IU，保持 ACT ≥ 300 s。介入术后继续低分子肝素皮下注射 q12 h，3～5 天。

(3) 介入治疗

1) 低危险度的患者可病情稳定 48 小时后可择期行冠状动脉造影和介入治疗

2) 中、高危患者、心绞痛反复发作、药物效果不佳或伴有血流动力学异常者应考虑紧急介入性治疗或 CABG 手术，合并心源性休克应先插入 IABP，血压稳定即行介入治疗。

3.ST 段抬高心肌梗死

(1) 溶栓治疗

1) 溶栓适应证

a. 持续胸痛≥半小时，含硝酸甘油不缓解。

b. 相邻两个或更多导联 ST 段抬高在肢体导联＞ 0.1 mV、胸导＞ 0.2 mV。

c. 发病≤ 6 小时。

d. 若发病后 6～12 小时，心电图 ST 段抬高明显伴有或不伴有严重胸痛者仍可溶栓。

e. 年龄＜ 75 岁。

2) 溶栓禁忌证

a. 两周内有活动性出血 (胃肠溃疡病、咯血)，近期内脏手术和不能压迫的血管穿刺史、有创性心肺复苏和外伤史。

b. 溶栓前经治疗的血压仍≥ 180/110 mmHg。

c. 高度怀疑主动脉夹层者。

d. 既往发生过出血性脑卒中，1 年内发生过缺血性脑卒中或脑血管事件。

e. 有出血性视网膜病史。

f. 各种血液病、出血性疾病或出血倾向者。

g. 严重的肝肾功能障碍或恶性肿瘤。

3) 溶栓步骤

a. 即刻口服水溶性的阿司匹林 0.3 g，3～5 日后改为 100 mg 长期服用。

b. 溶栓前查血常规、血小板计数、出凝血时间、心肌标记物和 18 导联心电图。

c. 药物选择尿激酶 (UK)：150 万 IU 加入 100 ml5% 葡萄糖液或生理盐水中，30 min；12 h 后皮下注射低分子肝素 q12 h。重组链激酶 (rSK)：150 万 U 加入 100 ml 5% 葡萄糖液或生理盐水中，60 min；12 h 后皮下注射低分子肝素 q12 h。重组组织纤溶酶原激活剂 (rt-PA)：先给普通肝素 5 000 U 静脉滴注，同时给予下列一种方法：国际习用法：15 mg，随后 ≤ 50 mg 在 30 min 内滴注，余下 ≤ 35 mg 在 60 min 内滴注，总量 ≤ 100 mg。国内试用法：8 mg，42 mg 于 90 min 内滴注。总量 50 mg。

rt-PA 用完后即应用普通肝素 700 ～ 1 000 U，48 h，以后再改为皮下低分子肝素 q12 h，3 ～ 5 天。

4) 监测项目

a. 症状和体征。

b. 心电图：溶栓开始后 3 小时内每半小时复查一次心电图，并胸壁导联定点固定标记。

c. 发病后 6、8、10、12、16、20 小时查 CK、CK-MB。

d. 用肝素者定期复查 PT、APTT。

5) 评价冠脉再通的指征

直接指征：90 分钟冠造 TIMI 血流分级达 Ⅱ、Ⅲ 级者提示血管再通。

间接指征：如在溶栓后 2 小时内有以下 2 条或 2 条以上 (第 b 和 c 组合不能判断再通)，可临床考虑血管再通。

a. 胸痛在突然减轻或消失。

b. 上抬的 ST 段迅速 (30 分钟内) 回降 > 50%，甚至回到等电位线。

c. 出现再灌注心律失常。

d.CK 或 CK-MB 酶峰值分别提前至 16 小时和 14 小时以内。

6) 溶栓的并发症

a. 轻度、重度或危及生命的出血：皮肤黏膜出血、咯 / 呕血、颅内出血等。

b. 再灌注性心律失常：部分可引起血流动力学异常、一过性低血压或过敏反应

(2) 介入治疗 (PCI)

1) 直接 PCI 适应证

a.ST 段抬高和新出现左束支阻滞。

b.ST 段心肌梗死伴有心源性休克。

c. 适合再灌注治疗而有溶栓禁忌证者。

应注意：发病 12 小时以上不宜行 PCI，不宜对非梗死相关的动脉行 PCI，要由有经验的者施行 PCI 手术。

2) 补救性 PCI 适应证：溶栓后仍有明显胸痛、ST 段抬高无明显降低者。

3) 择期 PCI 适应证：病情稳定 7 ～ 10 天的患者行冠造发现仍有残留病变者可行 PCI 治疗。

(3)β 受体阻滞剂：除变异性心绞痛外，未曾服用 β 受体阻滞剂或现服 β 受体阻滞剂、剂量不足者均应使用足量的 β 受体阻滞剂。

4. 血管紧张素转换酶抑制剂 (ACEI) 或 AT1 受体拮抗剂 (ARB)

在无禁忌证的情况下，溶栓治疗后血压稳定即可开始使用 ACEI 或 ARB。从低剂量开始

逐渐增加剂量至靶剂量。

5. 调脂药物

在 ACS 入院后 24 小时内测定血脂，早期使用他汀类调脂药物，以稳定斑块，并长期应用，使 LDL-C < 2.6 mmol/L，减少急性心脏事件发生。

6. 治疗心律失常、休克和心力衰竭：见相关内容。

7. 外科治疗

(1) 左冠状动脉主干狭窄伴血流动力学异常。

(2) 冠状动脉 3 支病变伴左心室射血分数明显减低。

(3) 介入治疗失败仍有心绞痛或血流动力学异常。

三、冠心病的介入治疗

(一)PCI 的适应证

1. 慢性稳定性冠心病

主要用于有效药物治疗的基础上仍有症状的患者以及有较大范围心肌缺血的患者。

2. 不稳定性心绞痛和非 ST 段抬高性心肌梗死

进行 TIMI 评分和 GRACE 评分，按照危险分层选择 PCI 时机。对高危患者 2 h 内行紧急 PCI，对中高危患者行早期 PCI(72 h)，对低危患者不推荐常规 PCI。

3. 急性 ST 段抬高性心肌梗死 (AMI)

(1) 直接 PCI

1) 发病 12 h 以内，D-to-B 时间 90 分钟以内选择直接 PCI。发病 3 小时以内，D-to-B 时间超过 90 分钟以上选择静脉溶栓。

2) 发病 12 ~ 24 h 后仍有症状，由有经验的介入医生和具备一定条件的导管室及时施行 PCI。

3) 发病 36 h 内发生心源性休克，年龄 < 75 岁，可以在休克发生 18 h 内由有经验的介入医生在具备一定条件的导管室完成 PCI 者。> 75 岁，权衡利弊后可考虑 PCI。

4) 适合再灌注治疗，但有溶栓治疗禁忌证的 AMI 患者。

在心肌梗死急性期治疗非梗死相关动脉；已经溶栓治疗，目前没有心肌缺血的症状；发病已经超过 12 h，目前没有心肌缺血的证据；术者经验不足。上述情况均不推荐直接 PCI。

(2) 补救 PCI：溶栓治疗失败后患者仍然有持续胸痛或反复心肌缺血，此时行 PCI 使闭塞的血管再通称为补救性 PCI(RescuePCI)。

(3) 急性期后的 PCI

1) 有自发或诱发的心肌缺血，持续血液动力学不稳定者。

2) 左心室射血分数 < 40%、左心衰竭、严重室性心律失常者。

3) 无自发或诱发的心肌缺血的严重狭窄推荐 30 天后 PCI。

4) 梗死相关血管完全闭塞，无心肌缺血表现，血流动力学和心电学稳定，不推荐常规行 PCI。

(二)PCI 时药物的应用及术前、术后处理

1. 术前用药

(1) 抗血小板药物：术前长期口服阿司匹林者，在 PCI 术前口服阿司匹林 100 mg/d。既往未服用阿司匹林的患者，在决定进行介入治疗后，可在术前 24 h，至少 2 h 前应给予 300 mg 水溶性阿司匹林制剂口服。氯吡格雷：术前 6 小时应予 300 mg 氯吡格雷，紧急手术者术前 2 h 给予 600 mg。

(2) 抗心绞痛药物：包括硝酸酯类、β受体阻滞剂和钙离子拮抗剂。一般情况下，患者应继续口服原有的常规用药，不必仅仅为了介入操作而另加特殊药物。当患者安静状态下基础心率低于 50 次 / 分时，应考虑术前停用一次β受体阻滞剂 (服用较小剂量时) 或减量服用 (服用较大剂量时)。

(3) 镇静剂：精神紧张患者可在介入治疗的前一天晚上口服镇静剂，也可在操作开始前肌肉或静脉注射镇静剂。

(4) 慢性肾功能不全患者的术前准备：对于慢性肾功能不全患者应在术前给予适当容量液体以维持足够尿量，一般可于术前 2 ～ 3 h 开始持续静脉点滴生理盐水或 5% 葡萄糖 100 ml/h，术后持续点滴 10 h 或直至出现充足尿量。平时尿量偏少或合并左心功能不全者可同时给予适当利尿剂。应选用非离子型造影剂。对于严重肾功能不全患者 [血肌酐 ＞ 176.8 mmol/L(2.0 mg/dl)]，必要时做好血液透析准备。

(5) 对造影剂或多种药物过敏患者的术前准备：如果患者有可疑的对含碘造影剂过敏或对 3 种以上药物过敏的历史，应选用非离子型造影剂，可使用非离子型造影剂进行静脉碘过敏试验，并在术前进行抗过敏治疗，于操作开始时静脉注射地塞米松。

2. 术中用药

(1) 肝素：术中使用普通肝素可减少动脉损伤部位及介入治疗器械上的血栓形成，最好根据激活凝固时间 (ACT) 监测结果调整肝素用量，使 ACT ≥ 300 s。一般可于介入治疗开始时给予固定剂量的肝素 (6 000 ～ 8 000 IU) 或根据体重调整用量 (100 IU/kg 体重)。手术每延长 1 h 应补加肝素 2 000 IU，保持 ACT ≥ 300 s。对于术后有血栓形成的高危患者 (如长病变、明显残余狭窄、置入多个支架等)，可皮下注射低分子量肝素 5 000 u，q12 h，3 ～ 5 d。

(2) 血小板糖蛋白Ⅱb/Ⅲa 受体拮抗剂：血小板糖蛋白Ⅱb/Ⅲa 受体拮抗剂能有效抑制血小板聚集，降低介入后缺血性并发症的发生率。以下情况应考虑使用：有血栓的病变、急性冠状动脉综合征、糖尿病小血管病变、静脉旁路移植血管病变、介入治疗中发生慢血流或无再流现象者，一般使用 3 ～ 5 d。

(3) 硝酸酯类药物：一般可在操作开始时于冠状动脉内注射硝酸甘油 100 ～ 300 mg，必要时可重复，每次 100 ～ 200 mg。术中有心绞痛发作者可舌下含服硝酸甘油 0.6 ～ 1.2 mg，也可按上述方法于冠状动脉内注射硝酸甘油，症状持续时间较长的多支血管病变患者可持续静脉滴注硝酸甘油。

3. 术后处理

(1) 术后用药：介入治疗后的一般患者可皮下注射低分子量肝素 5 000 u，q12 h，1 ～ 3 d。应长期使用阿司匹林至少 100 mg/d，长期口服。置入支架的患者术后还应口服氯吡格雷

75 mg/d，至少 12 个月。所有接受 PCI 但没有植入支架者，口服氯吡格雷 30 天。非完全血管重建的患者应继续服用抗心绞痛药物。如无禁忌证介入治疗后的患者应长期口服 β 受体阻滞剂、他丁类调脂药和 ACE 抑制剂。

(2) 术后观察

1) 严密观察血压、心率、心律等生命体征及尿量情况，注意血容量是否充足。

2) 注意穿刺局部有无出血、血肿，经股动脉径路者应注意足背动脉搏动情况。并警惕腹膜后血肿的发生。经桡动脉径路者应注意骨筋膜室综合征发生的可能。

3) 常规复查全导联心电图并与术前比较，有疑似心绞痛症状时应随时复查心电图变化。

4) 监测血清心肌损害标志物水平：术中及术后有可疑缺血征象者应及时检查心肌损害标志物 TNI、CK-MB、MyO。术前、术后 6～8 h、术后 24 h 分别取血进行系列检查，能准确检出小范围心肌梗死。

5) 有肾功能障碍和糖尿病的患者应监测有无造影剂肾病，造影剂用量较大以及 72 h 内再次使用造影剂者也应检查肾功能。如有可能，术前 24～48 h 至术后 48 h 内应停用有肾毒性的药物 (某些抗生素、非甾体类消炎药、环孢素等)。

(三) 术后随访

1. 介入治疗

术后患者应每月接受定期门诊随访：对左心室功能不良、多支血管病变、左前降支近段病变、有猝死病史、合并糖尿病、从事危险职业、介入治疗效果不理想者，应在 3～6 个月时进行运动负荷试验。

2. 冠心病危险因素的控制

对所有患者均应在出院前进行生活指导并针对危险因素给以适当的药物治疗，作为冠心痛二级预防措施。治疗建议包括控制血压、治疗糖尿病、戒烟、控制体重、规律锻炼、严格控制血脂。应使用他汀类调脂药将低密度脂蛋白胆固醇 (LDL-C) 保持在 100 mg/dl 以下，对 LVEF < 40% 者应使用 ACEI。除非患者不能耐受，阿司匹林、他汀类调脂药、ACEI 应长期服用。

3. 建议对高危患者于介入治疗术后 6 个月时复查冠状动脉造影，对有可疑心肌缺血复发者更应及时造影复查。

第二节 高血压

高血压 (hypertension) 是以体循环动脉血压增高为主要临床表现的综合征，是最常见的心血管疾病。高血压是多种心、脑血管疾病的重要病因和危险因素，影响重要脏器，例如心、脑、肾的结构和功能，最终导致这些器官的功能衰竭，并伴随全身代谢性改变。虽然人们对高血压的研究或认识已有很大提高，相应的诊断或治疗方法也不断进步，但目前仍是心、脑血管疾病的主要死亡原因之一。

按病因的明确与否，可将高血压分为原发性和继发性两大类。原发性高血压

(primaryhypertension)，又称高血压病，病因不明，约占高血压患者的 95% 以上；继发性高血压 (secondaryhypertension，) 亦称症状性高血压，血压升高是某些疾病的一种临床表现，约占高血压患者的 5%。

一、原发性高血压

高血压定义为收缩压 ≥ 140 mmHg 和 (或) 舒张压 ≥ 90 mmHg。高血压是以血压升高为主要表现的综合征，是多种心、脑血管疾病的重要病因和危险因素，影响心、脑、肾等重要脏器的结构与功能，最终导致这些器官的功能衰竭。

(一) 血压分类和定义

表 5-1 (2004 年中国高血压防治指南)

血压水平的定义和分类	收缩压 (mmHg)	舒张压 (mmHg)
正常血压	＜ 120	＜ 80
正常高值	120 ～ 139	80 ～ 89
高血压	≥ 140	≥ 90
1 级高血压 (轻度)	140 ～ 159	90 ～ 99
2 级高血压 (中度)	160 ～ 179	100 ～ 109
3 级高血压 (重度)	≥ 180	≥ 110
单纯收缩期高血压	≥ 140	＜ 90

若患者的收缩压与舒张压分属不同级别时，则以较高的分级为准。

单纯收缩期高血压也可按照收缩压水平分为 3 级。将 120 ～ 139/80 ～ 89 mmHg 列为正常高值是根据我国流行病学数据分析的结果。血压处在此正常范围内者，应认真改善生活方式，及早预防，以免发展为高血压。

(二) 辅助检查

1. 常规检查

眼底、尿常规、血红蛋白和血细胞压积、空腹血糖、血电解质、血胆固醇、低密度脂蛋白胆固醇、高密度脂蛋白胆固醇、血甘油三酯、肾功能、血尿酸、心电图、心脏二位片和心脏超声心动图。

2. 特殊检查

24 小时动态血压监测、颈动脉和股动脉超声、餐后血糖、高敏感性 C 反应蛋白、微量白蛋白尿、血皮质醇、血浆肾素活性、血管紧张素、血及尿醛固酮、血儿茶酚胺浓度、血抗血管受体抗体、24 小时尿 VMA、肾上腺超声或 CT 或 MRI、肾脏超声、大动脉造影等。

(三) 临床主要表现

1. 症状

大多数起病缓慢，一般缺乏特殊的临床表现。常见症状有头晕、头痛、疲劳、心悸等，在紧张或劳累后加重，不一定与血压水平有关，多数症状可自行缓解。也可出现视力模糊、鼻出血等症状。约 1/5 患者无症状。

2. 体征

可有主动脉瓣区第二心音亢进、收缩期杂音或收缩早期喀喇音，少数患者在颈部或腹部可听到血管杂音。

3. 恶性或急进型高血压及并发症如高血压危象、高血压脑病、脑血管病、心力衰竭、肾衰竭、主动脉夹层等见相关章节。

（四）诊断和危险分层

表 5-2 高血压患者心血管危险分层标准

其他危险因素和病史	1 级高血压	2 级高血压	3 级高血压
无其他危险因素	低危	中危	高危
1～2 个危险因素	中危	中危	很高危
3 个以上危险因素，或靶器官损害	高危	高危	很高危
并存的临床情况	很高危	很高危	很高危

（五）治疗

1. 治疗目标

主要目的是最大限度地降低心血管病的死亡和病残的总危险。要求医生在治疗高血压的同时，干预患者检查出来的所有可逆性危险因素（如吸烟、高脂血症或糖尿病），并适当处理患者同时存在的各种临床情况。收缩压、舒张压降至 140/90 mmHg 以下，老年患者的收缩压降至 150 mmHg 以下，有糖尿病或肾病的高血压患者降压目标为 130/80 mmHg 以下。

2. 治疗策略

检查患者及全面评估其总危险谱后，判断患者属低危、中危、高危或很高危。医生应为患者制定具体的全面治疗方案，监测患者的血压和各种危险因素。

(1) 很高危与高危患者：无论经济条件如何，必须立即开始对高血压及并存的危险因素和临床情况进行药物治疗。

(2) 中危患者：如果患者病情允许，先观察患者的血压及其他危险因素数周，进一步了解病情，然后决定是否开始药物治疗，或由临床医师决定何时开始药物治疗。

(3) 低危患者：观察患者数月，然后决定是否开始药物治疗。

3. 改变生活方式（非药物治疗）

适用于所有高血压患者，包括使用降压药物治疗的患者。

(1) 减轻体重：尽量将体重指数控制在＜ 25。

(2) 减少钠盐摄入：每人每日食盐量不超过 6 g。

(3) 补充钙和钾盐：每人每日吃新鲜蔬菜 400～500 g，喝牛奶 500 ml，可以补充钾 1 000 mg 和钙 400 mg。

(4) 减少脂肪摄入：膳食中脂肪量应控制在总热量的 25% 以下。

(5) 限制饮酒：饮酒量每日不超过相当于 50 g 乙醇的量。

(6) 增加运动：可根据年龄及身体状况选择慢跑或步行，一般每周 3 ～ 5 次，每次 30 ～ 60 分钟。

3. 药物治疗

(1) 药物治疗原则：采用较小的有效剂量以获得可能的疗效而使副作用最小，如效果不满意，可逐步增加剂量以获得最佳疗效；为了有效地防止靶器官损害，要求每天 24 小时内血压稳定于目标范围内，最好使用一天一次给药而有持续 24 小时作用的药物；为使降压效果增大而不增加副作用，可以采用两种或多种降压药联合治疗，2 级以上高血压为达到目标血压常需降压药联合治疗。

(2) 常用降压药物归纳为六类：即利尿剂、β 阻滞剂、钙拮抗剂、血管紧张素转换酶抑制剂、血管紧张素 II 受体阻滞剂和 a 阻滞剂。根据患者不同情况选用。

(3) 降压药物的选择：降压治疗的收益主要来自降压本身，要了解各类降压药安全性保证下的降压能力。

(4) 降压药的联合应用：现有的临床试验结果支持以下类别降压药的组合。

利尿剂和 β 阻滞剂；利尿剂和 ACEI 或 ARB；钙拮抗剂（二氢吡啶）和 β 阻滞剂；钙拮抗剂和 ACEI 或 ARB；钙拮抗剂和利尿剂；α 阻滞剂和 β 阻滞剂。

4. 特殊人群的降压治疗

(1) 脑血管病：可选择 ARB、长效钙拮抗剂、ACEI、利尿剂等，注意从单种药物小剂量开始，再缓慢递增剂量或联合治疗。

(2) 冠心病：稳定性心绞痛时首选 β 阻滞剂或长效钙拮抗剂；急性冠脉综合征时选用 β 阻滞剂和 ACEI；心肌梗死后患者选用 ACEI、β 阻滞剂和醛固酮拮抗剂。

(3) 心力衰竭：症状少者用 ACEI 和 β 阻滞剂，注意从小剂量开始；症状多者可将 ACEI、β 阻滞剂、ARB 和醛固酮拮抗剂与袢利尿剂合用。

(4) 慢性肾病：ACEI、ARB 有利于防止肾病进展，但要注意在低血容量或病情晚期（肌酐清除率＜ 30 ml/min 或血肌酐超过 265 mmol/L，即 3.0 mg/dl) 可能反而使肾功能恶化。血液透析患者仍需降压治疗。

(5) 糖尿病：要求将血压降至 130/80 mmHg 以下，常需联合用药。小剂量噻嗪类利尿剂、ACEI、ARB 和长效钙拮抗剂均对减少心血管事件有益；ACEI 对 1 型糖尿病、ARB 对 2 型糖尿病防止肾损害有益。

(6) 老年人：老年界限为＞ 60 岁。老年人降压治疗同样受益，应逐步降压。可选用利尿剂、长效钙拮抗剂、β 阻滞剂、ACEI 等降压药。80 岁以上的高龄老人进行降压治疗是否同样得益，尚有待研究。

5. 顽固性高血压的治疗

约 10% 高血压患者，尽管使用了三种以上合适剂量降压药联合治疗，血压仍未能达到目标水平，称为顽固性高血压或难治性高血压。对顽固性高血压的处理，首先要寻找原因，然后针对具体原因进行治疗。

常见原因：

(1) 血压测量错误。

(2) 降压治疗方案不合理：如在三种降压药的联合治疗方案中无利尿剂。

(3) 药物干扰降压作用。

(4) 容量超负荷：饮食钠摄入过多抵消降压药作用。

(5) 胰岛素抵抗：是肥胖和糖尿病患者发生顽固性高血压的主要原因。

(6) 继发性高血压：应特别注意排除无低血钾症的原发性醛固酮增多症患者、有肾动脉狭窄的老年患者、阻塞性睡眠呼吸暂停、过多饮酒、重度吸烟等。

（六）预后

高血压的预后不仅与血压升高水平有关，而且与其他心血管危险因素、靶器官损害程度及有无并存的临床情况有关。现主张对高血压患者进行心血管危险分层，即分为低危、中危、高危、很高危，分别表示 10 年内将发生心、脑血管事件的概率为 < 15%、15 ~ 20%、20 ~ 30%、> 30%。具体分层标准根据血压水平、其他心血管危险因素、糖尿病、靶器官损害以及并发症情况。

二、高血压急症

高血压急症是指短时间内（数小时或数天）血压重度升高，收缩压 > 200 mmHg 和（或）舒张压 > 130 mmHg，伴有心、脑、肾、大动脉及视网膜等重要器官组织的严重功能障碍或不可逆损害。包括高血压危象、高血压脑病、恶性高血压，及高血压伴急性脑血管病、急性左心衰、急性主动脉夹层、肾衰竭等情况。

（一）临床主要表现

1. 高血压危象

(1) 在高血压病程中，由于紧张、疲劳、寒冷、突然停服降压药等诱因，周围血管阻力突然上升，血压明显升高，收缩压升高程度比舒张压显著，可达 200 mmHg 以上，心率明显增快，可 > 110 次 / 分。

(2) 自主神经功能失调的征象：如烦燥不安、口干、多汗、心悸、手足震颤及面色苍白等。

(3) 靶器官急性损害的表现：冠脉痉挛时可出心绞痛、心律失常或心力衰竭；脑部小动脉痉挛时出现短暂性脑局部缺血征象，表现为一过性感觉障碍，如感觉过敏、半身发麻、瘫痪失语，严重时可出现短暂的精神障碍，但一般无明显的意识障碍；肾小动脉强烈痉挛时可出现急性肾功能不全；

(4) 发病突然，历时短暂，但易复发。

2. 高血压脑病

(1) 以舒张压升高为主，常 > 120 mmHg，甚至达 140 ~ 180 mmHg。由于过高的血压突破了脑血流自动调节范围，脑组织血流灌注过多引起脑水肿。

(2) 临床表现以脑水肿、颅内压增高和局限性脑实质性损害的征象为特点，表现为弥散性剧烈头痛、呕吐，一般在 12 ~ 48 小时内逐渐加重，继而出现神经症状，多数表现为烦躁不安，严重者可发生抽搐、昏迷。

(3) 客观检查：视盘水肿、渗出、出血，脑积液检查显示压力明显升高。

(4) 经积极降压治疗，临床症状体征消失后一般不遗留任何脑部损害后遗症。

3. 恶性或急进型高血压

(1) 多见于肾血管性高血压及大量吸烟患者，且年轻男性居多。本型在高血压患者中占 1% ～ 5%。

(2) 收缩压、舒张压均持续升高、少有波动，舒张压常持续 ≥ 130 mmHg。

(3) 症状明显，且进行性加重。常表现为头痛、视力模糊、眼底出血、渗出和视盘水肿等。

(4) 并发症多而严重，常于 1 ～ 2 年内发生心、脑、肾损害和视网膜病变，出现脑卒中、心力衰竭、尿毒症和视力障碍 (眼底Ⅲ级以上改变)，其中，肾损害尤为突出。

(二) 治疗

1. 治疗原则

(1) 迅速降低血压：静脉滴注给药，并及早开始口服降压药治疗。

(2) 控制性降压：即开始 24 小时内将血压降低 20% ～ 25%，48 小时内血压不低于 160/100 mmHg，在随后的 1 ～ 2 周内，再将血压逐步降到正常水平。

(3) 合理选择降压药：要求起效迅速，短时间内达到最大作用；作用持续时间短，停药后作用消失快；副作用少；在降压过程中不影响心率、心排出量和脑血流量。硝普钠、硝酸甘油、乌拉地尔、和地尔硫䓬注射液相对比较理想。

(4) 避免使用的药物：利血平肌内注射的降压作用起效较慢，短时间内反复注射可导致难以预测的蓄积效应而发生严重低血压，还可引起明显嗜睡，干扰对神志状态的判断，不主张将其用于高血压急症。治疗开始时不宜使用强力利尿剂，除非有心力衰竭或体液潴留，因为多数高血压急症时交感神经系统和 RAAS 过度激活，外周血管阻力明显升高，患者体内循环血容量减少。

2. 降压药选择与应用

(1) 硝普钠：25 ～ 50 mg 加入 250 ～ 500 ml 葡萄糖液或生理盐水中静滴，起始剂量为 10 mg/min，可逐渐增至 200 ～ 300 mg/min，静滴时间不宜超过 72 小时，因大剂量或长时间应用可能发生硫氰酸中毒；由于该药溶液对光敏感，每次应用前需临时配制，静滴瓶需用银箔或黑布包裹。副作用包括恶心、呕吐、肌肉颤动等。

(2) 硝酸甘油：一般以 5 ～ 30 mg 加入 500 ml 葡萄糖液或生理盐水中静脉滴注，起始剂量为 5 ～ 10 mg/min，然后每 5 ～ 10 分钟增加 5 ～ 10 mg/min 至 20 ～ 50 mg/min，停药后数分钟作用即消失；连续用 24 ～ 48 小时，尤适用于合并急性冠脉综合征和急性心力衰竭者。副作用有心动过速、面红、头痛、呕吐等。

(3) 地尔硫䓬：50 mg 加入 500 ml 葡萄糖液或生理盐水中以每小时 5 ～ 15 mg 静滴，根据血压调整滴速。主要用于急性冠脉综合征。副作用有头痛、面色潮红等。

(4) 乌拉地尔 (压宁定)：为选择性 α_1 受体阻滞剂，对阻力血管和容量血管均有扩张作用，故可用于伴肾功能不全者，也可用于伴脑卒中者。用法：一般以 25 mg 加入 20 ml 生理盐水中静注，5 分钟无效者可重复，可继之以 50 ～ 100 mg 加入 100 ml 液体内静滴维持，速度为 0.4 ～ 2 mg/min，根据血压调整滴速。副作用包括头昏、恶心、疲倦等。

3. 几种常见高血压急症的处理原则

(1) 脑出血：脑出血急性期时血压明显升高多数是由于应激反应和颅内压增高，原则上不实施降压治疗，只有在血压极度升高时，即＞200/130 mmHg，才考虑严密血压监测下进行降压治疗，血压控制目标不能低于160/100 mmHg。

(2) 急性冠脉综合征：血压升高增加心肌耗氧量，加重心肌缺血和扩大梗死面积，还可能增加溶栓治疗过程中脑出血发生率。可选用硝酸甘油或地尔硫䓬静脉滴注或β受体阻滞剂和ACEI治疗。血压控制目标是疼痛消失，舒张压＜100 mmHg。

(3) 急性左心室衰竭：可选择硝普钠、硝酸甘油、乌拉地尔等药静脉滴注，需要时应静脉注射袢利尿剂。

第三节 心力衰竭

心力衰竭 (heart failure，HF)，简称心衰，是指致病因素引起心脏收缩和 (或) 舒张功能障碍或引起心脏负荷过重，导致肺循环和 (或) 体循环淤血、动脉系统血液灌注不足的临床综合征。因心衰时通常有肺循环和 (或) 体循环的被动充血，故临床上也称为充血性心力衰竭 (congestive heart failure，CHF)。心衰是有症状的心功能不全 (cardiacdysfunction，CD)，有心功能不全并非一定出现心衰的表现。

一、慢性心力衰竭

心力衰竭 (heartfailure) 是指各种心脏疾病发展到一定阶段的病理生理状态，由于心肌收缩力下降，心脏不能泵出足够的血液以满足机体组织代谢需要，或仅在提高心室充盈压后泵出组织代谢所需的相应血量,临床上以肺循环和(或)体循环瘀血以及组织血液灌注不足为主要特征。

(一) 临床表现

1. 左心衰竭

症状：表现为劳力性呼吸困难、夜间阵发性呼吸困难、端坐呼吸和急性肺水肿，咳嗽、咳白色泡沫痰、痰带血丝，肺水肿时咳粉红色泡沫痰，患者感到体力下降、乏力和虚弱，早期出现夜尿增多、严重时出现少尿和肾功能不全。

体征：肺循环瘀血表现为两肺湿性啰音，左心室扩大、舒张早期奔马律、P_2亢进，活动后呼吸困难、心率加快、收缩压下降，外周血管收缩表现为四肢末梢苍白、发绀。

2. 右心衰竭

症状：食欲缺乏、腹胀等胃肠道症状，白天少尿、夜尿增多，右上腹胀痛。

体征：体循环瘀血表现为肝颈静脉反流征、颈静脉充盈、肝大、水肿、胸水和腹水，右心增大可见剑突下明显搏动、右室舒张早期奔马律。

3. 全心衰竭同时具有左、右心衰竭临床表现。

(二) 辅助检查

1.X 线检查：心脏扩大、肺瘀血征。

2.超声心动图测量：心腔大小、瓣膜结构与功能。测量心功能提示收缩功能下降：射血分数 (EF 值)＜50%；舒张功能减退：E/A 值＜1。

3. 心电图检查：了解心肌缺血、心肌劳损、心室肥大、心律失常。

4. 实验室检查：血常规、尿常规、肾功能、电解质、肝功能。

5. 神经激素细胞因子检查：儿茶酚胺 (CA)、肾素 - 血管紧张素 - 醛固酮 (RAS)、脑钠肽 (BNP)、细胞因子 (TNF-α、IL-10、TGF-1β)

6. 6 分钟步行试验：6 分钟步行距离评价患者的运动耐量和预后预测，6 分钟步行预测对步行 100 ～ 450 米 /6 分钟的心衰患者有意义。

7. 血流动力学监测心脏指数 (CI) < 2.5 L/min•m^2，肺楔压 (PCWP) 大于 12 mmHg。

(三) 诊断与鉴别诊断

1. 诊断

包括心脏病病因诊断、病理解剖诊断、病理生理诊断和心功能分级。

NYHA 心功能分级：Ⅰ级：活动量不受限制，Ⅱ级：体力活动轻度受限，Ⅲ级：体力活动明显受限，Ⅳ级：不能从事体力活动。

ABCD 心功能分级：A 级：无心血管病的客观依据，B 级：有轻度心血管疾病，C 级：有中度心血管疾病证据，D 级：有严重心血管病表现。

2. 鉴别诊断

左心衰竭引起的呼吸困难与支气管哮喘、慢性阻塞性肺气肿鉴别，右心衰竭引起的水肿与肾性水肿、心包积液、缩窄性心包炎、肝硬化鉴别。

(四) 治疗

1. 治疗原则和目的

(1) 治疗原则

1) 病因治疗：去除心力衰竭的始动机制。

2) 调节心衰代偿机制：拮抗神经内分泌异常激活和调节细胞因子，逆转心室重塑。

3) 缓解症状：减轻心脏负荷，增加心排血量。

(2) 治疗目的

主要是提高心衰患者运动耐量，改善生活质量，防止心肌损害进一步加重，降低死亡率。

2. 治疗方法

(1) 病因治疗

1) 基本病因治疗：高血压、冠心病、心瓣膜病、先心病、扩张型心肌病。

2) 去除诱发因素：呼吸道感染、心律失常、甲亢、贫血。

(2) 减轻心脏负荷

1) 休息和镇静剂的应用：心衰加重时，限制体力和心理活动可以减轻心脏负荷；心衰改善时，鼓励患者适度活动。应予心理治疗，适当应用镇静剂保证患者充分休息。

2) 控制钠盐和水分摄入：每日摄入氯化钠限制 5 g 左右和水 1.5 L 以内。强效利尿剂应用时，限水但不严格限钠盐摄入。

3) 利尿剂的应用：排钾类：氢氯噻嗪 25 ～ 50 mg/d，呋塞米 20 ～ 80 mg/d，托拉塞米 10 ～ 40 mg/d，布美他尼 1 ～ 10 mg/d，同时需要补氯化钾，根据尿量确定补钾量。保钾类：螺内酯 20 ～ 60 mg/d。利尿剂强调间断用药。

4) 血管扩张剂的应用：可用硝酸盐和肼苯达嗪，目前已被血管紧张素转换酶抑制剂取代。

(3) 增加心排血量

洋地黄制剂

1) 洋地黄类药物的选择：地高辛 0.125 mg ～ 0.25 mg/d，毛花苷丙 0.2 ～ 0.4 mg+5% 葡萄糖注射液稀释后缓慢静脉注射。

2) 应用洋地黄的适应证：主要适应证是心力衰竭，尤其心脏扩大伴快心室率房颤者。对冠心病、高心病、瓣膜病、先心病心衰较好，对代谢异常而发生的高排血量心衰欠佳。

肺心病慎用。肥厚型心肌病禁用。

3) 洋地黄中毒表现：最重要的反应是各类心律失常，心肌兴奋性过强：室早二联律、非阵发交界性心动过速、房早、心房颤动；传导系统的阻滞：房室传导阻滞。

胃肠道反应：恶心、呕吐。中枢神经的症状：视力模糊、黄视、倦怠。

洋地黄血药浓度升高 (治疗剂量为 1 ～ 2 ng/ml)。

4) 洋地黄中毒的处理：立即停药；偶发室早、一度 -AVB 停药后常自动消失；对快速性心律失常，低血钾者静脉补钾补镁，血钾不低者用利多卡因或苯妥英钠；对传导阻滞及缓慢性心律失常，阿托品 0.5 ～ 1 mg。

非洋地黄类正性肌力药：

a. 肾上腺能受体激动剂：多巴胺：较小剂量 (2 mg/kg•min) 增加心肌收缩力、血管扩张、肾小动脉扩张、心率加快不明显。用法：多巴胺 40 ～ 60 mg+50 ml 生理盐水，微泵静脉注射 3 ～ 10 ml/h。

b. 多巴酚丁胺：兴奋 β_1 受体增加心肌收缩力、血管扩张不明显、加快心率。用法：多巴胺 40 ～ 60 mg+50 ml 生理盐水，微泵静脉注射 3 ～ 10 ml/h。

c. 磷酸二酯酶抑制剂：抑制磷酸二酯酶活性，cAMP 增加，Ca^{2+} 内流增加，心肌收缩力增加。用法：米力农：0.5 mg/(kg•min) 静脉滴注。

在慢性心衰加重时，短期静脉应用非洋地黄类正性肌力药物，改善心衰症状，度过危险期。

(4) 神经激素拮抗剂的应用

1) 血管紧张素转换酶 (ACE) 抑制剂：卡托普利 12.5 ～ 25 mg，依那普利 10 mg，赖诺普利 20 mg，培哚普利 4 mg，苯那普利 10 mg，雷米普利 (Ramipril)5 mg，福辛普利 (fusinopril)10 mg。初次应用时剂量减半，注意低血压反应。

2)β- 受体阻滞剂：当心衰相对稳定后，从小剂量开始，每隔 2 ～ 4 周增加剂量、到达靶剂量后维持。用法：卡维地洛 (carvedilolo)3.125 mg，靶剂量 25 mg；比索洛尔 1.25 mg，靶剂量 10 mg/ 天；美托洛尔 12.5 ～ 25 mg，靶剂量 200 mg/ 天。β- 受体阻滞剂具有调节细胞因子作用。

3) 抗醛固酮制剂：螺内酯 20 mg。

4) 血管紧张素 II 受体拮抗剂：缬沙坦 80 mg，坎地沙坦 4 ～ 8 mg，氯沙坦 50 mg，厄贝沙坦片 150 mg。

(5) 收缩性心力衰竭的治疗：应用 ACE 抑制剂，其他血管扩张剂：硝酸盐，地高辛，利尿剂同时补钾补镁，抗凝剂，β受体阻滞剂，非洋地黄类正性肌力药。

(6) 舒张性心力衰竭的治疗：应用 β 受体阻滞剂，钙拮抗剂，ACE 抑制剂，抗凝剂：心室内血栓形成者，尽量维持窦性心律，对肺瘀血者，静脉扩张剂或利尿剂，无收缩功能障碍者禁用正性肌力药。

(7) 不同心功能分级心力衰竭的治疗要点 (中国慢性收缩性心力衰竭治疗建议)

NYHA 心功能 I 级：控制危险因素；ACE 抑制剂。

NYHA 心功能 II 级：ACE 抑制剂；利尿剂；β- 受体阻滞剂；地高辛用或不用。

NYHA 心功能 III 级：ACE 抑制剂；利尿剂；β- 受体阻滞剂；地高辛。

NYHA 心功能 IV 级：ACE 抑制剂；利尿剂；地高辛；醛固酮受体拮抗剂；病情稳定者，谨慎应用 β- 受体阻滞剂。

(8) 难治性心力衰竭：难治性心力衰竭指经各种药物治疗心衰不见好转，甚至有进展者，并非指心脏情况到终末期不可逆转者。寻找和纠正潜在的难治性心力衰竭原因：心肌衰竭，神经 – 激素机制异常激活：NE、Ang II、Ald 水平增高，低钠血症、低钾低镁血症，甲状腺素和皮质醇水平降低，细胞因子：TNF-α 增高。

1) 调整心衰药物：强效利尿剂、血管扩张剂和正性肌力药联合应用。

2) 纠正低钠血症：血钠 < 130 mmol/L 者，饮食中补钠盐；血钠 < 120 mmol/L 者，静脉补充氯化钠，可短期应用 10% 氯化钠 50 ～ 80 ml/d 微泵静脉注射 3 ～ 10 ml/h，低钠血症纠正后停用。

3) 高度水肿的处理：可应用利尿合剂 5% 糖盐水 50 ml+ 呋塞米 60 ～ 200 mg+ 多巴胺 40 mg 微泵静脉注射 3 ～ 10 ml/h。限制水分摄入，静脉液体入量 < 800 ml/ 天，尿量大于入量 800 ml 以上。

4) 激素补充：甲状腺素降低者补充甲状腺素 20 ～ 40 mg/d；皮质醇降低者补充泼尼松 10 mg，1 ～ 2 周，逐渐减量停用。

二、急性心力衰竭

急性心力衰竭是指由于急性心脏病变引起心排血量显著、急剧降低导致组织器官灌注不足和急性瘀血综合征。急性左心衰是由于心脏解剖或功能的突发异常，使心排血量急剧降低和肺静脉突然升高引起的急性肺瘀血综合征。

(一) 病因

1. 与冠心病有关的急性广泛前壁心肌梗死、乳头肌断裂、室间隔穿孔。

2. 感染性心内膜炎引起的瓣膜穿孔、腱索断裂。

3. 高血压心脏病血压急剧升高。

4. 原有心脏病基础上快速性心律失常。

5. 静脉输入液体过多过快。

(二) 诊断与鉴别诊断

1. 诊断

根据典型症状和体征诊断。症状：患者突发严重呼吸困难、R30 ～ 40 次 / 分、强迫坐位、面色灰白、发绀、大汗、烦躁、咳嗽、咳粉红色泡沫痰，神志模糊。体征：血压一度升高然后降低、两肺布满湿性啰音和哮鸣音、心率快、心音低、奔马律。肺水肿不能及时纠正，导致心源性休克。

2. 鉴别诊断

与重度支气管哮喘相鉴别，与其他原因引起的休克相鉴别。

(三) 治疗

1. 体位

患者取双腿下垂坐位。

2. 吸氧

50% 酒精氧气滤瓶高流量鼻管或面罩给氧。

3. 吗啡

3 ～ 5 mg，注意呼吸抑制及低血压反应。

4. 快速利尿

呋塞米 20 ～ 40 mg。

5. 血管扩张剂

硝普钠：12.5 ～ 25 mg/min；硝酸甘油：10 mg/min；酚妥拉明：0.1 mg/min。

6. 毛花苷丙

0.4 mg+5% 葡萄糖注射液 20 ml。

7. 氨茶碱稀释后注射。

8. 地塞米松或其他措施。

第四节 心律失常

正常心脏以一定的频率自窦房结发放冲动，沿房室传导系统在相对恒定的时间内依次激动心房和心室。心律失常 (cardiacarhythmia) 是指心脏冲动的起源部位、频率、节律、传导速度或激动次序中任何一项的异常。

一、室上性快速心律失常

泛指起源于心室以上或途径不局限于心室的一切快速心律。包括阵发性室上性心动过速、非阵发性房性心动过速、心房扑动和心房颤动等。

(一) 阵发性室上性心动过速

阵发性室上性心动过速是最常见的异位快速心律失常。是指异位激动在希氏束以上的心动过速。主要由折返机制造成，少数为自律性增高或并行心律，若不及时治疗易致心力衰竭。本病可发生于任何年龄，容易反复发作，但初次发病以婴儿时期多见。多见于无器质性心脏病。心动过速突发突止，轻者感心慌胸闷，重者因血流动力学障碍而出现头昏，甚至意识丧失。

1. 阵发性房室折返性心动过速

其折返途径由正常房室传导系统、房室旁路、心房和心室共同组成。因此心房、心室是折返环中不可缺少的部分。按激动在折返环中的传导方向不同，阵发性房室折返性心动过速可分为顺传型房室折返性心动过速 (OAVRT) 和逆传型房室折返性心动过速 (AAVRT)。其中顺传型房室折返性心动过速是指激动经房室结前传，由房室旁路逆传，因此心动过速时的 QRS 波多呈室上性 (伴束支传导阻滞者除外)；而逆传型房室折返心动过速则激动由房室旁路前传，经房室结逆传，因而属宽 QRS 型心动过速，由于其远较顺传型少，暂不在此讨论。

(1) 诊断要点

1) 临床表现：患者多无器质性心脏改变，缓解期无明显症状，发作时可有心悸、心跳加速等感觉，心率过快者甚至可出现晕厥。持续时间可长可短，但均突发和突止。在有基础心脏病患者，心动过速发作时可引起心衰症状加重、心绞痛发生等。

2) 心电图特点：心动过速为窄 QRS 型，规则匀齐，频率 150 ～ 200 次 / 分，未经治疗患者多在 170 次 / 分以上，有些可达 200 次 / 分或更快。有时可见 R 波电压交替，可能与快速频率有关。未见明显 P 波，或见逆传的 P，波落于 ST 段上，R–P' > 110 ms，同一患者当心动过速的 QRS 形态一致时，R–P' 固定不变，且 R–P' < P'–R。应用食管导联有助于查明 P' 波，并测量 R–P' 时间可见其固定不变的特征。

(2) 治疗

1) 急性发作的治疗：以终止发作为目的，对发作持续或有器质性心脏病者，应尽早控制其发作。兴奋迷走神经。压迫眼球：患者取平卧位，闭眼向下看，用拇指在一侧眶下适度压迫眼球上部，每次 10 s，左右交替进行。但注意重压眼球可有引起视网膜脱离的危险，对青光眼或高度近视者禁用；颈动脉窦按摩：按摩前听颈动脉，如有杂音不宜按摩。患者取仰卧位以免发生昏厥。先按摩右侧约 10 s，如无效则按摩左侧，但不可两侧同时按摩，以免引起脑缺血 Valsal-va 法：嘱患者深吸气后屏气，再用力做呼气动作，或深呼气后屏气，再用力作吸气动作 (Muller 法)；其他：如用压舌板刺激腭垂诱发恶心呕吐。

2) 药物治疗

腺苷与钙通道阻滞药：首选的药物为三磷腺苷 (ATP)，6 ～ 12 mg 推注，起效迅速，但病窦综合征者忌用。如腺苷无效可改用维拉帕米 (异搏病定)，5 mg 稀释后缓慢静脉注射，无效时可再给 5 mg，总量一般不超过 15 mg，但注意如患者合并有心力衰竭，则不宜使用，以免心衰症状加重；洋地黄：目前已很少应用，但对大心脏特别是伴心衰者，仍可作为首选。如两周内未用洋地黄类药物，可用毛花苷 C(西地兰)0.4 mg 稀释后作静脉注射，2 h 后无效，再静脉注射 0.2 mg，24 h 总量不超过 1.2 mg；β– 受体阻滞药：能有效终止心动过速，但应注意避免用于支气管哮喘、心力衰竭患者；Ⅰ a、Ⅰ c、Ⅲ类抗心律失常药：普鲁卡因胺、普罗帕酮 (心律平)、胺碘酮等均能终止心动过速，其他：如升压药物可通过升高血压反射性地兴奋迷走神经达到终止室上性心动过速的目的，但有器质性心脏病或高血压患者不宜应用。直流电复律。当患者出现严重的血流动力学紊乱，可考虑同步直流电复律。但洋地黄中毒所致的心动过速及有低血钾者不宜用电复律治疗。缓解期治疗，由于长期预防用药并不能完全防止心动过速发作，而且还可能出现严重的副作用，故目前多不主张将药物预防作为首选，而主张进行射频消融术以根治。

2. 阵发性房室结折返性心动过速

折返环位于房室结内。其发生基础是房室结中存在电生理特性不同的双通道，其中快径路传导速度快、有效不应期长，慢径路则传导速度慢、有效不应期短。正常房室传导时，激动经快径下传至心室。适时的房早如遇到快径不应期，则改由慢径下传，当传到两条径路的共同下端时，快径已脱离不应期，激动于是能经快径逆传至心房，产生一个心房回波，此时慢径又恢复了应激，使激动再次下传心室，如是周而复始产生了房室结折返性心动过速（慢—快型）。另有少数情况下（约占 5%），房室结折返性心动过速为快—慢型，此时激动由快径下传，由慢径逆传。

(1) 诊断要点

1) 临床表现：同房室折返性心动过速，但由于发作时频率相对较慢，症状相对较轻。

2) 心电图特征：心动过速为窄 QRS 型，规则匀齐，常见的慢快型频率在 140～200 次 / 分，随着自主神经的张力变动而有波动。逆行 P' 波埋在 QRS 波群间，普通心电图不易发现，或在 QRS 之前、之后。与窦律时的心电图相比，有些患者可于 II、III、aVF 出现"伪 s 波"，于 aVR 和（或）V1 导联出现"伪 r 波"。当心率过快时，多表现右束支传导阻滞图形。心动过速有时可出现房室 2:1 传导，减慢了心室率而不终止心动过速。食管导联记录，大多数情况下 R–P' < 70 ms。

3) 电生理检查：可有房室结双通道的表现，如程序刺激中 S2 R "跳跃" 现象；偶见两条径路同时下传，即一个 P 波下传 2 次 QRS 波。

(2) 治疗：同房室折返性心动过速。

3. 窦房折返性心动过速

多见于器质性心脏病，常见的有冠心病、心肌病、风心病，尤其见于患病态窦房结综合征的老年人。病变往往涉及窦房结的周围组织，使局部传导和不应性不均匀，有利于折返。

(1) 诊断要点

1) 心动过速常短阵出现，无窦性心动过速时的温醒现象，心房率规则而相对较慢，多在 120～180/min。

2) P' 形态各异、P'–P'、P'–R 间期与窦性心律时相似。

3) 电刺激可诱发或终止心动过速。

4) 刺激迷走神经方法可以终止发作。

(2) 治疗：无须特殊处理，但应治疗原发病。

4. 阵发性房内折返性心动过速

(1) 诊断要点

1) 心电图可类似其他任何一种阵发性室上性心动过速，P' 波可在 R 前，也可在 R 后，甚至与 QRS 波重叠。

2) 心房程序电刺激能诱发和终止心动过速。

3) 心动过速开始前必先发生房内传导延缓。

4) P' 波激动顺序与窦性 P 不同。

5) 刺激迷走神经通常不能终止心动过速发作，但可产生房室传导阻滞。

(2) 治疗：可参照阵发性房室折返性心动过速。

(二) 非阵发性房性心动过速

包括自律性房性心动过速和紊乱性房性心动过速。

1. 诊断要点

(1) 成人患者多发生于器质性心脏病，或洋地黄中毒。

(2)P' 异于窦 P，频率在 $100 \sim 160/min$，P'-R 正常或延长，P'-P' 过快时可 2：1 或 3：1 下传。

(3) 外加刺激不能诱发或终止。

2. 治疗

自律性房速首先治疗原有心肺疾患，纠正药物及异常代谢的影响，可应用奎尼丁、维拉帕米、胺碘酮等抑制心房内异位兴奋灶或延长房室传导以减慢心率。

(三) 心房颤动及心房扑动

心房颤动 (房颤) 及心房扑动 (房扑) 是常见的快速房性心律失常。其发病机制一直存在是自律性活动增强还是折返激动的争论，而后者的可能性明显大于前者。房扑是在心房肌内存在一个微折返环，传布出去使整个心房大范围规则地折返；房颤则由数量不等的杂乱的微折返环组成，造成心房和心室完全不整齐的搏动。多数房颤和房扑发生于器质性心脏病。

1. 心房扑动

(1) 诊断要点

1) 心电图上 P 波消失，代以 $250 \sim 300/min$ 的形态方向相同、间隔匀齐的 F 波，多见呈负向锯齿波，锐角尖端向下，也可见凸面向上的 F 波。

2) 房室可以不同比例传导，比例固定则心室率匀齐，不固定则不匀齐。

3)QRS 波形态正常，当出现室内差异性传导或原有束支传导阻滞时，QRS 波群增宽，形态异常。

(2) 治疗

1) 治疗原发病。

2) 转复心律或控制心室率：发作时心室率快的，宜用洋地黄治疗，一般应先用毛花苷 C(西地兰) 静脉注射，使心室率控制在 $100/min$ 以下。若单独应用洋地黄未能奏效，可联合应用于受体阻滞药、钙通道阻滞药控制心室率。如 2 周内不能恢复窦性心律者，则宜停用洋地黄，改用奎尼丁或同步直流电转复。心房扑动电复律成功率达 95% 以上，而且所需电能量较小，较使用奎尼丁安全，有条件的宜首先使用。口服奎尼丁或胺碘酮也可能终止其发作，反复发作者，需长期服奎尼丁或胺碘酮预防。

3) 射频消融术。

2. 心房颤动

(1) 诊断要点

1)P 波消失，代以形态、大小不一的 "F" 波，$350 \sim 600/min$。

2)R-R 间期绝对不匀齐，R 多呈室上性。

3) 当 QRS 宽大畸形，可能由室内差传引起，也可能为室性异位搏动。

4) 当合并完全性房室传导阻滞时，则心室律可完全匀齐。

(2) 治疗

1) 治疗原发病。

2) 转复并维持窦律：对于房颤患者，除非有复律的禁忌证（如左房明显的扩大、附壁血栓或房颤持续超过半年以上等），均要求给患者一次复律的机会。复律方法有药物复律和电复律两种。用于转复心律的药物有奎尼丁、普罗帕酮（心律平）、胺碘酮、索他洛尔等；电复律的成功率高，约为 90%。但在电复律前还需做适当的准备：如电复律前 1 d 给房颤患者口服奎尼丁，0.2 g/ 次，1/6 h，使药物复律与电复律达到协同作用；电复律前应检测患者血钾情况，及时纠正低血钾；术前 3 周和术后 4 周进行抗凝治疗。

3) 控制心室率。可用洋地黄、β受体阻滞药、CCB 等使运动时的心室率保持在 90 ～ 110 次 / 分，静息时的心率为 60 ～ 80/min。

4) 抗凝治疗。根据患者血栓形成的危险程度可选用华法林（使 INR 为 2 ～ 3) 或阿司匹林 325 mg/d。

二、窦性心律失常

窦性心律失常是心律失常的一种，包括窦性心动过速、窦性心动过缓、窦性心律不齐、窦房结折返性心动过速、窦性停搏、窦房传导阻滞及病态窦房结综合征等类型。

（一）窦性心律不齐

窦性心律不齐是窦性周期长短不一，最长周期减去最短周期其差超过 120 毫秒，窦性心律不齐常见于年轻人，尤其是心率较慢或迷走神经张力增高时（例如服洋地黄或吗啡之后）。窦性心律不齐随年龄增长而减少。

1.诊断要点

(1)P 波为窦性，即 P Ⅱ始终直立，PavR 倒置，形态基本不变。

(2) 相邻的 P–P 间期之差大于 0.12 s。

(3) 平均心率在 60 ～ 100/min 间者，为正常心率的窦性心律不齐，心率＞ 100/min 者为窦速伴不齐，心率＜ 60/min 者为窦缓伴不齐。

2.治疗

在健康人群中，特别是儿童和青少年，呼吸性窦性心律不齐比较常见，但随着年龄的增长，程度可以逐渐减轻，此为生理性改变，无须特殊治疗；在器质性心脏病患者中出现的窦性心律不齐，以治疗原发疾病为原则。

（二）窦性心动过速

在成年人当由窦房结所控制的心律其频率超过每分钟 100 次时称为窦性心动过速。这是最常见的一种心动过速，其发生常与交感神经兴奋及迷走神经张力降低有关。它不是一种原发性心律失常，可由多种原因引起。生理状态下可因运动、焦虑、情绪激动引起，也可发生在应用肾上腺素、异丙肾上腺素等药物之后。在发热、血容量不足、贫血、甲亢、呼吸功能不全、低氧血症、低钾血症、心衰等其他心脏疾患时极易发生。该病在控制原发病变或诱发因素后便可治愈，但易复发。

1.诊断要点

(1) 窦性 P 波，频率＞ 100/min，大多在 100 ～ 180/min 间，罕有可高达 200/min。

(2) 心动过速逐渐开始和终止，刺激迷走神经可使其频率逐渐减慢，停止刺激后又加速至原先水平。

2. 治疗

(1) 治疗原则

1) 消除诱因，治疗原发病。

2) 对症处理。

(2) 用药原则

1) 大部分患者在消除病因或诱因后，症状可消失。

2) 有明确的原发性疾病时应积极治疗。

3) 症状明显时可给 β 受体阻滞剂或镇静剂等药对症处理。

(三) 窦性心动过缓

1. 诊断要点

(1) 窦性 P，频率 < 60/min。

(2) 常伴窦性心律不齐，即相邻 P–P 间期差异 > 0.12 s。

2. 治疗

(1) 对窦性心动过缓者均应注意寻找病因，大多数窦性心动过缓无重要的临床意义不必治疗。

(2) 在器质性心脏病 (尤其是急性心肌梗死) 患者由于心率很慢可使心排血量明显下降而影响心脑、肾等重要脏器的血液供应，症状明显，此时应使用阿托品 (注射或口服)，甚至可用异丙肾上腺素静脉滴注 (1 mg 加入到 5% 葡萄糖液 500 ml 中缓慢静滴，应根据心率快慢而调整剂量)，以提高心率。亦可口服氨茶碱 0.1 g，3 次 / 天。

(3) 对窦房结功能受损所致的严重窦性心动过缓的患者心率很慢、症状明显，甚至有晕厥发生、药物治疗效果欠佳者，需要安装永久性人工心脏起搏器以防突然出现窦性停搏。

(4) 对器质心脏病伴发窦性心动过缓又合并窦性停搏或较持久反复发作窦房阻滞而又不出现逸搏心律发生过晕厥或阿 – 斯综合征、药物治疗无效者，应安装永久性人工心脏起搏器。

(5) 由颅内压增高、药物、胆管阻塞伤害等所致的窦性心动过缓应首先治疗病因，结合心率缓慢程度以及是否引起心排血量的减少等情况。适当采用提高心率的药物。

(四) 窦性停搏

窦性停搏 (sinusarrest) 又称窦性静止 (sinusstandstill)、窦性间歇、窦性暂停等。窦性停搏指窦房结在一定时间内停止发放激动。

1. 诊断要点

(1) 心电图在一段较平常 P–P 间期显著延长的时间内不见 P 波，或 P 波与 QRS 波均不出现，而长的 P–P 间期与基本的窦性 P–P 间期之间无公倍数关系，且长的 P–P 间期通常大于 2 倍的基本窦性 P–P 间期。

(2) 较长时间的窦性停搏后常伴有房室交界区或室性逸搏或逸搏心律。若停搏时间过长未能及时发出逸搏或逸搏心律，患者可有头晕、黑矇，甚至发生昏厥和抽搐，即阿—斯综合征 (adams–stocked)。

2. 治疗

(1) 窦性停搏的治疗主要是针对病因治疗，积极治疗引起窦性停搏的原发病。

(2) 对于偶发的、一过性的窦性停搏 (尤其是迷走神经张力增高所致) 又无症状者，心率在 50 次 / 分以上的常不需做对症治疗。

(3) 对于频发、持续时间长的窦性停搏，有头昏或晕厥发作等明显症状者，可试用阿托品、异丙肾上腺素 (喘息定，作用于心脏 β_1 受体，提高窦房结的自律性，对抗高钾血症对窦房结的抑制作用)。麻黄碱等药物治疗。对严重病例可静脉注射阿托品 0.5 ～ 1 mg 或注射山莨菪碱 (654-2)；或用异丙肾上腺素 1 mg 加入 5% 葡萄糖 250 ～ 500 ml 中，每分钟滴入 1 ～ 3 mg。静注钙剂，钙离子有助于恢复细胞膜的兴奋性，尤其是对心电图 P 波消失、QRS 波增宽者效果显著。

(4) 对有反复晕厥、阿 – 斯综合征发作且药物治疗无效者，应考虑安置人工心脏起搏器。如无条件，可先行体外静脉临时心脏起搏紧急处理，再送至有条件医院安置人工心脏起搏器。

(5) 对持久性或永久性窦性停搏者或昏厥反复发作者，应及早安置人工心脏起搏器。

(五) 窦房传导阻滞

窦房阻滞是指窦房结产生的冲动，部分或全部不能到达心房，引起心房和心室停搏。短暂的窦房阻滞见于急性心肌梗死、急性心肌炎、高钾血症、洋地黄或奎尼丁类药物作用以及迷走神经张力过高。慢性窦房阻滞的病因常不明，多见于老年人，基本病变可能为特发性窦房结退行性变，其他常见病因为冠心病和心肌病。窦房阻滞按其阻滞程度可分三度，其中 I 度是指窦房传导延迟，Ⅱ 度是指有部分窦房结的冲动不能下传心房，Ⅲ 度是指所有的窦房结冲动均不能下传心房。

1. 诊断要点

(1)I 度窦房阻滞：即窦房传导时间延长。由于体表心电图不能显示窦房结的电活动，因而无法确立诊断，只有在描记了窦房结电图后才可诊断。

(2) Ⅱ 度窦房阻滞

1) Ⅱ 度 Ⅰ 型窦房阻滞 (莫氏 Ⅰ 型即文氏阻滞)。P–P 间期逐渐缩短，直至出现长 P–P 间期，此间期＜两倍的基本 P–P 间期。

2) Ⅱ 度 Ⅱ 型 (莫氏 Ⅱ 型)。P–P 间期固定加心房漏搏，即长 P–P 间期为基本 P–P 间期的整倍数。

(3) Ⅲ 度窦房阻滞：体表心电图不能与窦性停搏相鉴别，其诊断依赖窦房结电图的记录。

2. 治疗

(1) 治疗窦房传导阻滞主要是治疗原发病。

(2) 对暂时出现又无症状者可进行密切观察不需特殊治疗，患者多可恢复正常。

(3) 对频发、反复、持续发作或症状明显者可口服阿托品 0.3 ～ 0.6 mg，3 次 / 天；或静脉注射、皮下注射阿托品 0.5 ～ 1 mg。口服麻黄碱 25 mg，3 次 / 天。口服异丙肾上腺素 (喘息定)10 mg，3 次 / 天。

(4) 严重病例可将异丙肾上腺素 1 mg 加于 5% 葡萄糖 200 ml 或 100 ml 中缓慢静脉滴注。

(5) 对发生晕厥、阿 – 斯综合征并且药物治疗无效者应及时安装植入性人工心脏起搏器。

（六）病态窦房结综合征

病态窦房结综合征是由于窦房结或其周围组织发生病变，导致窦房结冲动形成障碍或窦房结至心房冲动传导障碍所致的多种心律失常和症状的临床综合征。其特点之一是患者在不同的时间可出现不同的心律失常，经常合并有心房自律性异常和房室传导阻滞。病因可为淀粉样变性、甲状腺功能减退、某些感染（布氏杆菌、伤寒）、纤维化与脂肪浸润、硬化与退行性变等。另外，窦房结动脉供血不足、迷走神经张力增高或抗心律失常药物的抑制等也均可引起窦房结功能障碍。临床上根据心脏所受累的范围和心电图的表现不同，病和窦综合征可分为单纯型、慢—快综合征型、双结病变型和全传导系统型 4 种。

1. 诊断要点

(1) 临床表现

1) 出现与心动过缓有关的心、脑等器官供血不足的症状，如发作性眩晕、黑矇等，严重者可发生晕厥。

2) 有快速心律失常发作时，可有心悸、心绞痛等。

(2) 心电图特点

1) 严重的窦性心动过缓，每分钟少于 50 次，且不是为药物所致。

2) 窦性停搏和（或）窦房阻滞。

3) 心动过缓与心动过速交替出现。心动过缓为窦性心动过缓，心动过速为室上性心动过速，常为心房颤动或扑动。

4) 窦房阻滞与房室传导阻滞并存。长间歇内无逸搏及逸搏心律或有过缓的逸搏及逸搏心律。

5) 当全传导系统障碍时可表现为窦缓加房室阻滞，合并室内数支及其分支阻滞。

(3) 窦房结功能测定

1) 固有心率低于正常。

2) 窦房结恢复时间，窦房传导时间延长。

3) 阿托品试验阳性。

2. 治疗

(1) 病因治疗：首先应尽可能地明确病因，逆转可逆的因素，使病情有可能改善。

(2) 起搏治疗：若患者无心动过缓有关的症状，一般不必接受治疗，仅需定期随访观察，一旦有症状发生就应接受起搏器治疗。另外，应用具有内在交感活性的 β 受体阻滞药可试用于房性快速心律失常。

三、过早搏动

过早搏动也称期前收缩，俗称早搏，是异位心律失常中最常见的一种，系窦房结以外的异位起搏点提前发出激动所致。

（一）室性期前收缩

1. 诊断要点

(1) 心电图特点

1) 心电图上提前出现的宽大畸形的 QRS-T 波群，其前没有相关 P 波。

2) 期前的 QRS 时程大于 0.12 s，且 T 波多与主波方向相反。

3) 期前收缩后往往有一个完全代偿间歇。

4) 位于两个正常窦性搏动之间的室性期前收缩为间位性期前收缩。

5) 同一份心电图中若房性期前收缩的配对间期不恒定，可见融合波，且期前收缩波彼此间的间距相等或为一定间期的倍数，则提示为室性并行心律。

(2) 临床特点

1) 除原发疾病的临床表现外，期前收缩可无症状，或有心悸或心跳暂停感。当频发期前收缩使心排血量明显降低时可引起乏力、头晕及胸闷，或使原有的心绞痛或心力衰竭加重。

2) 心脏听诊节律不整，于基本心律间夹有提前搏动，其后有一较长间歇，同时第一心音可有改变。部分患者期前收缩引起的桡动脉搏动较弱或扪不到，形成漏脉。

2. 治疗

(1) 治疗原则：治疗室性期前收缩的主要目的是预防室性心动过速、心室颤动和心性猝死的发生。但室性期前收缩和心性猝死的因果关系尚未确定，也无证据说明抗心律失常药物抑制室性期前收缩能防止猝死的发生。同时由于抗心律失常药物本身也能引起致命的心律失常。因此，室性期前收缩治疗时的药物选择必须审慎。

(2) 对无器质性心脏病的患者，室性期前收缩并不增加其死亡率：对无症状的孤立性室性期前收缩，无论其形态和频率如何，无需药物治疗。当有症状出现时，首先应向患者解释，减轻其焦虑，无效时用 β 受体阻滞药减轻其症状。

(3) 对伴发于器质性心脏病的室性期前收缩，除对其原发病进行治疗外，一般需用抗心律失常药进行治疗。此时常根据原因的不同选用有效的药物，如急性心肌缺血者可先静注 50～100 mg 利多卡因，直至期前收缩消失或总量达 250 mg 为止，心律失常纠正后可按需要每分钟滴入 1～4 mg，稳定后可改用口服药物维持。对于由慢性心脏疾患引起者可应用胺碘酮、β 受体阻滞药等。

(4) 其他：如洋地黄中毒引起的室性期前收缩，除停药外，静脉注射苯妥因钠或静脉滴注氯化钾常有效。低钾引起的期前收缩，应积极去除原因，纠正低血钾。

(二) 房性期前收缩

1. 诊断要点

(1) 提早发生的 P' 波，形态与窦性 P 波不同 (P' 波也可能隐藏在 T 波中)。

(2) 若 P' 波下传，则 P'-R ≥ 0.12 s，其 QRS 波群常为室上性。若在 P' 后不继以 QRS 波群即为未下传房性期前收缩。

(3) 房性期前收缩可出现 P'-R 间期延长、室内差传。

(4) 房性期前收缩后多伴有不完全代偿间歇。

2. 治疗

(1) 房性期前收缩应积极治疗病因和去除诱因。

(2) 药物治疗。无症状者可不需治疗，有明显症状者可选用下列药物：①β 肾上腺素能受体阻滞药，如普萘洛尔 (心得安)10～20 mg/ 次，口服，3/d 或 4/d。②维拉帕米 (异搏定)40～80 mg/ 次，口服，3/d 或 4/d。以上两类药物对低血压和心力衰竭者忌用。③洋地黄类，适用于伴心力衰竭而非洋地黄所致的房性期前收缩，常用地高辛 0.25 mg/ 次，口服，1/d。
④胺碘酮 0.2 g/ 次，口服，3/d，1 周后渐减量 0.1 ~ 0.2 g/ 次，1/d。

(三) 交界性期前收缩

1. 诊断要点

(1) 提早的 QRS-T，其前无 P 波，QRS-T 的形状及时间正常。

(2)QRS 波群前后有时可见逆行 P，波，若 P'波出现在 QRS 波群之前，P'-R 间期短于 0.12 s，若在 QRS 波群之后，则 P'-R 周期< 0.20 s。

(3) 往往有完全的代偿间歇。

2. 治疗

房室交界性期前收缩治疗与房性期前收缩相同，如无效可试用治疗室性期前收缩的药物。

四、长 QT 综合征

长 QT 综合征 (LQTS) 是指心电图上有 QT 间期延长、伴或不伴有 T 波异常、易产生室性心律失常尤其是尖端扭转性室性心动过速的一种心血管综合征。临床上一般将其分为特发性和获得性 QT 间期延长综合征两种类型。

(一) 特发性 QT 间期延长综合征

特发性 QT 间期延长综合征又名遗传性 QT 间期延长综合征，是一种少见的常染色体遗传性心脏病，多见于儿童和青少年，以反复晕厥 (多发生在情绪或体力负荷时)、心源性猝死为特征。其死亡率高，未经治疗的患者首次晕厥发作后第一年死亡率> 20%，10 年死亡率达 50%。临床上有 2 种类型，一种是 Romano-Ward 综合征 (RWS)，此型相对常见，不伴有先天性耳聋，为常染色体显性遗传；另一种是 Jervell-Lange-Nielsen 综合征 (JLNS)，伴有先天性耳聋，为常染色体隐性遗传。近年来随着分子遗传学的发展，已明确遗传性长 QT 综合征是由于编码细胞膜离子通道蛋白的基因异常，致使心室复极延长而引起的。目前已发现至少有 6 种类型，其中 LQT1-3 型的致病基因分别在 KCNQI、HERG 和 SCN5 A，LQT5 ~ 6 型分别在 KCNE1 和 KCNE2，而 LQT$_4$ 型基因尚不明确。在这些基因突变中，LQT$_1$ 和 LQT$_2$ 型的结果是细胞膜复极时钾外流受影响；LQT$_3$ 的改变是细胞膜上的钠通道失活异常，结果均使心脏复极延迟，QT 间期延长致而尖端扭转性室性心动过速的发生。

1. 诊断要点

(1) 心电图表现

1)QT 间期延长：本综合征患者 QTC 常明显延长，但延长的程度可因时而异，少数患者 (约 6%)QT 间期甚至正常。该征患者当运动使心率加快时，QT 间期并不相应的缩短，相反还进一步延长。因此在少数静息心电图未见 QT 延长者可通过运动的方法来协助诊断。另外，动态心电图有时也能发现 QT 间期阵发性延长，尤其在尖端扭转性室性心动过速发生前的心搏中更是如此。

2)T 波交替：这是特发性 QT 间期延长综合征的第二个心电图特征，虽可以在静息时短暂出现，但更多是见于体力活动或情绪激动时。

3) 其他的心电图改变还有窦性静止、T 波形态异常和心率偏慢等。

(2) 儿童或青少年发病，反复发生一过性晕厥，且多于体力活动或情绪激动时发生，伴或不伴有先天性耳聋。

(3) 家族中有类似的病史，或直系亲属中有 30 岁以下不明原因的心脏性猝死。

(4) 分子遗传学的方法寻找致病基因的存在，尤其适用于无症状或症状前病的诊断，因为这些患者健康如常人，心电图检查既不敏感也不特异，但患者有潜在致命心律失常的危险。

2. 治疗

(1) 药物治疗：β受体阻滞药作为首选药物，可用于本征患者或某些无症状的高危家属成员。使用时剂量要求充足。但于受体阻滞药治疗时 QTC 间期常无明显改变，其主要通过降低运动或情绪激动时的肾上腺能应激来发挥作用。在各型特发性 QT 间期延长综合征中，LQT1 和 LQT2 对于受体阻滞药的反应较好，能明显降低患者的死亡率。如果 LQT2 患者还伴有低血钾，需同时补钾使血钾在 4 mmol 以上。对 LQT3 患者，首先也应使用足够剂量的 β– 受体阻滞药，如果效果不好，可适当加用美西律。

(2) 左侧颈—胸交感神经节切除术：目前一般认为如果患者接受了 β– 受体阻滞药充分治疗后仍有晕厥事件发生，或患者不能耐受 β– 受体阻滞药的副作用，就应选择左侧颈—胸交感神经节切除术治疗。术后如患者能耐受，则应继续使用 β– 受体阻滞药。

(3) 起搏治疗：最初是用于严重窦性心动过缓或窦性静止的患者，以减少缓慢心率时心肌复极的差异。目前研究发现，对 β– 受体阻滞药和左侧颈胸交感神经切除术无效的患者，心脏起搏治疗仍能有效地控制症状，即使无严重窦性心动过缓或窦性静止的患者，75 ~ 90/min 的起搏频率可使心室的复极趋向一致。

(二) 获得性 QT 间期延长综合征

1. 诊断要点

(1) 有致使心室复极障碍的病因存在，常见的引起 QT 间期继发性延长的病因主要有

1) 药物：抗心律失常药：如奎尼丁、普鲁卡因酰胺、丙吡胺、胺碘酮、索他洛尔等；抗精神病药物：如三环类抗抑郁药、吩噻嗪、丙丁胺等；大环内酯类抗生素，常见的有红霉素等；抗组胺药物：如特非那丁等；其他：如金刚烷胺、氯喹、可卡因、腺苷、普尼拉明 (心可定)、利多氟嗪等。

2) 电解质紊乱：如低钾、低镁、低钙等。

3) 心动过缓。

4) 中枢神经系统疾病：如脑血管意外、颅脑损伤。

5) 其他：如低温、甲状腺功能低下等。

(2) 临床上有反复晕厥发作。

(3) 心电图特点：可见 QT 间期延长、T 波异常、U 波宽大、多形和特征性的尖端扭转性室性心动过速。其中尖端扭转性室性心动过速的发作表现为典型的频率依赖性，严重的窦性心动过缓、高度或完全的房室传导阻滞、R-R 间期的突然延长等均易诱发，也有发作前长短间期现象。

2. 治疗

(1) 去除病因：约 50% 的患者室性心动过速发作的持续时间短暂，没有血流动力学异常，在监护的情况下去除病因常使病情好转。对于室性心动过速发作时伴有意识障碍、血流动力学

异常的患者则需电复律以终止发作。但由于室性心动过速终止后常易复发，同时多次反复的电击可使心肌细胞失钾致病情加重，因此复律后仍应积极去除病因和采取其他措施预防发作，以免反复电击。

(2) 提高心率治疗

1) 异丙肾上腺素、阿托品。可提高基础心率使心肌复极差异减少，通常在进行有效起搏前作为过渡措施使用。异丙肾上腺素的用量为 2 ～ 10 mg/min，使心室率维持在 90 ～ 120 次/分，但严重心肌缺血、高血压患者属禁忌。阿托品对房室结的传导阻滞常有明显效果，然而对阻滞部位位于希氏—浦肯野纤维的患者，阿托品却有通过增高心房率使阻滞程度加重的可能，从而使室速的发作更加严重。

2) 起搏治疗。需求起搏频率为 90 ～ 110 次/分，可消除长间期，阻断心动过速发作。一般本治疗需持续至病因被纠正为止。

(3) 静脉补钾、补镁：钾离子与细胞复极有关，补充量需根据缺钾的程度来定。镁离子可使细胞复极趋向一致，对于不适合应用异丙肾上腺素和不便起搏者尤其适用。使用时先静脉注射硫酸镁 1 ～ 2 g，继以 8 mg/min 静脉滴注。

(4) 其他：在有些患者可试用Ⅰb类抗心律失常药，如利多卡因、苯妥英钠等。由于它们可促进钾的外流，有利于复极。

五、房室传导阻滞

心脏传导过程中，发生在心房和心室之间的电路异常，可导致心律失常，使得心脏不能正常收缩和泵血，称为房室传导阻滞。房室传导阻滞可发生在房室结、希氏束以及束支等不同的部位。根据阻滞程度的不同，可分为一度、二度和三度房室传导阻滞。三种类型的房室传导阻滞可以随着病情的进展发生转化。

(一) 诊断要点

1. 病因

(1) 器质性心脏病：暂时性房室传导阻滞可见于急性下壁心肌梗死、风湿性心肌炎、白喉及流感等急性感染等；永久性房室传导阻滞可见于冠心病、慢性风湿性心脏病、心肌炎后遗症、心肌病、先天性心脏病和传导系统的退行性改变等。

(2) 药物：如洋地黄、普鲁卡因胺、普萘洛尔等过量，可引起Ⅰ度或Ⅱ度房室传导阻滞。

(3) 其他：如迷走神经张力过高、心脏手术创伤、甲状腺功能亢进与黏液性水肿等。

2. 临床表现

(1) 疾病症状

第一度房室传导阻滞的患者通常无症状，预后较好，心室率不太慢时不需要治疗。

二度Ⅰ型房室传导阻滞的患者可以无症状，如有症状多为心慌或是心搏暂停的感觉。当不引起临床症状、心室率不太慢时，不需要特殊治疗。

三度房室转导阻滞患者的症状与心室率的快慢和伴随疾病相关，患者可感到疲倦、乏力、头晕、晕厥、心绞痛等，如并发心力衰竭会有胸闷气促，活动受限。

(2) 疾病转归

三种类型的房室传导阻滞可以随着病情的进展发生转化。第一、二度房室传导阻滞突然进展为第三度房室传导阻滞时，因心室率突然减慢导致脑缺血，患者可能出现意识丧失、抽搐，严重者可致猝死。其中，只有第二度 I 型房室传导阻滞较少发展为第三度房室传导阻滞。

3. 心电图特征

(1)I 度房室传导阻滞：P-R 间期 > 0.2 s，但每个 P 波后均有相应的 QRS 波。

(2) II 度房室传导阻滞：II 度 I 型，P-R 间期逐渐延长，直至出现 QRS 脱漏 1 次，然后周而复始，II 度 II 型，P-R 间期相等，一至数次心搏后 QRS 波脱漏 1 次。

(3) III 度房室传导阻滞：P 波与 QRS 波无固定关系，前者频率较后者为快，QRS 形态正常者其频率常在 40 ～ 60 次 / 分，形态增宽畸形者频率常在 30 ～ 40 次 / 分。

(二) 治疗

1. 病因治疗

如急性心肌梗死者应积极抗缺血治疗，风湿热者应积极抗风湿治疗。

2. 传导阻滞本身治疗

(1)I 度房室传导阻滞，以及阻滞部位发生于房室结内且下传的 QRS 间期正常的 II 度 I 型房室传导阻滞，如无症状，除纠正病因外，无特殊治疗。如症状明显可选用阿托品 0.3 ～ 0.6 mg/次，麻黄碱 25 mg/ 次；山莨菪碱 10 mg/ 次；沙丁胺醇 (舒喘灵)2.4 mg/ 次，均为口服，3/d；严重者可用异丙肾上腺素 0.5 mg 加入 5% 葡萄糖液 250 ml 中静脉滴注。

(2) 对 Mobitz II 型或发生于希氏束、束支及分支的 II 度文氏型阻滞，若有明显症状 (如晕厥、阿一斯综合征) 应植入心脏起搏器；如无症状，则是否植入起搏器尚有争论，但应定期检查。

(3) 对于 III 度房室传导阻滞，如 ORS 波群正常，频率在 40 ～ 60 次 / 分，说明逸搏点位置较高，可暂时随访观察。若 QRS 波宽大畸形，频率又低于 40 次 / 分，说明阻滞部位较低，逸搏点有不稳定的倾向，宜早期安置入工心脏起搏器。

六、束支及分支传导阻滞

激动从心房经房室结下传至希氏束，希氏束在室间隔上端分出左右束支。右束支单独一支纤细地沿室中隔内膜下走行，至右室心尖部再分支至右室的乳头肌及游离壁。左束支在主动脉瓣下方穿出膜部后，主要分为两组纤维，一组为后下支分布于室间隔的后下部以及心室下壁、后壁，另一组为前上支分布于室间隔的前上部及心室前壁及侧壁。故室内传导系统分为三个分支即右束支、左前分支、左后分支。正常情况下，左右束支应同时开始激动两侧心室肌。如果一侧传导时间较对侧延迟 0.04 ～ 0.05 s，延迟侧心肌即由对侧激动通过室间隔心肌来兴奋，产生宽大的超过 0.12 s 的 QRS 波群，即为该侧的完全性束支传导阻滞。如果两侧束支传导均延缓了，延迟时间相同，则可以表现为 P-R 间期延长，QRS 波群却是正常的。

(一) 诊断要点

1. 左束支传导阻滞

(1)QRS 波群时间延长：超过 0.12 s。

(2)QRS 波群图形的改变：V1 导联是宽大而深的 RS 或 Qs 波，V5、V6 导联没有 Q 波而为一宽阔、顶端粗钝的 R 波，II 、aVL 波形大致同 V5、V6，III 、aVF 及 aVR 多呈现一向下的 QS 波。诊断时更多依据心前区导联的改变。

(3)ST-T 改变 在出现 R 波的导联中 ST 段压低，T 波倒置，以 QS 波为主的导联中 ST 段上升，

T 波直立。

(4) 当 QRS 图形符合左束支传导阻滞，但 QRS 时间不到 0.12 s，称之为不完全左束支传导阻滞，一般表现为 I、aVL、V5 各导联无 Q 波，其 R 波开始部分有粗钝。除非在短期内或同一心电图中有动态改变，不易与左心室肥厚及某些正常变异相区别。

2. 左前支传导阻滞

(1) 电轴左偏 -45°～90°。

(2)QRSI、aVL 呈 qR 型，但 QI、aVL 不超过 0.02 s；RaVL＞RI，QRSII、Ⅲ、aVR 呈 rS 型。

(3)QRS 不增宽或轻度增宽，一般不超过 0.11 s。

(4) 单纯的左前支传导阻滞，心前区导联 QRS 波群无明显改变。

3. 左后支传导阻滞

(1) 电轴右偏 +90°～+120°。

(2)QRSI、aVL 呈 rS 型，QRS Ⅱ、Ⅲ、aVL 呈 qR 型，QRS Ⅱ、Ⅲ、aVL 一般不超过 0.02 s。

(3)QRS 不增宽或轻度增宽，一般不超过 0.11 s。

(4) 单纯的左后支传导阻滞，心前区导联 QRS 波群无明显改变。

(5) 诊断左后支传导阻滞时应注意除外下列情况：正常瘦长体形的青年人、肺气肿、肺梗死、右心室肥厚、广泛的侧壁心肌梗死。

4. 右束支传导阻滞

(1)QRS 波群时间延长至 0.12 s 以上。

(2)QRS 波群形状的改变。主要系 QRS 波群后半部增宽及变形：V1 呈 rsR′型，V5 宽而不深的 S 波，肢体导联 aVR 及 Ⅲ 呈现为 qR 波，该 R 波多增宽而不高，IaVL 及 Ⅱ 则多为宽大不深的 S 波。

(3)ST-T 改变在 QRS 波群基本向上的导联中出现 ST 段下降，T 波倒置。

(4) 当图形符合右束支阻滞，QRS 时间不到 0.12 s 为不完全性右束支传导阻滞。

5. 间歇性传导阻滞

(1) 心率增快时出现的束支传导阻滞，又叫 3 相束支传导阻滞，可见于该束支不应期延长的情况以及心率过快的情况，右束支传导阻滞较左束支阻滞多见。

(2) 心率减慢时出现的束支传导阻滞，又叫 4 时相束支传导阻滞，系由于束支纤维病理性 4 相除极引起，较为少见，左束支阻滞多于右束支阻滞。

(3) 其他如超常相传导，隐匿性传导，束支内文氏传导现象等都可引起间歇性束支传导阻滞。

6. 双侧束支传导阻滞

临床上较常见的双侧束支传导阻滞有：

(1) 左束支传导阻滞。据某些学者电生理检查的结果，50%～100% 的左束支传导阻滞有 H-V 时间延长，说明这些病例的右束支亦有传导阻滞。

(2) 右束支传导阻滞合并左前支阻滞，是临床上最多见的双侧束支传导阻滞。

(3) 右束支传导阻滞合并左后支阻滞。

(4) 左、右束支传导阻滞交替出现。

(5) 不完全房室传导阻滞，P-R 延长或不延长，合并左或右束支传导阻滞。

(6) 双侧束支传导阻滞的最后结果是完全性房室传导阻滞，即三支完全阻滞，逸搏性室性心率慢于 40 次 / 分，QRS 宽大畸形，可死于心脏停搏或室颤。

（二）治疗

1. 治疗心脏基础疾病，一般持续多年的不完全性右束支传导阻滞如缺乏任何临床心脏损害表现，可以不必治疗。

2. 双侧束支阻滞患者应设法做电生理检查，以确定其保留分支的传导功能，并结合基础心脏情况，决定处理方针。必要时安装起搏器。

第五节 晕厥

晕厥是指一过性广泛大脑突然灌注不足或缺氧而发生短暂意识丧失的一种临床综合征。常突然发作，因肌力消失而倒地，但意识丧失时间短、迅速苏醒和少有后遗症。

一、病因

引起晕厥的病因大致可分为四种类型，绝大多数属于血管反射性晕厥。

1. 心源性晕厥

(1) 心室流出道梗阻性疾病：重度主动脉瓣狭窄、梗阻性肥厚型心肌病、肺动脉瓣狭窄、原发性和继发性肺动脉高压等。

(2) 心室流入道梗阻性疾病：重度二尖瓣狭窄、心房黏液瘤、心房巨大血栓或感染性心内膜炎巨大赘生物阻塞房室瓣口等。

(3) 心律失常：严重的快速性心律失常 (阵发性心动过速、快速型房颤或房扑、室颤或室扑) 和过缓性心律失常 (病态窦房结综合征、二度 II 型以上房室传导阻滞、双束支传导阻滞、三分支传导阻滞、心室停搏等)。

(4) 心脏泵衰竭：急性大面积心肌梗死、急性暴发型心肌炎、人工心脏瓣膜功能异常等。

(5) 急性心脏压塞：心脏外伤、肿瘤、急性心肌梗死并发心脏破裂、主动脉夹层破裂、特发性心包炎等。

2. 血管反射性晕厥

(1) 血管迷走性晕厥：血管抑制型、心脏抑制型、混合型。

(2) 直立性低血压性晕厥：疾病性 (脊髓痨等) 药物性、特发性等。

(3) 迷走反射性晕厥：排尿、排便、咳嗽等动作所致。

(4) 颈动脉窦过敏性晕厥：心脏抑制型、血管抑制型、脑型。

3. 血源性晕厥

(1) 低血糖性晕厥：疾病性 (胰岛细胞瘤等)、代谢性 (垂体功能不全、胃大部切除术后倾倒综合征等)、药物性 (胰岛素等)。

(2) 重度贫血性晕厥：造血不良、红细胞过度破坏、急慢性出血等。

(3) 血气异常性晕厥：低氧血症、过度换气综合征等。

4. 脑源性晕厥

(1) 神经源性晕厥：脑血管病（脑动脉硬化、高血压脑病、脑椎基底动脉短暂性缺血性发作等）、癫痫、颅脑损伤后、慢性铅中毒性脑病等。

(2) 精神源性晕厥：重度抑郁症、癔症、恐惧症等。

5. 药源性晕厥

(1) 心血管药物：血管扩张剂、抗高血压药、利尿剂、硝酸盐、抗心律失常药等。

(2) 抗精神失常药：吩噻嗪类、抗抑郁药、中枢神经抑制药等。

(3) 其他药物：长春新碱、乙醇、胰岛素、可卡因等。

二、临床表现

突然发生的短暂（历时数秒至数分）意识丧失状态，多无手足抽搐及大小便失禁。意识恢复后可无特殊不适或仅有短暂而轻微的头晕、乏力等症状。其特点与病因密切相关。

1. 诱因

心室流出道梗阻性晕厥多由用力所诱发；低血糖性晕厥常在空腹时发作；血管迷走性晕厥常在疼痛、精神紧张或见到血液时发作。

2. 体位

体位性低血压性晕厥常在卧位起立时发生；迷走反射性晕厥在排尿、排便、咳嗽、吞咽等动作时发生；

3. 伴随症状

心源性晕厥多伴随呼吸困难、发绀、胸闷、胸痛等症状；血管迷走神经性晕厥和低血糖性晕厥常伴随面色苍白、冷汗、手抖、恶心等症状。

4. 发作时的体征

血管反射性晕厥和心源性晕厥常伴有血压明显降低；高血压脑病性晕厥常伴有血压显著升高；主动脉夹层性晕厥可致两侧上臂血压相差 20 mmHg 以上；心源性晕厥常伴有心脏增大、器质性心脏杂音、异常心音和（或）心律不齐等；神经源性晕厥可伴有一时性偏瘫、肢体感觉异常、偏盲、病理反射阳性等。

三、辅助检查

1. 疑诊心源性晕厥，应做心电图、X 线胸片、心脏超声心动图、运动试验、动态心电图、心脏电生理检查和（或）心血管造影等检查。

2. 疑诊血管反射性晕厥，应做颈动脉窦按摩试验、卧立位试验、Valsava 动作试验和（或）直立倾斜试验等检查。

3. 疑诊血源性晕厥，应做血糖、过度换气试验、血常规、骨髓常规和（或）血液生化等检查。

4. 疑诊脑源性晕厥，应做颈椎 X 线片、脑电图、脑血流图、脑脊液常规、头颅 CT 或 MRI、脑血管造影和（或）筛选性精神检查等。

5. 对不明原因的晕厥，宜做直立倾斜试验。

直立倾斜试验是目前检测血管迷走性晕厥的重要手段。该试验前必须停服心血管活性药物 5 个半衰期以上，并卧床休息一夜；试验当日清晨禁食，患者仰卧于检查床上 30 min，然后测心率和血压至稳定基础水平。此后将将检查床头侧迅速上升至 $60°\sim80°$，每 5 分钟记录一次心率和血压。如患者出现恶心、头晕、出汗、面色苍白等晕厥前驱症状时，改为每分钟记录一次。直至 45 min 或出现晕厥伴明显心率减慢和血压降低，出现阳性表现时应立即将患者恢复至平卧位。如未出现晕厥，可将患者恢复至平卧位 5 min 后，相继分别静滴异丙肾上腺素 1、3、5 mg/min，各持续 5 min 后重复该实验，如仍未出现晕厥为阴性。

(1) 直立倾斜试验的明确适应证

1) 反复晕厥或近乎晕厥者。

2) 一次晕厥发作，但患者从事高危职业，如机动车驾驶员、高空作业者等，无论有无器质性心脏病，不论晕厥的其他原因是否已被排除，均应接受倾斜试验。

3) 虽基本病因已明确，如窦性静止、房室传导阻滞，但尚不能排除血管迷走性晕厥时，需进一步确认以确定相应治疗方案。

4) 运动诱发或与运动相伴的晕厥。

(2) 直立倾斜试验的禁忌证

1) 主动脉狭窄或左室流出道狭窄所致晕厥者。

2) 重度二尖瓣狭窄伴晕厥者。

3) 已知有冠状动脉近端狭窄的晕厥患者。

4) 严重脑血管疾病的晕厥患者。

(3) 直立倾斜试验阳性判断标准：患者出现血压下降和 (或) 心率减慢伴晕厥或接近晕厥者为倾斜试验阳性。

(4) 血压下降标准为：收缩压 ≤ 80 mmHg 和 (或) 舒张压 ≤ 50 mmHg，或平均动脉压下降 ≥ 25%。有的患者即使血压未达到标准，但已出现晕厥或晕厥先兆，仍应判断阳性。

四、诊断与鉴别诊断

根据突然发生的短暂意识丧失、昏倒在地、迅速苏醒和少有后遗症等特点应考虑晕厥的诊断。

1. 下列情况应考虑血管迷走性晕厥的可能

(1) 多发生在体质较弱的年轻女性。

(2) 常发生在直立位。

(3) 晕厥前常有诱因或晕厥先兆。

(4) 发作时伴有血压下降，心率减慢，面色苍白，且持续到晕厥后期。

(5) 平卧后恢复较快，无明显后遗症。

(6) 直立倾斜试验阳性。

2. 下列情况应考虑心源性晕厥的可能

(1) 仰卧位发生晕厥。

(2) 有心脏病病史，晕厥时伴有明显的心律 (率) 改变。

(3) 发作时有显著发绀或癫痫样抽搐。

(4) 发作时心音听不清或有严重的心律失常。

(5) 发作间期心脏听诊发现有固定的或随体位改变的器质性杂音。

(6) 晕厥后有明显胸痛或伴有心源性休克。

(7) 心电图示 QT 间期延长。

3. 其他

由卧位突然变为直立位时出现晕厥，提示体位性低血压引起的晕厥；青壮年夜间睡醒后起床排尿时突然出现的晕厥，考虑是排尿性晕厥；低血糖引起的晕厥发作前常有饥饿、软弱、出冷汗等症状。

但临床医生罕有目睹晕厥的全过程，晕厥需与以下情况鉴别。

(1) 眩晕：有旋转感而无意识丧失。

(2) 癔症：多有精神诱因，发病有暗示性和多变性特点。

(3) 癫痫失神小发作：儿童期起病，突发突止，表现为突发性凝视，意识障碍，伴眼睑和面部的轻度痉挛性运动，极少倾跌。

(4) 癫痫大发作：通常有发绀、口吐白沫、咬舌、尿失禁，抽搐时间持续 1 ～ 2 分钟。

五、治疗

1. 晕厥发作时的治疗

(1) 体位：晕厥发作时，应立即将患者置于平卧位，密切监测心率、血压、呼吸、意识等生命体征，并静脉输液。

(2) 药物：对血压明显下降者应快速补充血容量，酌情选用多巴胺间羟胺等药物；对明显心动过缓者应酌情选用山莨菪碱、阿托品、异丙肾上腺素等药物。

2. 病因治疗

引起晕厥的病因很多，晕厥发生时应积极寻找病因并进行针对性治疗。

(1) 血管迷走性晕厥患者，发作后平卧可自动缓解；发作频繁者，可给予 β 受体阻滞剂、抗胆碱能药物及安装起搏器等治疗。

1) β- 受体阻滞剂：此类药物主要通过其负性肌力作用以及对交感神经系统和儿茶酚胺的抑制作用，阻断或减弱对心脏机械感受器 (C 纤维) 的刺激，降低心室壁张力，减弱心肌收缩力，防止动脉血管扩张。可选用普奈洛尔 30 mg/d；或美托洛尔 50 mg/d；或阿替洛尔 100 mg/d。

2) 抗胆碱药：通过阻断乙酰胆碱与受体结合，减轻迷走神经张力，调节中枢交感传出功能，达到预防晕厥的效果。可选用东莨菪碱、阿托品、普鲁本辛等。

3) 丙吡胺：通过负性肌力作用及抗胆碱能作用，可以抑制心脏机械感受器的兴奋，预防晕厥的发生。

4) 钙离子拮抗剂：防治血管迷走性晕厥的有效率约 70%。其作用机制为降低心肌收缩力和心壁机械感受器的兴奋性，提高脑组织的缺血阈值。可选用维拉帕米。

5) 安装起搏器：以心脏抑制型为主而药物效果不好的患者，可考虑置入人工起搏器。一般选用双腔起搏器，当心脏抑制、心动过缓时，起搏器发放脉冲，维持正常心率而缓解症状。

(2) 心源性晕厥患者，应针对引发晕厥的心律失常及基础心脏病进行治疗等。

1) 纠正心律失常，根据心律失常类型选用药物或非药物治疗，包括电除颤和人工心脏起搏。

2) 主动脉狭窄的患者应适当限制体力活动，防止晕厥的发生，对于反复发作的患者应考虑手术治疗，解除瓣膜的狭窄。

3) 心脏黏液瘤的患者一经确诊应立即切除肿瘤。

4) 先天性 Q-T 间期延长患者，可口服 β- 受体阻滞剂治疗，如果效果不好，可以与苯妥英钠、苯巴比妥合用，仍无效时，可以切除左侧颈交感神经节或安装自动转复除颤器。获得性 Q-T 间期延长者，针对病因处理，如纠正电解质失衡、停服致 Q-T 间期延长的药物以及治疗原发心脏病等。

(3) 血源性晕厥应纠治低血糖、重度贫血和防止过度换气等。

(4) 脑源性晕厥应治疗相关的神经、精神性疾患等。

(5) 颈动脉窦过敏性晕厥患者，用抗胆碱能药物治疗可获满意疗效；平时避免穿衣领过高的衣服，不要急速转动头部，对反复发作内科治疗无效者，可考虑外科治疗。

(6) 体位性低血压的患者改变体位时动作要慢，避免骤然起立；平时宜穿弹力袜，紧身裤等；宜摄入富含蛋白质的食物，可适当增加食盐量，以增加血容量等。

第六节　心源性休克

心源性休克是指由于心脏功能极度减退，导致心输出量显著减少并引起严重的急性周围循环衰竭的一种综合征。

一、概述

凡能严重地影响心脏排血功能，使心输出量急剧降低的原因，都可引起心源性 休克 (cardiogenic shock)。例如大范围心肌梗死 、弥散性心肌炎 、急性心包填塞、肺动脉栓塞、严重心律失常以及各种严重心脏病晚期。其中主要的是心肌梗死。

这型休克的主要特点是：

1) 由于心泵衰竭，心输出量急剧减少，血压降低；微循环变化的发展过程。基本上和低血容量性休克相同，但常在早期因缺血缺氧死亡。

2) 多数患者由于应激反应和动脉充盈不足，使交感神经兴奋和儿茶酚胺增多，小动脉、微动脉收缩，外周阻力增加，致使心脏后负荷加重；但有少数患者外周阻力是降低的（可能是由于心室容量增加，刺激心室壁压力感受器，反射性地引起心血管运动中枢的抑制）。

3) 交感神经兴奋，静脉收缩，回心血量增加，而心脏不能把血液充分输入动脉，因而中心静脉压和心室舒张期末容量和压力升高；④常比较早地出现较为严重的肺淤血和肺水肿，这些变化又进一步加重心脏的负担和缺氧，促使心泵衰竭。

二、病因

1.心肌收缩力极度降低

包括大面积心肌梗死、急性暴发性心肌炎（如病毒性、白喉性以及少数风湿性心肌炎等）、原发性及继发性心肌病（前者包括扩张型、限制型及肥厚型心肌病晚期；后者包括各种感染、甲状腺毒症、甲状腺功能减退）。家族性贮积疾病及浸润（如血色病、糖原贮积病、黏多糖体病、淀粉样变、结缔组织病）、家族遗传性疾病（如肌营养不良、遗传性共济失调）、药物性和毒性过敏性反应、(如放射阿霉素、酒精、奎尼丁、锑剂、依米丁等所致心肌损害)心肌抑制因素、(如严重缺氧、酸中毒、药物、感染毒素)药物、(如钙通道阻滞药β受体阻滞药等)心瓣膜病晚期、严重心律失常(如心室扑动或颤动),以及各种心脏病的终末期表现。

2. 心室射血障碍

包括大块或多发性大面积肺梗死(其栓子来源包括来自体静脉或右心腔的血栓、羊水栓、塞脂肪栓、气栓、癌栓和右心心内膜炎赘生物或肿瘤脱落等)、乳头肌或腱索断裂、瓣膜穿孔所致严重的心瓣膜关闭不全、严重的主动脉口或肺动脉口狭窄(包括瓣上瓣膜部或瓣下狭窄)。

3. 心室充盈障碍

包括急性心包压塞(急性暴发性渗出性心包炎、心包积血、主动脉窦瘤或主动脉夹层血肿破入心包腔等)、严重二、三尖瓣狭窄心房肿瘤(常见的如黏液瘤)或球形血栓嵌顿在房室口、心室内占位性病、变限制型心肌病等。

4. 混合型

即同一患者可同时存在两种或两种以上的原因,如急性心肌梗死并发室间隔穿孔或乳头肌断裂。其心源性休克的原因既有心肌收缩力下降因素,又有心室间隔穿孔或乳头肌断裂所致的血流动力学紊乱。再如风湿性严重二尖瓣狭窄并主动脉瓣关闭不全患者风湿活动时引起的休克,既有风湿性心肌炎所致心肌收缩力下降因素,又有心室射血障碍和充盈障碍所致血流动力学紊乱。

5. 心脏直视手术后低排综合征

多数患者是由于手术后心脏不能适应前负荷增加所致,主要原因包括心功能差、手术造成对心肌的损伤、心内膜下出血,或术前已有心肌变性坏死、心脏手术纠正不完善,心律失常手术造成的某些解剖学改变,如人造球形主动脉瓣置换术后引起左室流出道梗阻,以及低血容量等导致心排血量锐减而休克。

三、临床表现

1. 临床分期

根据心源性休克发生发展过程,大致可分为早、中、晚三期。

(1) 休克早期:由于机体处于应激状态儿茶酚胺大量分泌入血,交感神经兴奋性增高,患者常表现为烦躁不安、恐惧和精神紧张,但神志清醒、面色或皮肤稍苍白或轻度发绀、肢端湿冷,大汗、心率增快。可有恶心、呕吐,血压正常甚至可轻度增高或稍低,但脉压变小尿量稍减。

(2) 休克中期:休克早期若不能及时纠正,则休克症状进一步加重,患者表情淡漠,反应迟钝、意识模糊或欠清,全身软弱无力,脉搏细速无力或未能扪及,心率常超过120次/分钟收缩压 < 80 mmHg(10.64 kPa)。甚至测不出脉压 < 20 mmHg(2.67 kPa),面色苍白发绀,皮肤湿冷发绀或出现大理石样改变尿量更少(< 17 ml/h) 或无尿。

(3) 休克晚期:可出现弥散性血管内凝血 (DIC) 和多器官功能衰竭的症状。前者可引起皮肤黏膜和内脏广泛出血;后者可表现为急性肾、肝和脑等重要脏器功能障碍或衰竭的相应症状。如急性肾功能衰竭可表现为少尿或尿闭,血中尿素氮肌酐进行性增高,产生尿毒症代谢性酸中毒等症状,尿比重固定,可出现蛋白尿和管型等。肺衰竭可表现为进行性呼吸困难和发绀,吸氧不能缓解症状,呼吸浅速而规则,双肺底可闻及细啰音和呼吸音降低,产生急性呼吸窘迫综合征之征象。脑功能障碍和衰竭可引起昏迷、抽搐、肢体瘫痪、病理性神经反射、瞳孔大小不等脑水肿和呼吸抑制等征象，肝功能衰竭可引起黄疸、肝功能损害和出血倾向，甚至昏迷。

2.休克程度划分

按休克严重程度大致可分为轻中、重和极重度休克。

(1) 轻度休克：表现为患者神志尚清但烦躁不安，面色苍白、口干、出汗，心率＞100次/分钟脉速有力四肢尚温暖，但肢体稍发绀、发凉，收缩压≥80 mmHg(10.64 kPa)，尿量略减脉压＜30 mmHg(4.0 kPa)。

(2) 中度休克：面色苍白、表情淡漠、四肢发冷、肢端发绀，收缩压在60～80 mmHg(8～10.64 kPa)，脉压＜20 mmHg(2.67 kPa)尿量明显减少 (＜17 ml/h)。

(3) 重度休克：神志欠清、意识模糊、反应迟钝、面色苍白发绀，四肢厥冷发绀、皮肤出现大理石样改变，心率＞120次/分钟心音低钝，脉细弱无力或稍加压后即消失。收缩压降至40～60 mmHg(5.32～8.0 kPa)，尿量明显减少或尿闭。

(4) 极重度休克：神志不清、昏迷呼吸浅而不规则口唇皮肤发绀，四肢厥冷，脉搏极弱或扪不到心音低钝或呈单音心律收缩压＜40 mmHg(5.32 kPa)，无尿，可有广泛皮下黏膜及内脏出血，并出现多器官衰竭征象。

3.其他临床表现

由于心源性休克病因不同，除上述休克的临床表现外，还有相应的病史、临床症状和体征。以急性心肌梗死为例本病多发生在中老年人群，常有心前区剧痛可持续数小时伴恶心、呕吐、大汗、严重心律失常和心功能不全，甚至因脑急性供血不足可产生脑卒中征象。体征包括心浊音界轻至中度扩大，第一心音低钝，可有第三或第四心音奔马律；若并发乳头肌功能不全或腱索断裂，在心尖区可出现粗糙的收缩期反流性杂音；并发室间隔穿孔者在胸骨左缘第3、4肋间出现响亮的收缩期杂音，双肺底可闻湿啰音。

四、辅助检查

1.原发病的实验室检查。

2.休克的实验室检查

(1) 血常规：WBC↑红细胞压积增高，血液浓缩；DIC时，BPC↓CT、BT↑。

(2) 尿常规：蛋白尿，WBC、RBC管型，比重↑，渗透压↓，尿/血渗透压＜1.5。

(3) 血气分析：早期代酸，呼碱；晚期代酸，呼酸；PO_2↓PCO_2↑。

(4)DIC：BPC↓、纤维蛋白原，↓凝血酶原时间与正常比延长＞3 s，纤溶酶原含量降低，血浆因子ⅤⅢ活性＜50%；鱼精蛋白副凝聚 (3 P) 试验 (+) 抗凝血酶Ⅲ含量降低。

(5) 血乳酸正常 0.5～1.5 mmol/L，大于 4 mmol/L 预后不良。

五、诊断

(一) 血流动力学指标

1.收缩压＜80 mmHg，或较基础血压下降30 mmHg，持续时间＞30 min。

2.动静脉血氧差＞5.5 ml/dl。

3.PCWP＞15 mmHg，心脏指数 (CI) ＜2.2 L/min/m²。

(二) 临床指标

1. 低血压。

2. 组织灌注不足依据：少尿、发绀、意识障碍。

3. 纠正导致组织灌注不足的非心脏因素如低血容量,疼痛、药物、酸中毒,严重的心律失常,休克仍存在。

(三) 国内标准

1.BP < 80 mmHg, 高血压者血压较原来下降 80 mmHg 或收缩压< 100 mmHg。

2. 组织灌注不足依据。

(四)AMI 者 BP < 80 mmHg, 无组织灌注不足,不诊断心源性休克,而是低血压状态。

六、治疗

1. 治疗原则

急性心肌梗死合并心源性休克的诊断一旦确立,其基本治疗原则如下。

(1) 绝对卧床休息立即吸氧,有效止痛,尽快建立静脉给药通道,尽可能迅速地进行心电监护和建立必要的血流动力学监测,留置尿管以观察尿量,积极对症治疗和加强支持疗法。

(2) 如有低血容量状态先扩充血容量;若合并代谢性酸中毒,应及时给予 5% 碳酸氢钠 150 ～ 300 mL, 纠正水、电解质紊乱。根据心功能状态和血流动力学监测资料,估计输液量和输液速度,一般情况下,每天补液总量宜控制在 1 500 ～ 2 000 mL。

(3) 补足血容量后若休克仍未解除,应考虑使用血管活性药物,常用的如多巴胺、多巴酚丁胺、间羟胺、去甲肾上腺素、硝酸甘油和硝普钠等。

(4) 尽量缩小心肌梗死范围挽救濒死和严重缺血的心肌,这些措施包括静脉和 (或) 冠脉内溶血栓治疗,施行紧急经皮冠脉腔内成形术 (PTCA) 和冠脉搭桥术。

(5) 积极治疗并发症如心律失常和防治脑、肺、肝等重要脏器功能衰竭,防治继发感染。

(6) 药物治疗同时或治疗无效情况下,有条件单位可采用机械性辅助循环,如主动脉内气囊反搏术、左室辅助泵或双室辅助泵,甚至施行全人工心脏及心脏移植手术等。

2. 一般治疗

急性心肌梗死合并心源性休克的一般治疗包括绝对卧床休息,采用休克卧位,镇静,立即舌下含服硝酸甘油,止痛,供氧,扩充血容量,对症处理和支持疗法,立即建立血流动力学监测等。现着重叙述以下治疗措施。

(1) 止痛:急性心肌梗死时心前区剧痛可加重患者的焦虑状态,乃至引起冠脉痉挛,刺激儿茶酚胺分泌,使心率增快,心脏做功增加,并可引起心律失常。此外,剧痛本身即可引起休克。吗啡不仅能止痛,且具有镇静作用,可消除焦虑,减少肌肉活动,因而减少心脏的工作负荷。吗啡具有扩张容量血管 (静脉) 及阻力血管 (动脉) 作用,可减轻左心室充盈压,对缓解肺瘀血和肺水肿起重要作用,应作为首选。但吗啡忌用于合并有慢性肺部疾患、神志不清者,呼吸抑制者亦不宜使用。在下壁或后壁心肌梗死合并房室传导阻滞或心动过缓者,吗啡由于可加重心动过缓,也不宜使用;必须使用时,可联合使用阿托品。遇上述情况改用哌替啶 (杜冷丁) 较为合适。应用止痛剂时必须密切观察病情,止痛后患者血压可能回升,但必须警惕这些药物可能引起的副反应,包括低血压、恶心、呕吐、呼吸抑制、缺氧和二氧化碳张力增高以及心动过缓等,因此,应摸索既能止痛又不引起严重副反应的最佳剂量。止痛剂的剂量应根据疼痛程度、病情及个体差异而定。必要时隔 2 ～ 4 小时后再重复给药。在应用止痛剂的同时,可酌情应用镇静药如地西泮(安定)、苯巴比妥等,既可加强止痛剂的疗效,又能减轻患者的紧张和心理负担。此外,心源性休克患者应绝对卧床休息,可采用平卧位或休克位,伴急性肺水肿者亦可采用半卧位。

(2) 供氧:急性心肌梗死患者均应常规吸氧和保持呼吸道通畅,以纠正低氧血症,维持正常或接近正常的氧分压,有利于缩小梗死范围,改善心肌功能,减少心律失常,并可改善其他器官的缺氧,从而纠正代谢性酸中毒、改善微循环和保护重要脏器的功能。但长期吸入 100% 氧可致肺损伤,且可增加体循环血管的阻力及动脉压,使心率减慢,心排出量降低。

(3) 扩容疗法(补充血容量):休克患者均有血容量不足(包括绝对或相对不足),约 20% 急性心肌梗死患者由于呕吐、出汗、发热、使用利尿药和进食少等原因,可导致血容量绝对不足。尽管抢救措施千头万绪,应首先建立静脉输液通道,迅速补充有效血容量,以保证心排出量,这是纠正休克关键措施之一。

3. 血管活性药物和正性肌力药物的应用

(1) 血管活性药物:主要指血管扩张药和血管收缩药两大类:一个使血管扩张,一个使血管收缩,两者作用迥然不同,但均广泛用于治疗休克。

(2) 正性肌力药物:急性心肌梗死所致泵衰竭以应用吗啡或哌替啶和利尿药为主,亦可选用血管扩张药以减轻心脏前、后负荷。若经上述治疗后,泵衰竭仍难以控制,可考虑应用非洋地黄类正性肌力药物。至于洋地黄类强心剂,一般认为在心梗第一个 24 小时内,尤其是 6 小时内应避免使用,因为洋地黄可能诱发室性心律失常,早期心梗对洋地黄耐受性差,易引起副反应。此外,心肌梗死早期出现的泵衰竭主要是心肌缺血、水肿所致顺应性下降,而左室舒张末期容量并不增加,洋地黄难以发挥正性肌力作用。心肌梗死所致心源性休克多属严重的肌性衰竭,梗死面积往往超过 40%,因此洋地黄疗效不佳;但也有人认为若有心脏扩大而其他药物治疗无效时,也可酌情应用快作用洋地黄制剂。

4. 药物治疗休克的若干进展

近年来,新型抗休克药物不断问世,加上对休克认识的深入,对某些药物的抗休克作用有了新的认识。

(1) 纳洛酮(naloxone):许多神经肽在介导多种休克状态的心血管反应中起作用。休克时血中 β- 内啡肽水平增高,它通过中枢的鸦片受体抑制心血管功能,使血压下降;而纳洛酮属于鸦片受体阻滞药,故可逆转休克状态。

(2) 1, 6- 二磷酸果糖:1, 6- 二磷酸果糖系葡萄糖代谢过程中的重要中间产物,具有促进细胞内高能基团的重建作用,可用于心源性休克的辅助治疗。

(3) 血管紧张素转换酶抑制药(ACEI):休克过程中,由于交感神经兴奋,肾脏缺血,导致肾素 - 血管紧张素系统兴奋,而血管紧张素Ⅱ具有强力缩血管作用,可促进微循环障碍进一步加剧,且对交感的缩血管作用有协同作用,因此应用血管紧张素转换酶抑制药可拮抗血管紧张素Ⅱ的上述作用。常用制剂卡托普利、依那普利等。

5. 机械性辅助循环

目前国内应用较广的是主动脉内气囊反搏术 (IABP) 其作用原理是将附有可充气的气囊导管插至胸主动脉，用患者心电图的 QRS 波触发反搏，使气囊在收缩期排气，以降低主动脉的收缩压和心脏的后负荷；舒张期气囊充气使主动脉舒张压明显升高，增加冠状动脉舒张期灌注，提高心肌供氧和促进侧支循环建立，以减少心肌坏死面积和改善心功能。在使用单向主动脉内气囊反搏装置时，一般多选用左下肢股动脉，先以端侧吻合方法吻合上一段涤纶人造血管，这样不仅便于插入气囊导管，且可避免暂时性下肢缺血。近年来采用经皮直接股动脉穿刺，经动脉套管插入气囊导管，使插管更快捷、简便。插入导管后，导管从髂外动脉 - 髂总动脉 - 腹主动脉插至胸主动脉，气囊导管应置于肾动脉开口之上和左锁骨下动脉开口之下，不可越过或阻塞该动脉开口。停用时在取出气囊和导管后，将人造血管修短缝合即可。笔者认为及早进行主动脉内气囊反搏是治疗心源性休克的关键之一。若等待内科治疗无效后，或休克已相当严重时，再施行主动脉内气囊反搏，往往已失去抢救时机。目前主动脉内气囊反搏术已成为紧急 PTCA 和冠脉搭桥术的术前、术中和术后维持循环的重要措施之一。

6. 病因治疗

病因治疗是心源性休克能否逆转的关键措施，例如急性心肌梗死施行紧急经皮冠脉腔内成形术 (PTCA) 和冠脉搭桥术 (CABG)，这些新措施为心梗治疗开创了新纪元。实践证明，急性心肌梗死合并心源性休克若单纯药物治疗，其病死率高达 80%，溶栓治疗不能显著降低病死率。

7. 防治并发症和重要脏器功能衰竭

心源性休克发生发展过程中可产生各种并发症，随病情的发展可引起多器官功能障碍或衰竭，而各种并发症和器官功能衰竭又可加重心源性休克的病情，两者互为因果，产生恶性循环，最终可导致不可逆性休克。

第七节　心脏瓣膜病

心脏瓣膜病是我国一种常见的心脏病，其中以风湿热导致的瓣膜损害最为常见。随着人口老龄化加重，老年性瓣膜病以及冠心病、心肌梗死后引起的瓣膜病变也越来越常见。要了解心脏瓣膜疾病，先从心脏的结构谈起。人体的心脏分为左心房、左心室和右心房、右心室四个心腔，两个心房分别和两个心室相连，两个心室和两个大动脉相连。心脏瓣膜就生长在心房和心室之间、心室和大动脉之间，起到单向阀门的作用，保证血流单方向运动，在保证心脏的正常功能中起重要作用。人体的四个瓣膜分别称为二尖瓣、三尖瓣、主动脉瓣和肺动脉瓣。心脏瓣膜病就是指二尖瓣、三尖瓣、主动脉瓣和肺动脉瓣的瓣膜因风湿热、黏液变性、退行性改变、先天性畸形、缺血性坏死、感染或创伤等出现了病变，影响血流的正常流动，从而造成心脏功能异常，最终导致心力衰竭的单瓣膜或多瓣膜病变。

一、二尖瓣狭窄

正常二尖瓣质地柔软，瓣口面积约 $4 \sim 6 \ cm^2$。当瓣口面积减小为 $1.5 \sim 2.0 \ cm^2$ 时为轻度狭窄；$1.0 \sim 1.5 \, cm^2$ 时为中度狭窄；$< 1.0 \, cm^2$ 时为重度狭窄。绝大多数二尖瓣狭窄是风湿热的后遗症。极少数为先天性狭窄或老年性二尖瓣环或环下钙化。

（一）临床表现

1. 症状

通常情况下，从初次风湿性心脏炎到出现明显二尖瓣狭窄的症状可长达 10 年；此后 10 ～ 20 年逐渐丧失活动能力。

（1）呼吸困难：劳动力性呼吸困难、夜间呼吸困难、端坐呼吸，严重者可出现急性肺水肿。

（2）咳嗽：多为干咳；并发支气管炎或肺部感染时，咳黏液样或脓痰。左心房明显扩大压迫支气管亦可引起咳嗽。

（3）咯血：①痰中带血或血痰；②大量咯血；③粉红色泡沫痰，属急性肺水肿的特征。

（4）胸痛：可能是由于肥大的右心室壁张力增高，同时心排血量降低致右心室缺血引起。经二尖瓣分离术或扩张术后可缓解。

（5）血栓栓塞：20% 的二尖瓣狭窄患者发生血栓栓塞，其中 80% 有心房颤动。栓塞可发生在脑血管，冠状动脉和肾动脉，部分患者可反复发生。或为多发生性栓塞。

（6）其他症状：左心房扩大和左肺动脉扩张可压迫左喉返神经，引起声音嘶哑；左心房显著扩大可压迫食道，引起吞咽困难；右心室衰竭时可出现食欲减退、腹胀、恶心等症状。

2. 特征

（1）心脏听诊：心尖区舒张中晚期低调的隆隆样杂音。心尖区第一心音亢进。有肺动脉高压者，可出现肺动脉瓣第二心音亢进和分裂。严重时，出现相对性肺动脉瓣关闭不全的杂音（Graham-Settll 杂音）。

（2）其他体征：二尖瓣面容见于严重二尖瓣狭窄的患者，四肢末梢亦见发绀。儿童期发生二尖瓣狭窄者，心前区可见隆起，左乳头移向左上房，并有胸骨左缘处收缩期抬举样搏动，中度以上狭窄患者心脏浊音界在胸骨左缘第三肋间向左扩大，表示肺动脉和右心室增大。颈静脉搏动明显，表明存在严重肺动脉高压。

（二）辅助检查

1. X 线轻度狭窄者心影可正常。

中度以上狭窄者，可见：

1）左心房增大，肺动脉干突出。

2）右心室增大，与左心房增大呈双重影。

3）左前斜位可见食道后移有左心房压迹。

4）慢性肺静脉高压及肺瘀血时，肺上部血管影较下部多。由于肺毛细血管压增高，当大于血浆胶体渗透压时，可引起下叶间质水肿及间质纤维增生，肺野透亮度减低，淋巴管扩张及小叶间隔渗液，在右肺下叶肋隔角有水平走向的 Kerley's B 线。

2. 心电图

窦性心律时 P 波增宽有切迹。肺动脉高压时有右心室肥厚，晚期常有心房颤动。

3. 超声心动图

(1) M 型、二尖瓣狭窄时，形成城墙样改变。

(2) 二维超声心动图可直接观察，二尖瓣活动度，瓣口狭窄程度，瓣膜增厚情况，左心房右心室腔的大小及以心壁厚度，并可直接检查左心房有无血栓存在。

(3) 多普勒超声：在狭窄的二尖瓣口下有舒张期流频谱。

4. 心导管检查

右心导管检查可计算二尖瓣口面积，肺血管阻力及肺毛细血管嵌一顿压。

(三) 诊断

通过典型体征，X 线和心电图，多可做出诊断，超声心动图有助于判断病变类型和程度。也需注意和其他有舒张中晚期隆隆性杂音的疾病鉴别。

1. 功能性二尖瓣狭窄

由于①通过二尖瓣口的血流量及流速增加，见于有较大量左致右分流的先天性心脏病，如动脉导管未闭，室间隔缺损等。②由于主动脉瓣舒张反流血液冲击二尖瓣叶，可在心尖部听到舒张期杂音，称 Austin-Flint 杂音。功能性二尖瓣狭窄杂音较轻，无细震颤也无第一心音亢进及开瓣音。用亚硝酸异戊酯后杂音减轻或消失。

2. 左心房黏液瘤

可部分阻塞二尖瓣口引起类似二尖瓣狭窄的表现，但其症状与体征，与体征改变有关。超声心动图可发现左心房内有云雾样光团。心血管造影显示左心房充盈缺损。另外黏液瘤可引起发热，血沉快，贫血等，需注意与风湿热鉴别，超声心动图和心血管造影有助于鉴别。

3. 先天性二尖瓣狭窄

较少见，二尖瓣呈降落伞样畸形，亦可位于腱索及乳头肌平面多在幼儿期出现，常早期死亡。

(四) 治疗措施

内科治疗为主，必要时介入经皮二尖瓣球囊扩张。

代偿期治疗适当避免过度的体力劳动及剧烈运动，保护心功能；对风湿性心脏病患者应积极预防链球菌感染与风湿活动以及感染性心内膜炎。

失代偿期治疗出现临床症状者，宜口服利尿剂并限制钠盐摄入。右心衰竭明显或出现快速心房颤动时，用洋地黄类制剂可缓解症状，控制心室率。出现持续性心房颤动一年以内者，应考虑药物或电复律治疗。对长期心力衰竭伴心房颤动者可采用抗凝治疗，以预防血栓形成和动脉栓塞的发生。

(五) 并发症

1. 心律失常以房性心律失常最多见。

2. 充血性心力衰竭和急性肺水肿。

3. 栓塞

以脑栓塞最常见，亦可发生于四肢、肠、肾和脾等脏器，栓子多来自扩大的左心耳伴心房颤动者。右心房来源的栓子可造成肺栓塞或肺梗死。

4. 肺部感染

本病患者常有肺静脉压力增高及肺瘀血，易合并肺部感染。

5. 亚急性感染性心内膜炎

二、二尖瓣关闭不全

二尖瓣包括四个成分：瓣叶、瓣环、腱索和乳头肌，其中任何一个发生结构异常或功能失调，均可导致二尖瓣关闭不全 (mitral insufficiency)。

(一) 临床表现

1.症状发病到出现症状可长达 20 年；一旦发生心力衰竭，则进展迅速。

(1) 轻度二尖瓣关闭不全者可无明显症状或仅有轻度不适感。

(2) 严重二尖瓣关闭不全的常见症状有：劳动性呼吸困难，疲乏，端坐呼吸等，活动耐力显著下降。咯血和栓塞较少见。

(3) 晚期右心衰竭时可出现肝脏瘀血肿大，有触痛，踝部水肿，胸水或腹水。急性者可很快发生急性左心衰竭或肺水肿。

2.体征

(1) 心脏听诊：心尖区会收缩期吹风样杂音，响度在 3/6 级以上。前叶损害为主时，杂音向左腋下或左肩胛下传导；后叶损害为主者，杂音向心底部传导。可伴有收缩期震颤。第二心音分裂。严重二尖瓣关闭不全者可出现低调的第三心音。严重的二尖瓣关闭不全患者，心尖区可闻及低调，短促的舒张中期杂音。肺动脉高压时，肺动脉瓣区第二心音亢进。

(2) 其他体征：动脉血压正常而脉搏较细小。心界向左下扩大，心尖区此刻触及局限性收缩期抬举样搏动。肺动脉高压和右心衰竭时，可有颈静脉怒张，肝大，下肢水肿。

(二) 诊断

临床诊断主要是根据心尖区典型的吹风样收缩期杂音并有左心房和左心室扩大，超声心动图检查可明确诊断。

(三) 辅助检查

1.X 线检查

轻度二尖瓣关闭不全者，可无明显异常发现。严重者左心房和左心室明显增大，明显增大的左心房可推移和压迫食道。肺动脉高压或右心衰竭时，右心室增大。可见肺静脉瘀血，肺间质水肿和 KerleyB 线。

2. 心电图检查

轻度二尖瓣关闭不全者心电图可正常。严重者可有左心室肥大和劳损；肺动脉高压时可出现左，右心室肥大的表现。慢性二尖瓣关闭不全伴左心房增大者多有心房颤动。窦性心律者 P 波增宽且呈双峰形，提示左心房增大。

3. 超声心动图检查

二维超声心动图上可见瓣口在收缩期关闭对合不佳；腱索断裂时，二尖瓣可呈连枷样改变。M 型超声可见舒张期二尖瓣前叶 EF 斜率增大，瓣叶活动幅度增大；左心房扩大，收缩期过度扩张；左心房扩大及室间隔活动过度。多普勒超声显示左心房收缩期反流。

4. 放射性核素检查

核素血池显象示左心房和左心室扩大，左心室舒张末期容积增加。

5. 右心导管检查

右心室，肺动脉及肺毛细血管压力增高，肺循环阻力增大，左心导管检查左心房压力增高，压力曲线 v 波显著，而心排血量减低。

（四）鉴别诊断

二尖瓣关闭不全的杂音应与下列情况的心尖区收缩期杂音鉴别。

1. 相对性二尖瓣关闭不全

由于左心室或二尖瓣环明显扩大，造成二尖瓣相对关闭不全而出现心尖区收缩期杂音。

2. 功能性心尖区收缩期杂音

半数左右的正常儿童和青少年可听到心前区收缩期杂音，响度在 1 ～ 2/6 级，短促，性质柔和，不掩盖第一心音。亦可见于发热，贫血，甲状腺功能亢进等高动力循环状态，原因消除后杂音即消失。

3. 室间隔缺损

可在胸骨左缘第 3 ～ 4 肋间闻及粗糙的全收缩期杂音，常伴有收缩期震颤，杂音向心尖区传导，心尖搏动呈抬举样。心电图及 X 线检查表现为左右心室增大。超声心动图显示心室间隔连续中断。

4. 三尖瓣关闭不全

胸骨左缘下端闻及局限性吹风样的全收缩杂音，吸气时杂音增强，呼气时减弱。肺动脉高压时，肺动脉瓣第二心音亢进，颈静脉 v 波增大。可有肝脏搏动、肿大。心电图和 X 线检查可见右心室肥大。超声心动图可明确诊断。

5. 主动脉瓣狭窄

心底部主动脉瓣区或心尖区可听到响亮粗糙的收缩期杂音。可有收缩早期喀喇音，心尖搏动呈抬举样。心电图和 X 线检查可见左心室肥厚和扩大。超声心动图可明确诊断。

（五）治疗措施

1. 内科治疗

适当避免过度的体力劳动及剧烈运动，限制钠盐摄入，保护心功能；积极预防链球菌感染与风湿活动以及感染性心内膜炎；适当使用利尿剂、血管扩张剂。慢性患者可用血管紧张素转化酶抑制剂。急性者可用硝普钠，或硝酸甘油，或酚妥拉明静脉滴注。洋地黄类药物宜用于出现心力衰竭的患者，对伴有心房颤动者更有效。晚期的心力衰竭患者可用抗凝药物防止血栓栓塞。

2. 手术治疗

手术治疗后二尖瓣关闭不全患者心功能的改善明显优于药物治疗。

手术种类包括：①瓣膜修复术；②人工瓣膜置换术。

（六）并发症

慢性患者的并发症与二尖瓣狭窄相似，但出现较晚。感染性心内膜炎较多见，栓塞少见。急性患者和慢性患者发生腱索断裂时，短期内发生急性左心衰竭甚至急性肺水肿，预后较差。

三、主动脉瓣狭窄

正常主动脉瓣口面积超过 3.0 cm^2。当瓣口面积减小为 1.5 cm^2 时为轻度狭窄；1.0 cm^2 时为中度狭窄；$< 1.0 \text{ cm}^2$ 时为重度狭窄。

（一）临床表现

1. 症状

一般而言，瓣口面积小于 $1\ cm^2$ 出现临床症状。

(1) 劳动力呼吸困难: 随着病程发展，日常活动即可出现呼吸困难，以及端坐呼吸，当有劳累、情绪激动、呼吸道感染等诱因时，可诱发急性肺水肿。

(2) 心绞痛：可有劳力性心绞痛，多在夜间睡眠时及劳动后发生。咳嗽多为干咳；并发支气管炎或肺部感染时，咳黏液样或脓痰。左心房明显扩大压迫支气管亦可引起咳嗽。

(3) 劳力性晕厥：轻者为黑朦，多在体力活动中或其后立即发作。

(4) 胃肠道出血：见于严重主动脉瓣狭窄者，较常见于老年主动脉瓣钙化。

(5) 血栓栓塞：多见于老年钙化性主动脉瓣狭窄患者。

(6) 其他症状：主动脉瓣狭窄晚期可出现明显的疲乏，虚弱，周围性发绀。亦可出现左心衰竭的表现：端坐呼吸，阵发性夜间呼吸困难和肺水肿。严重肺动脉高压后右心衰竭：体静脉高压、肝脏肿大、心房颤动、三尖瓣反流等。

2. 体征

(1) 心脏听诊：胸骨右缘第二肋间可听到粗糙、响亮的喷射性收缩期杂音，呈先递增后递减的菱型。吸入亚硝酸异戊酯后杂音可增强。合并心力衰竭时，杂音变轻而短促。可闻及收缩早期喷射音，瓣膜钙化僵硬后此音消失。瓣膜活动受限或钙化明显时，主动脉瓣第二心音减弱或消失。

(2) 其他体征：脉搏平而弱，严重狭窄时收缩压降低，脉压减小。老年患者常伴主动脉粥样硬化，故收缩压降低不明显。心力衰竭时向左扩大。心尖区可触及收缩期抬举样搏动，左侧卧位时可呈双重搏动。心底部，锁骨上凹和颈动脉可触到收缩期震颤。

（二）辅助检查

1. X 线检查

左心缘圆隆，心影不大。心力衰竭时左心室明显扩大，还可见左心房增大，肺动脉主干突出，肺静脉增宽以及肺瘀血的征象。

2. 心电图检查

轻度主动脉瓣狭窄者心电图可正常。严重者心电图左心室肥厚与劳损。ST 段压低和 T 波倒置的加重提示心室肥厚在进展。左心房增大的表现多见。

3. 超声心动图检查

M 型超声可见主动脉瓣变厚，开放幅度小于 18 mm，瓣叶反射光点增强提示瓣膜钙化。主动脉根部扩张，左心室后壁和室间隔对称性肥厚。二维超声心动图上可见主动脉瓣收缩期呈向心性弯形运动，并能明确先天性瓣膜畸形。多普勒超声显示缓慢而渐减的血流通过主动脉瓣，并可计算最大跨瓣压力阶差。

4. 左心导管检查

可直接测定左心房，左心室和主动脉的压力。

（三）诊断

发现主动脉瓣区喷射性收缩期杂音，可诊断主动脉瓣狭窄，超声心动图检查可明确诊断。

（四）鉴别诊断

1. 肥厚梗阻型心肌病

亦称为特发性肥厚性主动脉瓣下狭窄 (IHSS)，胸骨左缘第四肋间可闻及收缩期杂音，超声心动图显示左心室壁不对称性肥厚，室间隔明显增厚，与左心室后壁之比 ≥ 1.3，收缩期室间隔前移，左心室流出道变窄。

2. 主动脉扩张

可在胸骨右缘第二肋间闻及短促的收缩期杂音，主动脉区第二心音正常或亢进，无第二心音分裂。超声心动图可明确诊断。

3. 肺动脉瓣狭窄

可于胸骨左缘第二肋间隔及粗糙响亮的收缩期杂音，常伴收缩期喀喇音，肺动脉瓣区第二心音减弱并分裂，主动脉瓣区第二心音正常，右心室肥厚增大，肺动脉主干呈狭窄后扩张。

4. 三尖瓣关闭不全

胸骨左缘下端闻及高调的全收缩期杂音，吸气时回心血量增加可使杂音增强，呼气时减弱。颈静脉搏动，肝脏肿大。右心房和右心室明显扩大。超声心动图可证实诊断。

5. 二尖瓣关闭不全

心尖区全收缩期吹风样杂音，向左腋下传导；吸入亚硝酸异戊酯后杂音减弱。第一心音减弱，主动脉瓣第二心音正常，主动脉瓣无钙化。

（五）治疗措施

1. 内科治疗

适当避免过度的体力劳动及剧烈运动，预防感染性心内膜炎，定期随访和复查超声心动图。洋地黄类药物可用于心力衰竭患者，使用利尿剂时应注意防止容量不足；砂酸酯类可缓解心绞痛症状。

2. 手术治疗

治疗的关键是解除主动脉瓣狭窄。

常采用的手术方法有：

(1) 经皮穿刺主动脉瓣球囊分离术。

(2) 直视下主动脉瓣交界分离术。

(3) 人工瓣膜替换术。

（六）并发症

1. 充血性心力衰竭

50% ~ 70% 的患者死于充血性心力衰竭。

2. 栓塞

多见于钙化性主动脉瓣狭窄。以脑栓塞最常见，亦可发生于视网膜、四肢、肠、肾和脾等脏器。

3. 亚急性感染性心内膜炎

可见于二叶式主动脉瓣狭窄。

四、主动脉瓣关闭不全

主动脉瓣关闭不全 (aortic insufficiency) 可因主动脉瓣和瓣环，以及升主动脉的病变造成男性患者多见，约占 75%；女性患者多同时伴有二尖瓣病变。慢性发病者中，由于风湿热造成的瓣叶损害所引起者最多见，占全部主动脉瓣关闭不全患者的 2/3。

（一）临床表现

1. 症状

通常情况下，主动脉瓣关闭不全患者在较长时间内无症状，一旦发生心力衰竭，则进展迅速。

(1) 心悸：是最早的主诉，以左侧卧位或俯卧位时明显。由于脉压显著增大，常感身体各部有强烈的动脉搏动感，尤以头颈部为甚。

(2) 呼吸困难：劳力性呼吸困难最早出现，随着病情的进展，可出现端坐呼吸和夜间阵发性呼吸困难。

(3) 胸痛：心绞痛比主动脉瓣狭窄少见。可能是升主动脉过分牵张或心脏明显增大所致，亦有心肌缺血的因素。

(4) 晕厥当快速改变体位时，可出现头晕或眩晕，晕厥较少见。

(5) 其他症状：疲乏，活动耐力显著下降。晚期右心衰竭时可出现肝脏瘀血肿大，有触痛，踝部水肿，胸水或腹水。

(6) 急性主动脉瓣关闭不全时，由于突然的左心室容量负荷加大，室壁张力增加，左心室扩张，可很快发生急性左心衰竭或出现肺水肿。

2. 体征

(1) 心脏听诊：主动脉瓣区舒张期杂音，为一高调递减型哈气样杂音，坐位前倾呼气末时明显。风湿性者主动脉扩张较轻，在胸骨左缘第 3 肋间最响；马方综合征或梅毒性心脏所致者，杂音在胸骨右缘第二肋间最响。主动脉瓣关闭不全越严重，杂音时间越长，响度越大。在重度或急性主动脉瓣关闭不全时，杂音持续时间反而缩短。如杂音带音乐性质。主动脉夹层分离有时也出现音乐性要音。心尖区常可闻及一柔和、低调的隆隆样舒张中期或收缩期前杂音，即 Austin-Flint 杂音。当左心室明显扩大时，由于乳头肌外移引起功能性二尖瓣反流，可在心尖区闻及全收缩期吹风样杂音。瓣膜活动很差或反流严重时主动脉瓣第二心音减弱或消失。急性严重主动脉关闭不全时，舒张期杂音柔和，短促；第一心音减弱或消失，可闻及第三心音；脉压可近于正常。

(2) 其他体征：颜面较苍白，心尖搏动向左下移位，且可见有力的抬举性搏动。心浊音界向左下扩大。主动脉瓣区可触到收缩期震颤，并向颈部传导；胸骨左下缘可触到舒张期震颤。颈动脉搏动明显增强，并呈双重搏动。收缩压正常或稍高，舒张压明显降低，脉压差明显增大。可出现周围血管体征：水冲脉 (Corrigan'spulse)，毛细血管搏动征 (Quincke'ssign)，股动脉枪击音 (Traube'ssign)，股动脉收缩期和舒张期双重杂音 (Duroziez'ssign)，以及头部随心搏频率的上下摆动 (de-Musset's sign)。肺动脉高压和右心衰竭时，可见颈静脉怒张，肝大，下肢水肿。

（二）诊断

临床诊断主要是根据典型的舒张期杂音和左心室扩大，超声心动图检查可明确诊断。根据病史和其他发现可做出病因诊断。

（三）辅助检查

1.X 线检查

左心室明显增大，升主动脉和主动脉结扩张，呈"主动脉型心脏"。透视下主动脉搏动明显增强，与左心室搏动配合呈"摇椅样"摆动。左心房可增大。肺动脉高压或右心衰竭时，右心室增大。可见肺静脉充血，肺间质水肿。常有主动脉瓣叶和升主动脉的钙化。

2.心电图检查

轻度主动脉瓣关闭不全者心电图可正常。严重者可有左心室肥大和劳损，电轴左偏。aVL，$V_{5\sim6}$ 导联 Q 波加深，ST 段压低和 T 波倒置；晚期左心房增大。亦可见束支传导阻滞。

3.超声心动图检查

左心室腔及其流出道和升主动脉根部内径扩大，心肌收缩功能代偿时，左心室后壁收缩期移动幅度增加；室壁活动速率和幅度正常或增大。舒张期二尖瓣前叶快速高频的振动是主动脉瓣关闭不全的特征表现。二维超声心动图上可见主动脉瓣增厚，舒张期关闭对合不佳；多普勒超声显示主动脉瓣下方舒张期涡流。

4.放射性核素检查

放射性核素血池显象，示左心室扩大，舒张末期容积增加。左心房亦可扩大。

（四）鉴别诊断

1.肺动脉瓣关闭不全

本病常为肺动脉高压所致。此时颈动脉搏动正常，肺动脉瓣区第二心音亢进，胸骨左缘舒张期杂音吸气时增强。心电图是右心房和右心室肥大，X 线检查肺动脉主干突出。多见于二尖瓣狭窄，亦可见于房间隔缺损。

2.主动脉窦瘤破裂

本病的破裂常破入右心，在胸骨左下缘有持续性杂音，但有时杂音呈来往性与主动脉瓣关闭不全同时有收缩期杂音者相似，但有突发性胸痛，进行性右心衰竭，主动脉造影及超声心动图检查可确诊。

3.冠状动静脉瘘

多引起连续性杂音，但也可在主动脉瓣区听到舒张期杂音，或其杂音的舒张期成分较响。但心电图及 X 线检查多正常，主动脉造影可见主动脉与冠状静脉窦、右心房、室或肺动脉总干之间有交通。

（五）治疗措施

1.内科治疗

避免过度的体力劳动及剧烈运动，限制钠盐摄入，使用洋地黄类药物，利尿剂以及血管扩张剂，特别是血管紧张素转化酶抑制剂。洋地黄类药物亦可用于虽无心力衰竭症状，但主动脉瓣反流严重且左心室扩大明显的患者。应积极预防和治疗心律失常和感染。梅毒性主动脉炎应给予全疗程的青霉素治疗，风心病应积极预防链球菌感染与风湿活动以及感染性心内膜炎。

2.手术治疗

人工瓣膜置换术是治疗主动脉瓣关闭不全的主要手段，应在心力衰竭症状出现前施行。

①瓣膜修复术；②人工瓣膜置换术。

3. 急性主动脉瓣关闭不全的治疗

应在积极内科治疗的同时，及早采用手术治疗，以挽救患者的生命。术前应静脉滴注正性肌力药物如多巴胺或多巴酚丁胺，和血管扩张剂如硝普钠，以维持心功能和血压。

（六）并发症

充血性心力衰竭多见，并为主动脉瓣关闭不全的主要死亡原因，一旦出现心功能不全的症状，往往在 2～3 年内死亡。感染性心内膜炎亦可见，栓塞少见。

五、二尖瓣脱垂综合征

二尖瓣脱垂综合征 (mitralvalve prolapse syndrome) 是指各种原因使得二尖瓣叶和心脏收缩时向左心房脱垂，导致二尖瓣关闭不全的一系列临床表现。曾被称为收缩期喀喇音 – 杂音综合征，Barlow 综合征，瓣膜松弛综合征等。

（一）临床表现

1. 症状：多数患者无明显症状，症状出现有间歇性，反复性和一过性的特点。

(1) 胸痛：发生率 60%～70%，位于心前区，可呈钝痛，锐痛或刀割样痛，通常程度较轻，持续时间数分钟至数小时，含服硝酸甘油不能使之缓解。

(2) 心悸：出现在 50% 的患者，原因不明。

(3) 呼吸困难和疲乏感：40% 的患者主诉气短，乏力，常为初发症状。部分患者无心力衰竭的情况下，运动耐力降低。严重二尖瓣返液压者可出现左心功能不全的表现。

(4) 其他：可有头晕、昏厥、血管性偏头痛、一过性脑缺血，以及焦虑不安，紧张易激动，恐惧和过度换气等神经精神症状。

2. 体征

(1) 心脏听诊：心尖区或其内侧可闻及收缩中晚期非喷射样喀喇音，紧接喀喇音可听到收缩晚期吹风样杂音，常为递增型，少数可为全收缩期杂音，并掩盖喀喇音。有时在心尖区可听到高调响亮乐音性收缩晚期杂音，类似百日咳或雁鸣样。凡能降低左室排血阻力，减少静脉回流，增强心肌收缩力的生理或药物措施可使收缩期喀喇音和杂音提前；反之，可使收缩期喀喇音和杂音延迟。

(2) 其他体征：心脏搏动呈双重性。患者体形多属无力型，可伴直背，脊柱侧凸漏斗胸等。

（二）诊断

临床诊断主要是根据典型的心尖区收缩中，晚期喀喇音和收缩晚期吹风样杂音，药物和动作对杂音的影响以及心电图有辅助诊断价值，超声心动图检查可明确诊断。

（三）辅助检查

1. X 线检查

严重二尖瓣关闭不全者左心房和左心室明显增大。胸部骨骼异常最为常见。左心室造影显示二尖瓣脱垂和反流。

2. 心电图检查

多数患者心电图可正常。部分患者表现为 Ⅱ，Ⅲ，aVF 导联 T 波双相或倒置，以及非特异性 ST 段的改变，此改变在吸入亚硝酸异戊酯或运动后更明显。可见 QT 间期延长。常见各种心律失常，包括房性早搏、室性早搏、室上性或室性心动过速、窦房结功能低下及各种不同程度的房室传导阻滞。亦可见预激综合征。

3. 超声心动图检查

二维超声心动图胸骨旁长轴切面上可见收缩期二尖瓣前后叶突向左心房，并超过瓣环水平。此外，可见二尖瓣呈明显气球样改变，瓣叶变厚，冗长，瓣环扩大，左心房和左心室扩大，腱索变细延长或断裂。M 型超声可见收缩晚期二尖瓣叶关闭线 (CD 段) 弓形后移超声 2 mm 和全收缩期后移超声 3 mm。同时，收缩期一段瓣叶或前后瓣叶均呈吊床样改变。

(四) 治疗措施

有晕厥史，猝死家族史，复杂室性心律失常，马方综合征者，应避免剧烈运动。

内科治疗：胸痛者，可用 β 受体阻滞剂，减少心肌氧耗和室壁张力，减慢心率，减弱心肌收缩力，改善二尖瓣脱垂的程度，从而缓解胸痛。硝酸酯类药物可加重二尖瓣脱垂，应慎用。对伴有二尖瓣关闭不全者，应预防性应用抗生素，以防止感染性心内膜炎。对心律失常伴心悸、头昏、眩晕或昏厥史者，可用 β 受体阻滞剂，无效时可用苯妥英钠，奎尼丁等，必要时可联合用药。

手术治疗：对于腱索延长或断裂，瓣环扩大，二尖瓣增厚但运动良好无钙化者，宜行瓣膜修补术；不适合瓣膜修补者，行人工瓣膜置换术。

(五) 并发症

1. 充血性心力衰竭。

2. 感染性心内膜炎。

3. 心律失常和猝死二尖瓣脱垂患者易发生心律失常。以室性心律失常最多见。阵发性室上性心动过速亦较常见。机理不明，可能与二尖瓣叶，乳头肌腱索的牵拉，或交感神经活性升高有关。

4. 一过性脑缺血和栓塞多由于脑栓塞所致。

第八节　感染性心内膜炎

感染性心内膜炎 (infective endocarditis，IE) 为心脏内膜表面的微生物感染，伴赘生物形成。赘生物为大小不等、形状不一的血小板和纤维素团块，内含大量微生物和少量炎症细胞。瓣膜为最常受累部位，也可发生在间隔缺损部位、腱索或心壁内膜。而动静脉瘘、动脉瘘 (如动脉导管未闭) 或主动脉缩窄处的感染虽属动脉内膜炎，但临床与病理均类似于感染性心内膜炎。

根据病程，IE 可分为急性和亚急性，急性 IE 特征：①中毒症状明显；②病程进展迅速，数天至数周引起瓣膜破坏；③感染迁移多见；④病原体主要为金黄色葡萄球菌。

亚急性 IE 特征：①中毒症状轻；②病程数周至数月；③感染迁移少见；④病原体以草绿色链球菌多见，其次为肠球菌。根据获得途径，可分为卫生保健相关性、社区获得性和静脉毒品滥用。根据瓣膜材质又可分为自体瓣膜心内膜炎 (native valve endocarditis) 和人工瓣膜心内膜炎 (prosthetic valve endo-carditis)。

一、病因

引起心内膜感染的因素有：

1.病原体侵入血流

引起菌血症、败血症或脓毒血症，并侵袭心内膜。

2.心瓣膜异常

有利于病原微生物的寄居繁殖。

3.防御机制的抑制

肿瘤患者使用细胞毒性药物和器官移植患者用免疫抑制剂。临床经过与病原微生物有关，病原微生物包括各种细菌、真菌等。传统分为急性和亚急性两类，其临床经过及病理变化均有所不同。急性感染性心内膜炎是由于被累心内膜常有溃疡形成，故又称为溃疡性心内膜炎。此类心内膜炎起病急剧，多由毒力较强的化脓菌引起，其中大多为金黄色葡萄球菌，其次为化脓链球菌。通常病原菌先在机体某局部引起化脓性炎症（如化脓性骨髓炎、痈、产褥热等），当机体抵抗力降低时（如肿瘤、心脏手术、免疫抑制等）病原菌则侵入血流，引起败血症并侵犯心内膜。此型心内膜炎多发生在本来正常的心内膜上，多单独侵犯主动脉瓣，或侵犯二尖瓣。亚急性者主要发生于器质性心脏病，首先为心脏瓣膜病，其次为先天性血管病。

二、临床表现

1.疾病分类及表现

根据病程、有无全身中毒症状和其他临床表现常将感染性心内膜炎分为急性和亚急性，但两者有相当大的重叠性。

(1) 急性感染性心内膜炎：多发生于正常的心脏。病原菌通常是高毒力的细菌，如金葡菌或真菌。起病往往突然，伴高热、寒战，全身毒血症症状明显，常是全身严重感染的一部分，病程多急骤凶险，易掩盖急性感染性心内膜炎的临床症状。

(2) 亚急性感染性心内膜炎：多数起病缓慢，有全身不适、疲倦、低热及体重减轻等非特异性症状。少数以并发症形式起病，如栓塞、不能解释的卒中、心瓣膜病的进行险加重、顽固性心力衰竭、肾小球肾炎和手术后出现心瓣膜杂音等。

(3) 病史：部分患者发病前有龋齿、扁桃体炎、静脉插管、介入治疗或心内手术史。

2.常见症状特征

(1) 感染症状：发热是心内膜炎最常见的症状。几乎所有的患者都有过不同程度的发热、热型不规则、热程较长，个别患者无发热。此外，患者有疲乏、盗汗、食欲减退、体重减轻、关节痛、皮肤苍白等表现，病情进展较慢。

(2) 心脏体征：80% ～ 85% 的患者可闻及心脏杂音，可由基础心脏病和（或）心内膜炎导致瓣膜损害所致。原有的心脏杂音可因心脏瓣膜的赘生物而发生改变，出现粗糙响亮、呈海鸥鸣样或音乐样的杂音。原无心脏杂音者可出现音乐样杂音，约一半患儿由于心瓣膜病变、中毒性心肌炎等导致充血性心力衰竭，出现心音低钝、奔马律等。

(3) 栓塞症状：视栓塞部位的不同而出现不同的临床表现，一般发生于病程后期，但约 1/3 的患者为首发症状。皮肤栓塞可见散在的小瘀点，指趾屈面可有隆起的紫红色小结节，略有触痛，此即 Osler 结节；内脏栓塞可致脾大、腹痛、血尿、便血，有时脾大很显著；肺栓塞可有胸痛、咳嗽、咯血和肺部啰音；脑动脉栓塞则有头痛、呕吐、偏瘫、失语、抽搐甚至昏迷等。病程久者可见杵状指、趾，但无发绀。

同时具有以上三方面症状的典型患者不多，尤其 2 岁以下婴儿往往以全身感染症状为主，仅少数患儿有栓塞症状和（或）心脏杂音。

三、检查

1. 血液检查

血常规检查，为进行性贫血，多为正细胞性贫血与白细胞计数增多、中性粒细胞升高。血沉增快、C 反应蛋白阳性。当合并免疫复合物介导的肾小球肾炎、严重心衰或缺氧造成红细胞计数增多症时，血清球蛋白常增多，甚至清蛋白、球蛋白比例倒置。免疫球蛋白升高、γ- 球蛋白升高、循环免疫复合物增高及类风湿因子阳性。

2. 血培养

血细菌培养阳性是确诊感染性心内膜炎的重要依据，凡原因未明的发热、体温持续在 1 周以上，且原有心脏病者，均应积极反复多次进行血培养，以提高阳性率，若血培养阳性，尚应做药物敏感试验。

3. 尿液检查

常有显微镜下血尿和轻度蛋白尿。肉眼血尿提示肾梗死。红细胞管型和大量蛋白尿提示弥散性肾小球肾炎。

4. 心电图

由于心肌可以同时存在多种病理改变，因此可能出现致命的室性心律失常。房颤提示房室瓣反流。完全房室传导阻滞、右束支阻滞、左前或左后分支阻滞均有报道，提示心肌化脓灶或炎性反应加重。

5. 超声心动图

超声心动图检查能够检出直径大于 2 mm 以上的赘生物，因此对诊断感染性心内膜炎很有帮助，此外在治疗过程中超声心动图还可动态观察赘生物大小、形态、活动和瓣膜功能状态，了解瓣膜损害程度，对决定是否做换瓣手术具有参考价值。该检查还可发现原有的心脏病。

6.CT 检查

对怀疑有颅内病变者应及时做 CT，了解病变的部位范围。

四、诊断

根据临床表现及相关检查做出诊断。

五、治疗

1. 抗生素的应用

抗生素的应用是治疗心内膜炎最重要的措施。选择抗生素要根据致病菌培养结果或对抗生素的敏感性。疗程亦要足够长，力求治愈，一般为 4 ～ 6 周。对临床高度怀疑本病，而血培养反复阴性者，可凭经验按肠球菌及金黄色葡萄球菌感染，选用大剂量青霉素和氨基糖苷类药物治疗 2 周，同时做血培养和血清学检查，除外真菌、支原体、立克次体引起的感染。若无效，改用其他杀菌剂药物，如万古霉素和头孢菌素。感染心内膜炎复发时，应再治疗，且疗程宜适当延长。

2.手术治疗

下述情况需考虑手术治疗。

(1) 瓣膜穿孔、破裂、腱索离断，发生难治性急性心力衰竭。

(2) 人工瓣膜置换术后感染，内科治疗不能控制。

(3) 并发细菌性动脉瘤破裂或四肢大动脉栓塞。

(4) 先天性心脏病发生感染性心内膜炎，经系统治疗，仍不能控制时，手术应在加强支持疗法和抗生素控制下尽早进行。

第九节 心肌疾病

心肌疾病 (cardiomyopathy) 亦称为原发性 (primary) 或原因不明的 (idiopathic) 心肌病，是一组病因不明的心肌疾病。据世界卫生组织等的建议，可分为扩张型、肥厚型、限制型和未定型心肌病四类。除上述四类心肌病之外，近年有人提出以心律失常或心脏传导异常为主症的一类心肌病 (EMC)。根据统计，在心血管病住院患者中心肌病可占 0.6% ~ 4.3%，而在全部尸体剖验中可占 0.11%。

一、病毒性心肌炎

病毒性心肌炎 (viralmyocarditis) 是指嗜心肌病毒感染引起的以心肌非特异性间质性炎症为主要病变的心肌炎。

(一) 临床特征

临床谱包括从心肌局灶炎症无症状到心肌弥散性炎症所致的重症心肌炎。41% ~ 88% 的患者有前驱病毒感染史。临床观察 1 个月，异常体征消失者属轻症；重症心肌炎病程约需 3 个月，大多数患者可完全恢复健康。

临床类型：

1.亚临床型心肌炎病毒感染后无自觉症状，常规检查心电图发现有 ST-T 改变或房早、室早，数周之后，这些改变自行消失或遗留心律失常。

2.轻症自限型心肌炎病毒感染后 1 ~ 3 周可有轻度心前区不适、心悸、心电图可有 ST-T 改变、各种早搏，CK-MB 和心脏肌钙蛋白 T 或 I 升高，但无心脏扩大、心力衰竭表现，经适当治疗 1 个月逐渐恢复。

3.隐匿进展型心肌炎 病毒感染后有一过性心肌炎表现，数年后发现心脏逐渐扩大，表现为扩张型心肌病。

4.急性重症心肌炎病毒感染后 1 ~ 2 周内出现胸痛、气短、心悸等症状，心动过速、室性奔马律、心力衰竭、心脏扩大等体征，甚至出现心源性休克。此型病情凶险，可在数日内死于泵衰竭或严重心律失常。

5.猝死型心肌炎死前无心脏病表现，常在活动中猝死，尸检证明有急性病毒性心肌炎。

（二）辅助检查

1. 血液生化检查

约半数病例血沉增快。心肌损伤标记物检查：急性期或心肌炎活动期血清肌酸磷酸激酶同功酶 (CK-MB) 和血清心肌肌钙蛋白 T/I 升高。谷 - 丙转氨酶检查有助于发现肝脏损害。

2. 外周血病原学检查

应用间接酶联免疫吸附试验检测血清柯萨奇病毒 IgM 抗体，用于早期诊断。用逆转录 - 多聚酶链式反应 (RT-PCR) 技术检测外周血肠病毒 RNA。肝炎病毒血清学检查也有临床价值。

3. 心电图

各种心律失常，有时伴有束支传导阻滞，表明病变广泛。多数传导阻滞为暂时性。约 1/3 病例表现为 ST-T 改变。

4.X 线检查约 1/4 患者有不同程度心脏扩大，搏动减弱。严重病例因左心功能不全可见肺瘀血或肺水肿征象。

5. 超声心动图

病毒性心肌炎的超声心动图改变无特异性。心脏扩大、心室壁运动减弱取决于病毒累及心室损伤的程度和范围。

6. 同位素心肌显像

[111] 铟单克隆抗肌球蛋白抗体心肌显像，对心肌坏死检测敏感性 (100%) 较高，但特异性较差 (58%)。

7. 核磁共振心肌显像

心肌对比增强区域取心肌活检证明心肌组织存在活动性局灶心肌炎症 (19/21 例)，病灶多位于心室游离壁。

8. 心内膜心肌活检 (EMB)

1984 年美国得克萨斯州 Dallas 会议制定了心肌炎组织学诊断标准：心肌间质炎性细胞浸润伴有心肌细胞坏死和（或）心肌细胞变性。应用 EMB 标本进行病毒基因探针原位杂交、原位 RT-PCR 有助于病因诊断。

（三）诊断和鉴别诊断

目前病毒性心肌炎的临床诊断主要依靠患者的前驱感染、心脏表现、心肌损伤、病原结果等临床资料综合分析，排除其他疾病而做出诊断。心内膜心肌活检进行病毒基因检测及病理学检查可以明确诊断。

（四）治疗

1. 一般治疗

尽早卧床休息，可以减轻心脏负荷。

(1) 有严重心律失常、心衰的患者，卧床休息 1 个月，半年内不参加体力活动。

(2) 无心脏形态功能改变者，休息半月，3 个月内不参加重体力活动。

2. 抗病毒治疗

早期治疗有效。

3. 保护心肌疗法

无明确效果。症状严重者使用激素有效。

4. 免疫抑制剂治疗

具有免疫反应者或反复发作者有一定效果。

5. 对症治疗

出现心力衰竭者，按常规心力衰竭治疗，应用 ACE 抑制剂、beta 阻滞剂。完全性房室传导阻滞者，使用临时体外起搏器，不能恢复者安装永久心脏起博器。心源性休克者应用血管活性药物，严重者可能需要应用 IABP、左室辅助装置、心脏移植。

（五）预后

病毒性心肌炎预后与其发病类型有关。发生急性心力衰竭、心源性休克或严重心律失常患者预后差，但恢复者常无后遗症。慢性者可演变为扩张型心肌病。

二、扩张型心肌病

扩张型心肌病主要特征是左心室或双心室心腔扩大和收缩功能障碍，产生心力衰竭。

（一）临床特征

本病起病缓慢，可在任何年龄发病，但以 30～50 岁为多见，家族遗传性扩张型心肌病发病年龄更早。

Brandenburg 将扩张型心肌病的病程分为三个阶段。

(1) 无症状期，体检可以正常，X 线检查心脏可以轻度增大，心电图有非特异性改变，超声心动图测量左室舒张末期内径为 5～6.5 cm，射血分数在 40%～50% 之间。

(2) 有症状期，主要有极度疲劳，乏力，气促，心悸等症状，舒张早期奔马律，超声心动图测量左室舒张末期内径为 6.5～7.5 cm，射血分数在 20%～40% 之间。

(3) 病情晚期，肝脏肿大，水肿，腹水等充血性心力衰竭的表现，其病程长短不一，有的可相对稳定，反复心衰达数年至十余年，有的心衰进行性加重短期内死亡。多数患者合并有各种心律失常，部分患者发生血栓栓塞 (18%) 或猝死 (30%)。主要体征为心脏扩大，奔马律，肺循环和体循环瘀血征。

（二）辅助检查

1. 心电图

QRS 低电压，少数病例有病理性 Q 波、ST 段降低及 T 波倒置。心律失常以室性心律失常、房颤、房室传导阻滞及束支传导阻滞多见。

2.X 线检查

心影扩大，心胸比大于 0.5，肺瘀血征。

3. 超声心动图

左心室扩大、室壁运动弥散性减弱；左心室舒张期末内径 > 2.7 cm/m^2、舒张期末容积 > 80 ml/m^2 通常提示心室扩大；测定射血分数和左室内径缩短率可反映心室收缩功能。室壁运动节段性异常需要与缺血性心肌病鉴别。

4. 心导管检查

左心导管检测左室舒张末压和射血分数，心室和冠脉造影有助于与冠心病鉴别。

5. 抗心肌抗体 (AHA) 检查

ELISA 检测抗 ADP/ATP 载体抗体、抗 β_1 – 受体抗体、抗肌球蛋白重链抗体、抗 M_2 – 胆碱能受体抗体对扩张型心肌病的诊断具有较高的特异性和敏感性。

(三) 诊断与鉴别诊断

根据 1995 年 WHO/ISFC 关于心肌病的定义，对于左心室或双心室扩大和心室收缩功能受损为特征的患者可以诊断为扩张型心肌病。通过病史及辅助检查，若能够明确病因，应当注明病因诊断，如特发性、家族性 / 遗传性、病毒 / 免疫性、酒精 / 中毒性。家族性扩张型心肌病的诊断是建立在一个家系中有两个或两个以上患者，或在患者的一级亲属中有不明原因的 35 岁以下猝死者。冠状动脉造影有助于与缺血性心肌病鉴别诊断。

(四) 治疗要点

治疗目标：有效的控制心力衰竭和心律失常，缓解免疫介导的心肌损害，提高扩张型心肌病患者的生活质量和生存率。

1. 心力衰竭的治疗

血管紧张素转换酶抑制剂及 beta 阻滞剂是改善预后最重要的治疗。非洋地黄类正性肌力药如多巴酚丁胺或米力农在病情危重期间短期应用，改善患者症状，渡过危重期。应用速尿间断利尿，同时补充钾镁和适当的钠盐饮食。安体舒通可以防治心肌纤维化进程。

2. 栓塞的防治预防栓塞

有附壁血栓形成者宜用华法林治疗。

3. 外科治疗

同种原位心脏移植是治疗终末期扩张型心肌病的外科治疗方法，环孢酶素 A 等免疫抑制剂的应用明显降低了免疫排斥反应所导致的死亡，提高了心脏移植的疗效。

(五) 预后

扩张型心肌病患者一旦发生心衰，则预后不良，据报道 5 年随访的病死率为 35%，10 年随访的病死率为 70%。扩张型心肌病合并二尖瓣严重反流患者预后很差。对扩张型心肌病无心衰型患者进行早期干预，应用血管紧张素转换酶抑制剂、β– 受体阻滞剂等治疗使扩张型心肌病患者康复。

三、肥厚型心肌病

肥厚型心肌病 (hypertrophic cardiomyopathy，HCM) 是以心肌非对称性肥厚、心室腔变小为特征，以左心室血液充盈受阻，舒张期顺应性下降为基本病态的心肌病。

(一) 临床特征

半数以上患者无明显症状。主要症状为心悸、胸痛、运动性呼吸困难、猝死。室性心律失常发生率为 50%，无症状性室性心动过速发生率 19% ～ 36%。33% 患者出现频发的一过性晕厥。严重心律失常是肥厚型心肌病患者猝死的主要原因。长期左室过度压力负荷，引起心力衰竭。

梗阻性肥厚型心肌病患者心尖区内侧或胸骨左缘中下段闻及喷射性收缩期杂音。

(二) 辅助检查

1. 心电图

30% ～ 50% 的患者在 Ⅱ、Ⅲ、aVF 及 V4 ～ 6 导联上出现深而窄的 Q 波（< 0.04 秒），相

应导联 T 波直立，有助于与心肌梗死鉴别。SV_1+RV_5 呈有意义的增大，提示左室前壁肥厚，SV_1+RV_5 值逐年减少与心肌退行性变化有关。胸前导联 QRS 电压增高伴倒置 T 波逐年加深，反应心尖部室壁厚度变化。

2. 动态心电图

有助于发现各种心律失常，约 50% 患者检查出室性心律失常，19% ～ 36% 检出无症状性阵发性室性心动过速。

3.X 线检查

可显示左心缘明显突出，肺瘀血征。

4. 超声心动图

典型的超声心动图改变多见于梗阻型患者。

(1) 室间隔明显肥厚 ≥ 1.5 cm，室间隔厚度 / 左室游离壁厚度之比＞ 1.5。

(2) 二尖瓣前叶收缩期前移贴近室间隔；

(3) 左室流出道狭窄；

(4) 主动脉瓣收缩中期呈部分性关闭。

5. 磁共振心肌显像

可以直观反映心室壁肥厚和室腔变窄，对于特殊部位心肌壁肥厚和对称性肥厚更具有诊断价值。

6. 心内膜心肌活检

心肌细胞畸形肥大，排列紊乱有助于诊断。

(三) 诊断与鉴别诊断

根据患者的心脏杂音特点，劳力性胸痛和呼吸困难，晕厥等症状，结合典型的超声心动图改变和彩色多普勒测定左室流出道压力阶差，可以诊断肥厚型心肌病。

心尖肥厚型心肌病具有特征性的心电图改变。①左室高电压伴左胸导联 $(V_{4～6})$ST 段压低；②以 V_3、V_4 导联为轴心的胸前导联 T 波倒置。二维超声心动图特征性改变是左室长轴切面可见心尖室间隔和左室后下壁明显肥厚，最厚处可达 20 ～ 30 mm，心尖部心室腔狭小。心室造影显示左室腔呈香蕉状、舌状或纺锤状，可以确诊。

由于 50% 以上肥厚型心肌病患者有家族史，对患者的血缘直系亲属进行心电图、超声心动图等检查，有助于肥厚型心肌病的早期发现。

左室对称性肥厚型心肌病需要与高血压性心脏病、冠心病鉴别。

(四) 治疗要点

治疗目标：减轻左室流出道梗阻，缓解症状，尽可能逆转心肌肥厚，改善左心室舒张功能，预防猝死，提高肥厚型心肌病患者的长期生存率。

1.β- 受体阻滞剂

美托洛尔有逆转心肌肥厚作用，可望改善肥厚型心肌病预后。

2. 钙拮抗剂

长期应用钙拮抗剂治疗肥厚型心肌病具有良好疗效。3. 猝死的防治

反复晕厥、室性心动过速的肥厚型心肌病患者，可以长期口服钙拮抗剂和β- 受体阻滞剂。

4. 室间隔化学消融治疗

左室流出道压力阶差 ≥ 50 mmHg，并且伴有明显症状，经内科治疗无效的患者，可进行室间隔化学消融治疗。

5. 外科治疗

效果确切。

6. 右室起搏治疗

减低压力阶差作用常不明显。

（五）预后

肥厚型心肌病预后相对良好，年心源性死亡率 2% ～ 4%，以猝死多见。随着病程进展，肥厚型心肌病伴发左心室扩张和心力衰竭（肥厚型心肌病扩张期）的发生率为 14% ～ 16%，以心力衰竭为主要死亡原因，预后差。

四、限制型心肌病

限制型心肌病（restrictive cardiomyopathy）以一侧或双侧心室充盈受限和舒张期容量降低为特征，收缩功能和室壁厚度正常或接近正常，可见间质纤维化。其病因为特发性、心肌淀粉样变性、心内膜病变伴或不伴嗜酸性细胞增多症。

（一）临床特征

临床表现可分为左心室型、右心室型和混合型，以左心室型最常见。左心室型早期可出现左心功能不全表现，如易疲劳、呼吸困难、咳嗽及肺部湿性罗音等。右心室型及混合型则以右心功能不全为主，如颈静脉怒张、吸气时颈静脉压增高、肝大、腹水、下肢或全身水肿。心脏可闻及第三心音奔马律。当二尖瓣或三尖瓣受累时，可出现相应部位的收缩期反流性杂音，心房压力增高和心房扩大可导致心房颤动。血压常偏低，脉压小。可发生猝死。

（二）辅助检查

1. 心电图

部分患者可见 QRS 波群低电压、病理性 Q 波，束支传导阻滞、心房颤动和病窦综合征等心律失常。

2. X 线胸片

心影正常或轻中度增大，可有肺瘀血表现。

3. 超声心动图

心室壁增厚和重量增加，心室腔大致正常，心房扩大。Doppler 心动图的典型表现是舒张期快速充盈随之突然终止。

4. 心导管检查

心房压力曲线出现右房压升高和快速的下陷；左心充盈压高于右心充盈压；心室压力曲线上表现为舒张早期下降和中晚期高原波；肺动脉高压。

5. 心内膜心肌活检

右心室活检可证实嗜酸性细胞增多症患者的心内膜心肌损害。对心内膜弹力纤维增生症和原发性限制型心肌病的组织学诊断具有重要价值。

（三）诊断和鉴别诊断

限制型心肌病临床诊断比较困难。对于出现倦怠、乏力、劳力性呼吸困难、胸痛、腹水、水肿等症状，心室没有明显扩大而心房扩大的患者，应考虑本病。心内膜心肌活检有助于确定限制型心肌病属原发性和继发性。本病主要与缩窄性心包炎鉴别诊断。

（四）治疗要点

限制型心肌病缺乏特异性治疗方法，可试用地尔硫䓬、β-受体阻滞剂、血管紧张素转换酶抑制剂。利尿剂能有效地降低心脏前负荷，改善症状。发生房颤者较常见，可选用胺碘酮转复和维持心律。对于严重的缓慢性心律失常患者，可植入永久性心脏起搏器。对严重的内膜心肌纤维化可行心内膜剥脱术，切除纤维性心内膜。伴有瓣膜反流者，可行人工瓣膜置换术。对于附壁血栓者，行血栓切除术。

（五）预后

本病预后不良。有报道认为手术后难治性心力衰竭可显著好转，术后随访 2～7 年未见纤维化病变复发。

五、右室心肌病

致心律失常性右室心肌病 (arrhythmogenic right ventricular cardiomyopathy，ARVC) 也称为右室心肌病 (right ventricular cardiomyopathy)，本病是一种右室心肌被纤维脂肪组织进行性替代的心肌病，30% 患者呈家族性发病，多为常染色体显性遗传。

（一）临床特征

1. 心律失常型

以右心室折返性室性心动过速多见，反复晕厥或猝死为首发征象。由于发生室性心律失常，患者可诉心悸、胸闷、头晕。少数病例有窦结功能障碍、房室传导阻滞和室内传导阻滞等心律失常。

2. 右心衰竭型

多见于右室病变广泛者。临床表现为颈静脉怒张，肝颈静脉回流征阳性，瘀血性肝大，下垂性水肿和浆膜腔积液等体循环瘀血征象。

3. 无症状型

少数患者没有症状，在常规 X 线检查时发现右心室扩大。

本病主要体征为右心室增大，部分病例出现肺动脉瓣听诊区 S2 固定性分裂、相对性三尖瓣关闭不全收缩期杂音、右室性 S3。

（二）辅助检查

1. 心电图和动态心电图

大多数病例呈左束支传导阻滞型室速或频发室早，部分病例表现为多形性室速，房性心律失常、病窦、房室传导阻滞。

2. 心脏影像学检查

超声心动图可发现右心室扩大、收缩活动减弱和局限性反常运动、室壁变薄、室壁瘤样膨出，可有附壁血栓形成。心脏磁共振显像可以提供右心室心外膜脂肪组织的证据，但特异性较低。右心室造影显示右心室腔扩大、右心室收缩减弱和局限性运动障碍。

3. 电生理检查

通过心内膜标测技术可以确定室速部位，也为药物选择或消融室速病灶提供参数。

4. 心导管及心内膜活检

右心房、右心室压正常，右心衰时可增高。心内膜心肌活检可发现右室局部或全部心肌缺如或减少，被纤维或脂肪组织替代，偶有心肌细胞变形、少量单核细胞或炎性细胞浸润。

（三）诊断与鉴别诊断

典型病例根据右心室扩大、发作性室速呈左束支阻滞图形、胸前导联 ($V_{1\sim4}$)T 波倒置，ST 段见小棘波，结合 X 线、超声心动图、心电生理检查可以确诊。对于不典型的病例需要心内膜活检才能确诊。

（四）治疗

由于病因不明，尚无有效治疗方法。目前主要是针对右心衰进行治疗，室速选用胺碘酮治疗。对反复发生室速患者，行射频消融室速病灶、置入埋藏型心律转复除颤器、手术治疗或心脏移植。抗凝治疗有助于预防附壁血栓形成。

六、特异性心肌病

特异性心肌病是指与特异的心脏病或系统性疾病有关的心肌疾病。

1. 糖尿病性心肌病 (diabetic cardiomyopathy) 是指发生在糖尿病中，不能用高血压病、冠心病、心脏瓣膜病及其他心脏病来解释的心肌疾病。心肌壁内微血管病变、血管周边间质纤维化可能是产生糖尿病心肌病的原因。临床主要表现为心力衰竭，也可发生心绞痛和心律失常。超声心动图是评价心肌病形态结构和心室收缩功能、舒张功能的重要手段，心肌活检可发现特征性微血管病变、间质病变。治疗包括两方面：及时治疗糖尿病和改善微血管病变。应用胰岛素控制血糖，用阿司匹林、氯吡格雷改善血凝固性异常。糖尿病合并心肌病时心肌微血管病导致心肌供血不足，曲美他嗪通过优化缺血心肌能量代谢，可能有助于心肌功能的改善。

2. 酒精性心肌病 (alcoholic cardiomyopathy) 参照 Donald 等提出的诊断条件，拟定以下诊断标准：①有长期过量饮酒史或反复大量酗酒史 (WHO 标准：女性 > 40 克 / 天，男性 > 80 克 / 天，饮酒 5 年以上，戒酒 6 个月后扩张型心肌病临床状态得到缓解)；②出现心脏扩大和心力衰竭的临床表现，辅助检查示心室扩大、心功能减低、肺瘀血征；③既往无其他心脏病病史；④酒精性心肌病的早期患者戒酒后 (6 个月) 心肌病的临床表现可逆转。治疗：酒精性心肌病的治疗关键在于早期诊断、立即戒酒。

3. 围生期心肌病 (peripartum cardiomyopathy) 是指在妊娠末期或产后 5 个月内，首次发生以累及心肌为主的一种心脏病，其临床表现为呼吸困难、血痰、肝大、水肿等心力衰竭症状，类似于扩张型心肌病。诊断：妊娠末期或产后 5 个月内，首次发生以累及心肌为主的心脏病，其临床表现为呼吸困难、血痰、肝大、水肿等心力衰竭症状，可以诊断围生期心肌病。治疗：围生期心肌病可以短期应用肝素抗凝治疗。卧床休息易导致静脉血栓形成，应进行适当的主动或被动的肢体活动。预后：多数围生期心肌病患者经过临床治疗得以恢复，心脏大小可恢复正常；少数患者遗留心脏扩大，可在数年内死于心力衰竭或猝死。

4. 淀粉样变心肌病 (cardiac amyloidosis) 是淀粉样物质在心脏中沉积、浸润所引起的心肌疾病。具有以下病史特点是早期发现淀粉样变心肌病的重要线索。

(1) 心室腔不大伴发进行性难治性心力衰竭。

(2) 左心室肥厚伴心电图低电压。

(3) 左室壁均匀肥厚伴室壁活动弥散性减低。

(4) 既往有高血压伴进行性低血压及类似陈旧性心梗图形。

(5) 舌体宽大肥厚。确诊需要通过心内膜活检和组织化学染色诊断。治疗：原发性淀粉样变病多主张用烷化剂和泼尼松治疗，氨甲蝶呤 5～10 mg/周、秋水仙碱 1 mg/d、泼尼松 20 mg/d。慢性心力衰竭的治疗，可应用利尿剂、血管紧张素转换酶抑制剂、β-受体阻断剂治疗，不宜用洋地黄，因易引起中毒。淀粉样变心肌病预后不良，出现心力衰竭后，70%一年内死亡。

5. 药物性心肌病 (drug-induced cardiomyopathy)

因药物对心肌的毒性作用，引起心肌损害，临床表现类似扩张型心肌病。最常见的药物包括抗肿瘤药物（如阿霉素、柔红霉素），抗精神病药物（如氯丙嗪、奋乃静、三氟拉嗪），三环类抗抑郁药（如氯丙咪嗪、阿米替林、多虑平）等。诊断：主要根据曾服用某些药物之前无心脏病证据，服药后出现心律失常、心脏增大和心功能不全的征象。治疗：可用辅酶 Q_{10} 10～20 mg，每日 3 次。

第十节 心包疾病

心包疾病，可由急性心包炎发展而来，也可以急性期症状不明显。由于心包疾病几乎都是周身疾病的一部分，所以全身病因的去除与治疗极为重要。

一、急性心包炎

急性心包炎 (acute pericarditis) 是由于心包脏层和壁层急性炎症引起的以胸痛、心包摩擦音为特征的综合征。

(一) 临床特征

1. 症状

(1) 胸痛：胸痛是急性心包炎最主要症状，多见于急性特发性心包炎及感染性心包炎的纤维蛋白渗出阶段。

(2) 呼吸困难：呼吸困难是心包渗液时最突出的症状，为避免心包和胸膜疼痛而产生呼吸变浅变速。呼吸困难也可因发热、大量心包积液导致心腔压塞、邻近支气管、肺组织受压而加重，表现为面色苍白、烦躁不安、胸闷、大汗淋漓等。

(3) 全身症状：可伴有潜在的全身疾病如结核、肿瘤、尿毒症所致的咳嗽、咳痰、贫血、体重下降等症状。

2. 体征

(1) 心包摩擦音：为急性纤维蛋白性心包炎特异性体征。

(2) 心包积液：当心包积液达 200～300 ml 或积液迅速积聚时出现下列体征。

1) 心脏体征：心脏搏动减弱或消失，心浊音界向两侧扩大，心音轻而远，心率快。

2) 左肺受压迫征：大量心包积液时，在左肩胛下角区出现肺实变表现，称之为 Ewart 征。

3) 急性心包压塞征：表现为心动过速、心血排量下降、发绀、呼吸困难、收缩压下降甚至休克；如积液为缓慢积聚过程，也可产生慢性心脏压塞征，表现为静脉压显著升高，颈静脉怒张和吸气时颈静脉扩张，称 Kussmaul 征，常伴有肝大、腹水和下肢水肿。由于动脉收缩压降低，舒张压变化不大而表现脉搏细弱、脉压减小，出现奇脉。

（二）辅助检查

1. 心电图

急性心包炎时，心包膜下表层心肌受累是心电图变化的病理基础，系列心电图检查对急性心包炎的诊断有重要意义。

2. 超声心动图

可确定心包积液和穿刺部位，指导心包穿刺。观察有无心包粘连，若有大量纤维素

3.X 线胸片

X 线检查对渗出性心包炎有一定的价值。

4. 磁共振显像

清晰显示心包积液的容量和分布情况，可分辨积液的性质，如非出血性渗液大都是低信号强度；尿毒症性、外伤性、结核性渗液内含蛋白和细胞较多，可见中或高信号强度。

5. 心包穿刺和心包积液分析

在大量心包积液导致心脏压塞时，行心包治疗性穿刺抽液减压，或针对病因向心包腔内注入药物进行治疗。

心包积液病原学分析：

(1) 对于怀疑恶性病例应检测细胞学和肿瘤标记物：癌胚抗原 (Carcinoembryonicantigen，CEA)、甲胎蛋白 (alpha fetoprotein，AFP)、糖类抗原 (carbohydrate antigens CA125、CA72-4、CA15- ～ 3、CA19-9、CD-30、CD-25)。

(2) 对于怀疑结核性心包炎病例，作抗酸杆菌染色、分枝杆菌 (mycobacterium) 培养、腺苷脱氨酶 (adenosine deaminase，ADA)、干扰素 -γ、心包溶菌酶和结核杆菌 PCR 等检测，低水平 ADA 和高水平 CEA 有助于结核性心包炎与肿瘤性心包积液的鉴别，极高水平的 ADA 对心包缩窄有预测价值；诊断结核性心包炎：结核杆菌 PCR 敏感性 75%，特异性 100%；ADA 敏感性 83%，特异性 78%。

(3) 对于怀疑细菌性心包炎病例，至少 3 次心包积液需氧菌和厌氧菌培养和血培养。

(4) 嗜心脏病毒 PCR 分析有助于鉴别病毒性与自身反应性心包炎。

心包积液的比重（> 1.015）、蛋白水平（> 3.0 g/dl，积液 / 血清比 > 0.5)、乳酸脱氢酶 (LDH > 200 mg/dl，血清 / 积液比 > 0.6) 和葡萄糖（渗出液 =77.9±41.9 mg/dl，漏出液 =96.1±50.7 mg/dl) 等分析可以区分渗出液和漏出液。

6. 纤维心包镜检查

凡有心包积液需手术引流者，可先行纤维心包镜检查。心包镜在光导直视下观察心包病变特征，并可在明视下咬切病变部位作心包活检，从而提高病因诊断的准确性。

7. 血液分析

急性心包炎经常伴有非特异性炎症表现，包括白细胞增多、血沉增快、C 反应蛋白增高。心肌损伤标记物通常是正常的，但 TNI、CK-MB 升高与心包膜下心肌受损有关。

8. 其他实验室检查

根据患者病史及临床表现选择性进行。

(1) 结核菌素皮肤试验可用于疑为结核性心包炎者。

(2) 血培养可除外感染性心内膜炎及菌血症 "ASO"。

(3) 用于疑有风湿热的儿童。

(4) 抗核抗体测定对结缔组织病具有诊断价值。

(5) 血清促甲状腺激素和 T_3、T_4 测定有助于甲状腺疾病的诊断。

(三) 诊断和鉴别诊断

在可能并发心包炎的疾病过程中，如出现胸痛、呼吸困难、心动过速和病因不明的体静脉瘀血或心影扩大，应考虑急性心包炎可能。在心前区听到心包摩擦音，心包炎诊断即可成立。渗液性心包炎心影扩大应与其他原因引起的心脏扩大鉴别。病毒性心包炎的胸痛应与心肌梗死相鉴别。

(四) 主要病因类型

1. 病毒性心包炎 (virus pericarditis)

是一种浆液纤维蛋白性心包炎，由于病毒直接感染、自身免疫应答 (抗病毒或抗心脏) 引起的炎症。发病前数周常有上呼吸道感染史，起病急剧。临床特征：剧烈胸痛、发热，约在 70% 的患者中可以听到心包摩擦音，心包渗液一般为小量或中等量，很少产生严重心包压塞症状。检查常有血沉快、白细胞升高、心电图 ST 段抬高、X 线心影增大。如果心肌受累，可形成急性心肌心包炎。本病可自行痊愈，以对症治疗为主，包括卧床休息、止痛剂及镇静剂等，糖皮质激素可有效地控制症状。

2. 结核性心包炎 (tuberculous pericarditis)

由气管，支气管周围及纵隔淋巴结结核直接蔓延而来，临床上少数患者找不到原发病灶。临床表现除结核病的全身表现外，患者有倦怠、体重减轻、食欲缺乏、低热盗汗、呼吸困难及心包积液体症等，胸痛和心包摩擦音少见。心包积液为中等或大量，呈浆液纤维蛋白性或浆液血性。未经治疗的结核性心包炎几乎全部发展为缩窄性心包炎，经过系统抗结核治疗的患者近半数可发展为缩窄性心包炎。

3. 心包肿瘤 (pericardial neoplasm)

原发性心包肿瘤较少见，最典型的是心包间皮瘤、恶性纤维肉瘤、血管肉瘤以及良性或恶性畸胎瘤。大多数为继发性心包肿瘤，其中约 80% 为肺癌、乳腺癌、白血病、何杰金氏病和非何杰金氏淋巴瘤引起的肿瘤性心包炎，此外，胃肠道癌瘤、卵巢癌、肉瘤和黑色素瘤也可引起肿瘤性心包炎。肿瘤性心包炎产生血性心包积液，且发展异常迅速，引起急性或亚急性心脏压塞。心包间皮瘤以及肉瘤、黑色素瘤也能侵蚀心室或心包内血管，引起心包扩张和迅速致死的心脏压塞。肿瘤性心包炎的治疗方案取决于患者的一般情况和有无心脏压塞，以及恶性肿瘤的组织学阶段。心包穿刺抽液和心包腔留置导管引流可减轻症状。

4. 化脓性心包炎 (purulent pericarditis)

由胸内感染直接蔓延、膈下或肝脓肿穿破或心包穿透性损伤感染而引起，也可由血行细菌播散所致。心包渗出液最初为浆液纤维蛋白性的，其后转为化脓性，随着病程进展，炎症可使渗液脓稠、机化导致心包粘连，使心包腔间隙消失，心包增厚或钙化，极易发展成缩窄性心包炎。临床表现常为急性、暴发性疾病，前驱症状平均3天，通常都有高热、寒战、全身中毒症状及呼吸困难，多数患者没有典型的胸痛。几乎所有的患者有心动过速，少数患者有心包摩擦音。颈静脉怒张及奇脉，可能是心包积液的首先表现，脓性心包积液可发展为心包压塞和心包缩窄。一旦细菌性心包炎的诊断成立，除全身使用足量的抗生素外，仍应立即施行心包切开。

5. 心脏损伤后综合征 (postpericardiostomy syndrome)

在心脏手术、心肌梗死或心脏创伤后2周出现发热、心前区疼痛、干咳、肌肉关节痛、白细胞增高、血沉加速等临床症群。目前认为可能与高敏反应或自身免疫反应有关。心包炎可以是纤维蛋白性、渗出性，积液常为浆液血行，可发生心包压塞。此综合征可复发，有自限性，糖皮质激素治疗有效。

（五）治疗要点

急性心包炎的治疗包括对原发疾病的病因治疗、解除心脏压塞和对症治疗。患者必须住院观察，卧床休息，胸痛时给予镇静剂、阿司匹林、布洛芬，必要时可使用吗啡类药物。

急性心包炎应根据不同病因选择药物治疗。如结核性心包炎应尽早抗结核治疗，一般采用三联药物，足量长疗程，直至病情控制一年左右再停药，避免因治疗不彻底而复发。化脓性心包炎选用敏感的抗生素，反复心包穿刺排脓和心包腔内注入抗生素，疗效不佳时及早行心包切开引流。急性心包压塞时，心包穿刺抽液是解除压迫症状的有效措施。风湿性心包炎应加强抗风湿治疗，一般对肾上腺皮质激素反应较好。

病毒性心包炎的治疗：急性心包炎的治疗包括直接缓解症状、预防并发症、清除病毒。慢性和复发性心包炎的治疗，在明确病毒感染者，给予特殊治疗。

(1)CMV病毒性心包炎：高免疫球蛋白 (hyperimmunoglobulin) 在第0、4、8天肌内注射 4 ml/kg/day，在第12和16天肌内注射 2 ml/kg/day。

(2) 柯萨奇B病毒性心包炎：干扰素 a 或 β. 5 MIU/m^2 肌内注射每周3次。

(3) 腺病毒和 parvovirusB$_{19}$ 病毒性心包炎：免疫球蛋白 10 g 在第1天和第3天静脉注射。

（六）预后

急性心包炎的自然病程及预后取决于病因，病毒性心包炎、特发性心包炎、心肌梗死后或心包切开术后综合征通常是自限性的，临床表现及实验室检查在2～6周消退。若心包炎并发于恶性肿瘤、系统性红斑狼疮、尿毒症等则预后差。化脓性或结核性心包炎随着抗生素或抗痨药物疗法及外科手术的进展，预后已大为改善，部分患者遗留心肌损害或发展为缩窄性心包炎。

第六章 内分泌代谢内科疾病

第一节 甲状腺功能亢进

甲亢是甲状腺功能亢进的简称，是由多种原因引起的甲状腺激素分泌过多所至的一组常见内分泌疾病。临床上甲亢患者主要表现为：心慌、心动过速、怕热、多汗、食欲亢进、消瘦、体重下降、疲乏无力及情绪易激动、性情急躁、失眠、思想不集中、眼球突出、手舌颤抖、甲状腺肿或肿大、女性可有月经失调甚至闭经，男性可有阳痿或乳房发育等。甲亢多发生在育龄的女性，所以临床上经常遇到一些甲亢合并妊娠的患者，由于抗甲状腺药物对胎儿有致畸作用，所以需要和医生根据病情共同讨论，决定胎儿的留或舍。甲亢治疗有三种方法，百结消汤药治疗，放射碘治疗和手术治疗。

一、病因

甲亢病因包括弥散性毒性甲状腺肿 (也称 Graves 病)、炎性甲亢 (亚急性甲状腺炎、无痛性甲状腺炎、产后甲状腺炎和桥本甲亢)、药物致甲亢 (左甲状腺素钠和碘致甲亢)、hCG 相关性甲亢 (妊娠呕吐性暂时性甲亢)、和垂体 TSH 瘤甲亢。

临床上 80% 以上甲亢是 Graves 病引起的，Graves 病是甲状腺自身免疫病，患者的淋巴细胞产生了刺激甲状腺的免疫球蛋白 –TSI，临床上我们测定的 TSI 为促甲状腺素受体抗体：TRAb。

Graves 病的病因目前并不清楚，可能和发热、睡眠不足、精神压力大等因素有关，但临床上绝大多数患者并不能找到发病的病因。Graves 病常常合并其他自身免疫病，如白癜风、脱发、1 型糖尿病等。

二、临床表现

女性多见，男女之比为 1:(4 ～ 6)，各年龄组均可发病，以 20 ～ 40 岁为多。多数起病缓慢，少数在精神创伤或感染等应激后急性起病。典型表现有高代谢综合征，甲状腺肿及眼征。

1. 甲状腺激素分泌过多综合征

(1) 高代谢综合征：由于 T_3、T_4 分泌过多和交感神经兴奋性增高，促进物质代谢，氧化加速使产热、散热明显增加。患者常有疲乏无力、怕热多汗、皮肤温暖潮湿、体重锐减和低热，危象时可有高热。TH 促进肠道对糖吸收，加速糖的氧化利用和肝糖分解等，可致糖耐量减低或使糖尿病加重。血总胆固醇降低。蛋白质分解增加致负氮平衡，体重下降，尿肌酸排出增多。

(2) 精神、神经系统：神经过敏、多言好动、紧张忧虑、焦躁易怒、失眠不安，思想不集中，记忆力减退，偶尔表现为寡言抑郁，神情淡漠，也可有手、眼睑和 (或) 舌震颤，腱反射亢进。

(3) 心血管系统：可有心悸胸闷、气短，严重者可发生甲亢性心脏病。

体征可有：

1) 心动过速 (90 ～ 120 次 / 分)，休息和睡眠时心率仍快。

2) 心尖区第一心音亢进，常有Ⅰ～Ⅱ级收缩期杂音。

3) 心律失常以房性期前收缩多见，也可为室性或交界性，还可发生阵发性或持久性心房纤颤或心房扑动，偶见房室传导阻滞。

4) 心脏增大，遇心脏负荷增加时易发生心力衰竭。

5) 收缩压上升，舒张压下降，脉压差增大，有时出现周围血管征。

(4) 消化系统：食欲亢进，多食消瘦。大便糊状，可有脂肪泻，病情严重可有肝大功能损害。

(5) 肌肉骨骼系统：甲亢性肌病、肌无力及肌萎缩，多见于肩胛与骨盆带近躯体肌群。周期性麻痹多见于青年男性患者，重症肌无力可以发生在甲亢前、后，或同时起病；两者同属自身免疫病，可发生于同一有自身免疫缺陷的患者。

本病可致骨质疏松，尿钙、磷及羟脯氨酸增多，血钙、磷一般正常。亦可发生增生性骨膜下骨炎 (Graves 肢端病)，外形似杵状指或肥大性骨关节病，X 线显示有多发性肥皂泡样粗糙突起，呈圆形或梭状 ("气泡样"花边现象)，分布于指骨或掌骨；与肥大性肺性骨关节病的区别在于后者的新生骨多呈线状分布。

(6) 生殖系统：女性常有月经减少或闭经。男性有勃起功能障碍，偶有乳腺发育，血催乳素及雌激素增高。

(7) 内分泌系统：早期血 ACTH 及 24 小时尿 17- 羟皮质类固醇 (17- 羟) 升高，继而受过高 T_3、T_4 抑制而下降。皮质醇半衰期缩短。过多 TH 刺激儿茶酚胺使患者出现交感神经和肾上腺髓质兴奋征象。

(8) 造血系统：周围血淋巴细胞绝对值和百分比及单核细胞增多，但白细胞总数偏低。血容量增大，可伴紫癜或贫血，血小板寿命缩短。

2. 甲状腺肿

程度不等的弥散性、对称性甲状腺肿大，随吞咽动作上下移动；质软、无压痛、肿大程度与甲亢轻重无明显关系；左右叶上下极可有震颤，常可听到收缩期吹风样或连续性收缩期增强的血管杂音，为诊断本病的重要体征。但极少数甲状腺位于胸骨后纵隔内，需同位素或 X 线确诊。

3. 眼征

突眼为重要而较特异的体征之一，多与甲亢同时发生。少数仅有突眼而缺少其他临床表现。按病变程度可分为单纯性 (干性、良性、非浸润性) 和浸润性 (水肿性、恶性) 突眼两类。

单纯性突眼的常见眼征有：

(1) 眼球向前突出，突眼度一般不超过 18 mm，正常不超过 16 mm。

(2) 瞬目减少 (Stellwag 征)。

(3) 上眼睑挛缩、睑裂宽，向前平视时，角膜上缘外露。

(4) 双眼向下看时，上眼睑不能随眼球下落或下落滞后于眼球 (vonGraefe 征)。

(5) 向上看时，前额皮肤不能皱起 (Joffroy 征)。

(6) 两眼看近物时，眼球辐辏不良 (mobius 征)。

以上眼征主要与交感神经兴奋和 TH 的 β 肾上腺素能样作用致眼外肌和提上睑肌张力增高有关，球后及眶内软组织的病理改变较轻，经治疗常可恢复，预后良好。

浸润性突眼较少见，多发生于成年患者，预后较差。除上述眼征更明显外，往往伴有眼睑肿胀肥厚，结膜充血水肿。眶内软组织肿胀、增生和眼肌的明显病变使眼球明显突出 (有时可达 30 mm)，活动受限。患者诉眼内异物感、眼部胀痛、畏光、流泪、复视、斜视、视野缩小及视力下降等。严重者球固定，且左右突眼度不等 (相差 > 3 mm)，状态。结膜和角膜外露易引起流血，水肿，形成角膜溃疡可能会失明。

三、诊断和鉴别诊断

1. 功能诊断

(1) 在临床上，遇有病程较长的不明原因体重下降、低热、腹泻、手抖、心动过速、心房纤颤、肌无力、月经紊乱、闭经等均应考虑甲亢的可能性。

(2) 血 FT_3、FT_4 增高及血 TSH 降低 (< 0.5 mu/L) 者符合甲亢；仅有 FT_3 或 TT_3 增高而 FF_4、TT_4 正常者考虑为 T_3 型甲亢；仅有 FT_4 或 TT_4 增高而 FT_3 或 TT_3 正常者为 T_4 型甲亢；血 TSH 降低，FT_3、FT_4 正常，符合亚临床型甲亢。必要时可进一步做 sTSH(或 uTSH) 测定和 (或) 下丘脑 – 垂体 – 甲状腺轴动态试验。

2. 病因诊断

排除高分能甲状腺结节等其他原因所致甲亢。

3. 鉴别诊断

(1) 单纯性甲状腺肿：甲状腺摄率可增高，但高峰不前移。T_3 抑制试验可被抑制。T_4 正常或偏高，TSH(sTSH 或 uTSH) 正常或偏高。TRH 兴奋试验正常。血 TSAb、TGAb 和 TPOAb 阴性。

(2) 嗜铬细胞瘤：无甲状腺肿、甲状腺功能正常，而常有高血压 (尤其是舒张压)，血和尿儿茶酚胺及其代谢物升高，肾上腺影像检查异常等。

(3) 神经症：有近似的精神神经综合征，无高代谢综合征、甲状腺肿及突眼。甲状腺功能正常。

(4) 其他：以消瘦、低热为主要表现者，应与结核、恶性肿瘤相鉴别；腹泻者应与慢性结肠炎相鉴别；心律失常应与风湿性心脏病、冠心病相鉴别；突眼应与眶内肿瘤、慢性肺心病等相鉴别。

四、治疗

1. 一般治疗

适当休息，补充营养，精神紧张不安或失眠重者，辅用安定类镇静剂。

2. 甲状腺功能亢进症的治疗

(1) 抗甲状腺药物治疗：常用的抗甲状腺药物分为硫脲类和咪唑类为两类。硫脲类有甲硫氧嘧啶 (MTU) 及丙硫氧嘧啶 (PTU)；咪咪类有甲巯咪唑 (MM) 和卡比马唑 (CMZ)，其作用机制相同，都可抑制 TH 合成，如抑制甲状腺过氧化酶活性，抑制碘化物形成活性碘，影响酪氨酸残基碘化，抑制单碘酪氨酸碘化为双碘酪氨酸及碘化酪氨酸偶联形成各种碘甲状腺原氨酸。还可抑制免疫球蛋白生成抑制淋巴因子和氧自由基的释放，使甲状腺中淋巴细胞减少，血 TSAb 下降。PTU 还在外周组织抑制 $5'$ – 脱碘酶而阻抑 T_4 转换成 T_3，故首选用于严重病例或甲状腺危象。

1) 适应证

①病情轻、甲状腺呈轻至中度肿大者；②年龄在 20 岁以下，或孕妇、年迈体弱或合并

严重心、肝、肾疾病等而不宜手术者；③术前准备；④甲状腺次全切除后复发而不宜用治疗者；⑤作为放射治疗前后的辅助治疗。

2) 剂量与疗程：长程治疗分初治期、减量期及维持期，按病情轻重决定剂量。疗程中除非有较严重反应，一般不宜中断，并定期随访疗效。治疗中如症状缓解而甲状腺肿或突眼反而恶化时，抗甲状腺药可酌情减量，并可加用左旋甲状腺素 (L–T_4) 或干甲状腺片，长程治疗对轻、中患者缓解率约 60%。

3) 副作用主要有：粒细胞减少，MTU 多见，MM 次之，PTU 最少，严重时可致粒细胞缺乏症。

此外，药疹较常见。发生中毒性肝炎、肝坏死、精神病、胆汁淤滞综合征、狼疮样综合征、味觉丧失等应立即停药。

4) 复发与停药问题：复发系指甲亢完全缓解，停药半年后又有反复者，主要发生于停药后的第 1 年。3 年后则明显减少。如患者经治疗后，临床症状全部消失，甲状腺肿变小，血管杂音消失，所需的药物维持量小，抗甲状腺自身抗体 (主要是 TSAb) 转为阴性，T_3、rT_3、T_4、TSH 长期稳定在正常范围内，T_3 抑制试验或 TRH 兴奋试验恢复正常等，均提示停药后复发的可能性较小。

(2) 其他药物治疗

1) 复方碘口服溶液：仅用于术前准备和甲状腺危象。其作用为暂时性减少甲状腺充血，阻抑 TH 释放，也抑制 TH 合成和外周 T_4 向 T_3 转换。

2)β 受体阻滞剂：除阻滞 β 受体外，还可抑制 T_4 转换为 T_3，用于改善甲亢初治期的症状，近期疗效显著。可与碘剂合用于术前准备。也可用于治疗前后及甲状腺危象时。支气管哮喘或喘息型支气管炎患者禁用，此时可选择阿替洛尔，美托洛尔。

(3) 放射性治疗：利用甲状腺高度摄取和浓集碘的能力及释放出 β 射线对甲状腺的毁损效应，破坏滤泡上皮而减少 TH 分泌。另外，也抑制甲状腺内淋巴细胞的抗体生成，加强了治疗效果。

1) 适应证

①中度甲亢、年龄在 > 25 岁者；②对抗甲状腺药有过敏等反应而不能继用，或长期治疗无效，或治疗后复发者；③合并心、肝、肾等疾病不宜手术，或术后复发，或不愿手术者；④某些高功能结节者；⑤非自身免疫性家族性毒性甲状腺肿者。

2) 禁忌证

①妊娠、哺乳期妇女 (可透过胎盘和进入乳汁)；②年龄在 25 岁以下者；③严重心、肾、肝功能衰竭或活动性肺结核者；④外周血白细胞在 3×10^9/L 以下或中性粒细胞低于 1.5×10^9/L 者；⑤重症浸润性突眼症；⑥甲状腺危象；⑦甲状腺不能摄碘者。

3) 剂量及疗效：根据估计的甲状腺重量及最高摄率推算剂量。

4) 并发症：①甲状腺功能减退。分暂时性和永久性甲减两种，一旦发生均需用 TH 替代治疗。②放射性甲状腺炎，个别可诱发危象。故必须在治疗前先用抗甲状腺药治疗。③突眼的变化不一。

(4) 手术治疗，需慎重选择适应征。

1) 适应证

①中、重度甲亢，长期服药无效停药后复发，或不愿长期服药者；②甲状腺巨大，有压迫症状者；③胸骨后甲状腺肿伴甲亢者；④结节性甲状腺肿伴甲亢者。

2) 禁忌证

①较重或发展较快的浸润性突眼者；②合并较重心、肝、肾、肺疾病，不能耐受手术者；③妊娠早期 (第 3 个月前) 及晚期 (第 6 个月后)；④轻症可用药物治疗者。

3) 术前准备：术前必须用抗甲状腺药充分治疗至症状控制，心率 < 80 次 / 分，T_3、T_4 正常。于术前 7 ～ 10 天开始加服复方碘口服溶液，每次 3 ～ 5 滴，每日 3 次，以减少术中出血。

4) 并发症：创口出血、呼吸道梗阻、感染、甲状腺危象、喉上与喉返神经损伤、暂时性或永久性甲状旁腺功能减退、甲状腺功能减退及突眼症恶化等。

3. 甲状腺危象防治

去除诱因，积极治疗甲亢是预防危象发生的关键，尤其要注意积极防治感染和作好充分的术前准备。一旦发生则需积极抢救。

(1) 抑制 T_4、T_3 合成和 T_4 转化为 T_3，首选 PTU。

(2) 抑制 TH 释放。服 PTU 后 1 ～ 2 小时再加用复方碘口服溶液，首剂 30 ～ 60 滴，以后每 6 ～ 8 小时 5 ～ 10 滴。

(3) 抑制组织 T_4 转换为 T_3 和 (或) 抑制 T_3 与细胞受体结合。碘剂、β 受体阻滞剂和糖皮质激素均可抑制组织 T_4 转换为 T_3。

(4) 降低血 TH 浓度。可选用血液透析、腹膜透析或血浆置换等措施迅速降低血 TH 浓度；

(5) 支持治疗；

(6) 对症治疗物理降温、异丙嗪、派替啶镇静；

(7) 待危象控制后，应根据具体病情，选择适当的甲亢治疗方案，并防止危象再次发生。

4. 浸润性突眼的防治

严重突眼不宜行甲状腺次全切除，慎用治疗。浸润性突眼的主要治疗措施有：

(1) 保护眼睛防止结膜炎，角膜炎发生。

(2) 早期选用免疫抑制剂及非特异性抗感染药物。

(3) 对严重突眼、暴露性角膜溃疡或压迫性视神经病变者，可行手术或球后放射治疗，以减轻眶内或球后浸润。

(4) 用抗甲状腺药控制高代谢综合征。稳定甲状腺功能在正常状态，

(5)L-T_4，每日 50 ～ 100 mg 或干甲状腺片，每日 60 ～ 120 mg，与抗甲状腺药合用，以调整下丘脑 – 垂体 – 甲状腺轴的调节功能。

(6) 生长抑素类似物奥曲肽 (tretide)，据报道有抑制眼球后组织增生作用。

5. 妊娠期甲状腺功能亢进症的治疗

妊娠可加重甲亢，故宜于甲亢治愈后再妊娠。但甲亢时不必盲目中止妊娠，治疗措施：

(1) 由于自妊娠 12 ～ 14 周起，胎儿甲状腺有聚碘功能，故禁用放射性碘治疗，宜用抗甲

状腺素药物控制甲亢。

(2) 药物剂量不宜过大。首选PTU，维持甲状腺功能在稍高于正常水平，避免治疗过度招致的母体和胎儿甲状腺功能减退或胎儿甲状腺肿。

(3) 抗甲状腺药可进入乳汁，产后如需继续服药，一般不宜哺乳。

(4) 普奈洛尔可使子宫持续收缩而引起胎儿发育不良、心动过缓、早产及新生儿呼吸抑制等，故应慎用。

(5) 妊娠期一般不宜做甲状腺次全切除术，如计划手术治疗，宜于妊娠中期(即妊娠第4～6个月)施行。

6.胫前黏液性水肿的防治

轻型病例不需治疗。重者可用倍他米松软膏等局部外用，疗效好，但停药后宜复发。

第二节 糖尿病

糖尿病是一组以高血糖为特征的代谢性疾病。高血糖则是由于胰岛素分泌缺陷或其生物作用受损，或两者兼有引起。糖尿病时长期存在的高血糖，导致各种组织，特别是眼、肾、心脏、血管、神经的慢性损害、功能障碍。

一、病因

1.遗传因素

1型或2型糖尿病均存在明显的遗传异质性。糖尿病存在家族发病倾向，1/4～1/2患者有糖尿病家族史。临床上至少有60种以上的遗传综合征可伴有糖尿病。1型糖尿病有多个DNA位点参与发病，其中以HLA抗原基因中DQ位点多态性关系最为密切。在2型糖尿病已发现多种明确的基因突变，如胰岛素基因、胰岛素受体基因、葡萄糖激酶基因、线粒体基因等。

2.环境因素

进食过多，体力活动减少导致的肥胖是2型糖尿病最主要的环境因素，使具有2型糖尿病遗传易感性的个体容易发病。1型糖尿病患者存在免疫系统异常，在某些病毒如柯萨奇病毒，风疹病毒，腮腺病毒等感染后导致自身免疫反应，破坏胰岛素β细胞。

二、临床表现

1.多饮、多尿、多食和消瘦

严重高血糖时出现典型的"三多一少"症状，多见于1型糖尿病。发生酮症或酮症酸中毒时"三多一少"症状更为明显。

2.疲乏无力，肥胖

多见于2型糖尿病。2型糖尿病发病前常有肥胖，若得不到及时诊断，体重会逐渐下降。

三、实验室检查

1.尿糖测定

尿糖阳性是诊断糖尿病的重要线索，每日4次尿糖定性检查(三餐餐前和晚上9～10时或分段检查），和 24 小时尿糖定量可作判断疗效指标，并供调整降糖药物剂量的参考。

2. 血葡萄糖（血糖）测定

血糖升高是目前诊断糖尿病的主要依据。正常范围为 3.9 ～ 5.6 mmol/L。又是判断糖尿病病情和控制情况的主要指标。

3. 葡萄糖耐量试验，有口服和静脉注射两种。其中，口服葡萄糖耐量应在清晨空腹进行。

4. 糖化血红蛋白和糖化血浆白蛋白测定

病情控制不良者其 GHbA 或 GHbAI C 较正常人高，且与病情控制不良的程度相关。GHbA1 测定可反映取血前 4 ～ 12 周血糖的总水平，以补空腹血糖只反映瞬时血糖值之不足，成为糖尿病控制情况的监测指标之一。FA 测定反映糖尿病患者近 2 ～ 3 周内血糖总的水平，亦为糖尿病患者近期病情监测的指标。但一般认为，GHbA1 和 FA 测定不能作为诊断糖尿病的依据。

5. 血浆胰岛素和 C- 肽测定，有助于了解 B 细胞功能（包括储备功能）和指导治疗，但不作为诊断糖尿病的依据。

四、诊断标准

1. 有糖尿病症状，随机血糖 ≥ 11.1 mmol/ 或空腹血糖 FPG ≥ 7.0 mmol/ 可确诊。若随机血糖 < 7.8 mmol/L，FPG < 5.6 mmol/L，可排除糖尿病。

2. 可疑结果行 OGTT，2 h 血糖 ≥ 11.1 mmol/L 可确诊，< 7.8 mmol/L，可排除。

3. 如无症状，除上述 2 项标准外，还需符合口服葡萄糖 1 h 血糖 ≥ 11.1 mmol/L，或另一次 OGTT 2 h 血糖 ≥ 11.1 mmol/L。

五、鉴别诊断

1. 继发性糖尿病

肢端肥大症（或巨人症）、库欣综合征、嗜铬细胞瘤可分别因生长激素、皮质醇、儿茶酚胺分泌过多，对抗胰岛素而引起继发性糖尿病或糖耐量异常。长期服用大量糖皮质激素可引起类固醇糖尿病。

2. 药物对糖耐量的影响

噻嗪类利尿剂、呋塞米、糖皮质激素、口服避孕药、阿司匹林、吲哚美辛、三环类抗抑郁药等可抑制胰岛素释放或对抗胰岛素的作用，引起糖耐量减低，血糖升高，尿糖阳性。

3. 其他原因所致的尿糖阳性

甲状腺功能亢进症、胃空肠吻合术后，因碳水化合物在肠道吸收快，可引起进食后 1/2 ～ 1 小时血糖过高，出现糖尿。肾性糖尿由于肾糖阈降低所致，尿糖阳性，血糖和 OGTT 正常。弥散性肝病患者，葡萄糖转化为肝糖原功能减弱，肝糖原贮存减少，进食后 1/2 ～ 1 小时血糖可高于正常，出现糖尿，急性应激状态时，胰岛素对抗激素（如肾上腺素、促肾上腺皮质激素、肾上腺皮质激素和生长激素）分泌增加，可使糖耐量减低，出现一过性血糖升高，尿糖阳性。

六、治疗

1. 一般治疗：健康教育。

2. 饮食治疗

(1) 制定总热量。

(2) 碳水化合物，约占饮食总热量 50% ～ 60%。

(3) 蛋白质和脂肪比例：饮食中蛋白质含量一般不超过总热量的 15%，成人每日每千克理想体重 0.8 ～ 1.2 g，儿童、孕妇、乳母、营养不良或伴有消耗性疾病者宜增至 1.5 ～ 2.0 g，伴有糖尿肾病而肾功能正常者应限制至 0.8 g；血尿素氮升高者，应限制在 0.6 g。至少有 1/3 来自动物蛋白质保证必需氨基酸供给。脂肪约占总热量 30%，其中饱和脂肪、多价不饱和脂肪与单价不饱和脂肪的比例为 1 ∶ 1 ∶ 1，每日胆固醇摄入量 < 300 mg。

(4) 合理分配：每克碳水化合物、蛋白质均产热 16.7 U(kcal)，每克脂肪产热 37.7 U(kcal)，将其换算为食品后制订食谱，可按每日三餐分配为 1/5.2/5.2/5 或 1/3.1/3.1/3；也可按 4 餐分为 1/7.2/7.2/7.2/7。每日饮食中，纤维素含量以不少于 40 g 为宜。限制饮酒，每日摄入食盐应限制在 10 g 以下。

3. 体育锻炼

对 1 型糖尿病患者，体育锻炼宜在餐后进行，运动量不宜过大，持续时间不宜过长，并予餐前在腹壁皮下注射胰岛素，使运动时不会过多增加胰岛素吸收速度，以避免运动后的低血糖反应。对 2 型糖尿病患者 (尤其是肥胖患者)，适当运动有利于减轻体重、提高胰岛素敏感性，改善血糖和脂代谢紊乱。

4. 口服药物治疗

(1) 磺脲类口服降糖药：此类药物与位于胰岛 B 细胞膜上的磺脲类药物受体 (SUR) 结合后，关闭 ATP 敏感钾离子通道 (KATP)，细胞内的钾离子外流减少，细胞膜去极化，开放钙离子通道，细胞内钙离子增加，促进胰岛素释放，其降血糖作用有赖于尚存在相当数量 (30% 以上) 有功能的胰岛 B 细胞组织。SUs 类药物治疗 2 型糖尿病患者可改善胰岛素受体和 (或) 受体后缺陷，增强靶组织细胞对胰岛素的敏感性，故认为可能有胰外降血糖作用。

主要适应证是 2 型糖尿病患者用饮食治疗和体育锻炼不能使病情获得良好控制；如已应用胰岛素治疗，其每日用量在的 20 ～ 30 u；对胰岛素抗药性或不敏感，胰岛素每日用量虽超过 30 U，亦可试加用 SUs 类药。本类药物不适用于 1 型糖尿病患者、2 型糖尿病患者合并严重感染、酮症酸中毒、高渗性昏迷、进行大手术、伴有肝肾功能不全，以及合并妊娠的患者。年老患者宜尽量用短、中效药物，以减少低血糖的发生。

SUs 的副作用主要是低血糖。同时注意磺脲类药物治疗与其他药物的相应作用。

(2) 双胍类：双胍类药可增加外周组织对葡萄糖的摄取，改善糖代谢、降低体重，但不影响血清胰岛素水平，对血糖在正常范围者无降血糖作用，单独应用不引起低血糖，与 SUS 合用则可增强其降糖作用。

双胍类是肥胖或超重的 2 型糖尿病患者第一线药物。单用双胍类或 SUs 有一定效果但又未达到良好控制者，可联合应用这两类药物。1 型糖尿病患者在应用胰岛素治疗过程中，如血糖波动较大，加用双胍类有利于稳定病情。由于双胍类药物促进无氧糖酵解，产生乳酸在肝肾功能不全、低血容量性休克或心力衰竭等缺氧情况下，易诱发乳酸性酸中毒。常用的有甲福明、丁福明等。

(3) 葡萄糖苷酶抑制剂：阿卡波糖，可作为 2 型糖尿病的第一线药物，尤其适用于空腹血糖正常而餐后血糖明显升高者。此药可单独用，也可与 SUS 或双胍类合用，还可与胰岛素合用。单用本药不引起低血糖，但如与 SUs 或胰岛素合用，可发生低血糖，一旦发生，应直接应用葡萄糖处理，进食双糖或淀粉类食物无效。

(4) 噻唑烷二酮：主要作用是增强靶组织对胰岛素的敏感性，减轻胰岛素抵抗，主要用于使用其他降糖药疗效不佳的 2 型特别是有胰岛素抵抗的患者，可单独使用，也可与 SUs 或胰岛素联合应用。

5. 胰岛素治疗

(1) 适应证主要有

1) 1 型糖尿病。

2) 糖尿病酮症酸中毒、高渗性昏迷和乳酸性酸中毒伴高血糖时。

3) 合并重症感染、消耗性疾病、视网膜病变、肾病、神经病变、急性心肌梗死、脑血管意外。

4) 因伴发病需外科治疗的围手术期。

5) 妊娠和分娩。

6) Ⅱ型患者经饮食及口服降糖药治疗未获得良好控制。

7) 全胰切除引起的继发性糖尿病。

8) 营养不良相关糖尿病。

(2) 制剂类型：按起效作用快慢和维持作用时间，胰岛素制剂可分为速 (短) 效、中效和长 (慢) 效三类。(常用速效、中效、长效胰岛素剂的种类作用时间要清楚)。

(3) 使用原则和剂量：调节胰岛素治疗应在一般治疗和饮食治疗的基础上进行，并按患者反映情况和治疗需要作适当调整。对Ⅱ型糖尿病患者，可选中效胰岛素，每天早餐前 1/2 h 皮下注射 1 次，每隔数天调整胰岛素剂量。晚上尿糖阴性，可用中效和速效胰岛素混合使用。强化胰岛素治疗，有如下几种方案可供选择。

1) 早餐前注射中效和速效胰岛素，晚餐前注射速效胰岛素，夜宵前注射中效胰岛素。

2) 早、午、晚餐前注射速效胰岛素，夜宵前注射中速效胰岛素，夜宵前注射中效胰岛素。

3) 早、午、晚餐前注射速效胰岛素，早餐前同时注射长效胰岛素，或将长效胰岛素分两次于早、晚餐前注射，全日量不变。强化胰岛素治疗的另一种方法是持续皮下胰岛素输注。2 岁以下幼儿、老年患者、已有晚期严重并发症者不宜采用强化胰岛素治疗。

糖尿病患者在急性应激时，均应按实际情况需要，使用胰岛素治疗以度过急性期。

(4) 胰岛素的抗药性的和副作用：各种胰岛素制剂含有杂质，可有抗原性和致敏性。牛胰岛素的抗原性最强，其次为猪胰岛素，临床上只有极少数患者表现为胰岛素抗药性，即在无酮症酸中毒也无拮抗胰岛素因素存在的情况下，每日胰岛素需要量超过 100 或 200 U。此时应改用单组分人胰岛素速效制剂。

胰岛素的主要副作用是低血糖反应，多见于Ⅰ型患者尤其是接受强化胰岛素治疗者。

6. 胰腺移植和胰岛细胞移植

Ⅰ型合并糖尿病肾病肾功不全为胰肾联合移植的适应征。治疗对象大多为Ⅰ型糖尿病患者。

7. 糖尿病合并妊娠的治疗

孕妇的空腹血糖低于妊娠前水平，患者对胰岛素的敏感性降低，在妊娠中、后期尤为明显，使胰岛素需要量增加。

1) 当分娩后其敏感性恢复，胰岛素需要骤减，应及时调整剂量，避免发生低血糖。

2) 在整个妊娠期间应密切监护孕妇血糖水平和胎儿的生长、发育、成熟情况。

3) 应选用短效和中效胰岛素，忌用口服降糖药。

4) 在妊娠 28 周前后，应特别注意根据尿糖和血糖变化，调节胰岛素用量，在妊娠 32 ～ 36 周时宜住院治疗直到分娩。

5) 必要时进行引产或剖腹产。产后注意对新生儿低血糖症的预防和处理。

第三节 糖尿病酮症中毒

糖尿病酮症中毒是糖尿病急性并发症，一旦发生，应积极治疗。

一、发病机制

1. 酸中毒

糖尿病代谢紊乱加重时，脂肪动员和分解加速，大量脂肪酸在肝经氧化产生大量乙酰乙酸，β-羟丁酸，丙酮，形成大量酮体，超过肝外组织的氧化能力时，血酮体升高称为酮血症，尿酮体排出增多称为酮尿，临床上统称为酮症。代谢紊乱进一步加剧，便发生代谢性酸中毒。

2. 严重失水

1) 进一步升高的血糖加重渗透性利尿，大量酮体从肾、肺排出又带走大量水分。

2) 蛋白质和脂肪分解加速，大量酸性代谢产物排出，加重水分丢失。

3) 厌食、恶心、呕吐等胃肠道症状，体液丢失，使水分大量减少。

3. 电解质平衡紊乱

渗透性利尿的同时使钠、钾、氯、磷酸根等离子大量丢失；酸中毒使钾离子从细胞内释出至细胞外，经肾小管与氢离子竞争排出使失钾更为明显。但由于失水多于失盐，治疗前血钾浓度可偏高，随着治疗进程补充血容量、注射胰岛素、纠正酸中毒后，可发生严重低血钾。

4. 携带氧系统失常

酸中毒时低 pH 使血红蛋白和氧的亲和力降低，利于向组织供氧（直接作用）。血氧解离曲线左移，另一方面，酸中毒时，2，3-DPG 降低，使血红蛋白与氧的亲和力增加（间接作用）。通常直接作用大于间接作用，但间接作用较慢而持久。

5. 周围循环衰竭和肾功能障碍

严重失水，血容量减少，加以酸中毒引起的微循环障碍，若未能及时纠正，最终可导致低血容量性休克，血压下降。肾灌注量的减少，引起少尿和无尿，严重者发生肾衰竭。

6. 中枢神经功能障碍

在严重失水、循环障碍、渗透压升高；脑细胞缺氧等多种因素综合作用下，引起中枢神经功能障碍，出现不同程度意识障碍，嗜睡、反应迟钝，以至昏迷。后期可发生脑水肿。

二、临床表现

在发生意识障碍前数天有多尿、烦渴多饮和乏力，随后出现食欲减退、恶心、呕吐，常伴头痛、嗜睡、烦躁、呼吸深快，呼气中有烂苹果味（丙酮）。随着病情进一步发展，出现严重失水，尿量减少，皮肤弹性差，眼球下陷，脉细速，血压下降；至晚期时各种反射迟钝甚至消失，嗜睡以至昏迷。感染等诱因引起的临床表现可被 DKA 的表现掩盖。少数患者表现为腹痛，酷似急腹症，易误诊。

三、实验室检查

1. 尿

尿糖、尿酮体强阳性、当肾功能严重损害而阈值增高时，尿糖、尿酮体阳性程度与血糖、血酮体数值不相称。可有蛋白尿和管型尿。

2. 血

血糖多数为 $16.7 \sim 33.3$ mmol/L（$300 \sim 600$ mg/dl），有时可达 55.5 mmol/L（100 mg/dl）以上。血酮体升高，多在 4.8 mmol/L（50 mg/dl）以上。CO_2 结合力降低，$PaCO_2 \geqslant$ 降低，pH < 7.35。碱剩余负值增大，阴离子间隙增大，与碳酸氢盐降低大致相等。血钾正常或偏低，尿量减少后可偏高，治疗后可出现低钾血症。血钠、血氯降低，血尿素氮和肌酐常偏高。血清淀粉酶升高可见于 $40\% \sim 75\%$ 的患者，治疗后 $2 \sim 6$ 天内降至正常。血浆渗透压轻度上升，白细胞数升高。

四、诊断

对昏迷、酸中毒、失水、休克的患者，均应考虑 DKA 的可能性，尤其对原因不明意识障碍、呼气有酮味、血压低而尿量仍多者，应及时做有关化验以争取及早诊断，及时治疗。少数患者以 DKA 为糖尿病首发表现。若 DKA 和尿毒症脑血管意外共存，病情更复杂。

五、防治

1. 输液

输液是抢救 DKA 首要的、极其关键的措施。

通常使用生理盐水，补液总量可按原体重 10% 估计。只有补液充分后胰岛素生物效应才能充分发挥。如治疗前已有低血压或休克，快速输液不能有效升高血压，应输入胶体溶液并采取其他抗休克措施。对年老或伴有心脏病、心力衰竭患者，应在中心静脉压监护下调节输液速度及输液量。

2. 胰岛素治疗

小剂量（速效）胰岛素治疗方案（每小时每千克体重 0.1 U）有简便、有效、安全，较少引起脑水肿、低血糖、低血钾等优点，有抑制脂肪分解和酮体生成的最大效应，且有相当强的降低血糖效应，而促进钾离子运转的作用较弱。通常将普通胰岛素加入生理盐水持续静脉滴注。亦有采用间歇静脉注射或间歇肌内注射。

3. 纠正电解质及酸碱平衡失调

当血 pH 低至 $7.0 \sim 7.1$ 时，有抑制呼吸和 CNS 可能，也可发生心律失常，应给予相应治疗，治疗过程中，需定时监测血钾水平，最好用心电图监护，结合尿量，调整补钾量和速度。病情恢复后仍应继续口服钾盐数天。

4.处理诱发病和防治并发症

(1) 休克。

(2) 严重感染。

(3) 心力衰竭、心律失常。

(4) 肾衰竭为主要死亡原因之一。

(5) 脑水肿：脑水肿常与脑缺氧、补碱过早、过多、过快，血糖下降过快、山梨醇旁路代谢亢进等因素有关，可采用脱水剂如甘露醇、呋塞米以及地塞米松等。

(6) 胃肠道表现：因酸中毒引起呕吐或伴有急性胃扩张者，可用 5% 碳酸氢钠溶液洗胃，清除残留食物。

第四节　库欣综合征

库欣综合征又称皮质醇增多症或柯兴综合征。1912 年，由 HarveyCushing 首先报道。本征是由多种病因引起的以高皮质醇血症为特征的临床综合征，主要表现为满月脸、多血质外貌、向心性肥胖、痤疮、紫纹、高血压、继发性糖尿病和骨质疏松等。

一、病因

临床上以下丘脑 - 垂体病变致 Cushing 综合征常见，一般按病因分类。

皮质醇症按其病因和垂体、肾上腺的病理改变不同可分成下列四种。

1. 医源性皮质醇症

长期大量使用糖皮质激素治疗某些疾病可出现皮质醇症的临床表现，这在临床上十分常见。这是由外源性激素造成的，停药后可逐渐复原。但长期大量应用糖皮质激素可反馈抑制垂体分泌 ACTH，造成肾上腺皮质萎缩，一旦急骤停药，可导致一系列皮质功能不足的表现，甚至发生危象，故应予注意。长期使用 ACTH 也可出现皮质醇症。

2. 垂体性双侧肾上腺皮质增生

双侧肾上腺皮质增生是由于垂体分泌 ACTH 过多引起。其原因：①垂体肿瘤。多见嗜碱细胞瘤，也可见于嫌色细胞瘤；②垂体无明显肿瘤，但分泌 ACTH 增多。一般认为是由于下丘脑分泌过量促肾上腺皮质激素释放因子 (CRF) 所致。临床上能查到垂体有肿瘤的仅占 10% 左右。这类病例由于垂体分泌 ACTH 已达一反常的高水平，血浆皮质醇的增高不足以引起正常的反馈抑制，但口服大剂量氟美松仍可有抑制作用。

3. 垂体外病变引起的双侧肾上腺皮质增生

支气管肺癌 (尤其是燕麦细胞癌)、甲状腺癌、胸腺癌、鼻咽癌及起源于神经嵴组织的肿瘤有时可分泌一种类似 ACTH 的物质，具有类似 ACTH 的生物效应，从而引起双侧肾上腺皮质增生，故称异源性 ACTH 综合征。这类患者还常有明显的肌萎缩和低血钾症。病灶分泌 ACTH 类物质是自主的，口服大剂量氟美松无抑制作用。病灶切除或治愈后，病症即渐可消退。

4. 肾上腺皮质肿瘤

大多为良性的肾上腺皮质腺瘤，少数为恶性的腺癌。肿瘤的生长和分泌肾上腺皮质激素是自主性的，不受ACTH的控制。由于肿瘤分泌了大量的皮质激素，反馈抑制了垂体的分泌功能，使血浆ACTH浓度降低，从而使非肿瘤部分的正常肾上腺皮质明显萎缩。此类患者无论是给予ACTH兴奋或大剂量氟美松抑制，皮质醇的分泌量不会改变。肾上腺皮质肿瘤尤其是恶性肿瘤时，尿中17酮类固醇常有显著增高。

二、病理生理和临床表现

临床表现主要由于皮质醇分泌过多，引起代谢障碍和对感染抵抗力降低所致。

1. 脂肪代谢障碍

面部和躯干脂肪堆积（向心性肥胖）。患者面如满月，胸、颈、背部脂肪甚厚。至疾病后期，因肌肉消耗、脂肪转移，四肢显得相对瘦小与面部，躯干肥胖形成明显对比。向心生肥胖的发生机制由于皮质醇一方面动员脂肪，使甘油三酯分解为甘油和脂肪酸，同时阻碍葡萄糖进入脂肪细胞，抑制脂肪的合成；另一方面又促进糖异生，使血糖增高，兴奋胰岛素分泌而促进脂肪合成，因此，皮质醇增多症时脂肪动员和合成都受到促进，使脂肪重新分布，形成向心性肥胖。

2. 蛋白质代谢障碍

大量皮质醇促进蛋白质分解，抑制蛋白质合成。由Pr分解而生成的氨基酸入肝、脱氨，提供糖异生原料。机体处于负氮平衡状态。临床上出现蛋白质过度消耗的现象：皮肤菲薄，毛细血管脆性增加，轻微的损伤即可引起瘀斑。在腹下侧、臀部、大腿等处，因脂肪沉积，皮肤弹性纤维断裂，可通过菲薄的皮肤透见微血管的红色，形成典型的紫纹。（很特异的表现）。病程较久者肌肉萎缩，骨质疏松，脊椎可发生压缩畸形，身材变矮，有时呈佝偻、骨折。儿童患者生长发育受抑制。

3. 糖代谢障碍

大量皮质醇促进肝糖原异生，并拮抗胰岛素的作用，减少外周组织对葡萄糖的利用，肝葡萄糖输出增加，引起葡萄糖耐量减低，部分患者出现类固醇性糖尿病。

4. 电解质紊乱

大量皮质醇有潴钠、排钾作用。明显的低钾碱中毒多见于肾上腺皮质癌和异位ACTH综合征。

5. 大血管病变

高血压常见，大量皮质醇，去氧皮质酮增多可为原因。患者血浆肾素浓度增高，从而催化产生较多的血管紧张素Ⅱ，引起血压升高。常伴有动脉硬化和肾小动脉硬化。患者易发生动静脉血栓，使心血管并发症发生率增加。

6. 对感染抵抗力减弱

长期皮质醇分泌增多使免疫功能减弱，感染后，炎症反应往往不显著。皮肤真菌感染多见，化脓性细菌感染不易局限化。

7. 造血系统及血液改变

皮质醇刺激骨髓，使红细胞计数和血红蛋白含量偏高，面容呈多血质。大量皮质醇使白细胞总数及中性粒细胞增多，但促使淋巴组织萎缩、淋巴细胞和嗜酸性粒细胞的再分布，这两种细胞的绝对值和白细胞分类中的百分率均减少。

8. 性功能障碍

女患者由于肾上腺雄激素产生过多以及雄激素和皮质醇对垂体促性腺激素的抑制作用，大多出现月经减少、不规则或停经，轻度脱毛、痤疮常见，明显男性化者乳房萎缩，生须，喉结肥大，阴蒂肥大，男患者性欲可减退：阴茎缩小，睾丸变软，阴茎勃起能障碍。此与大量皮质醇抑制垂体促性腺激素有关。

9. 神经、精神障碍

情绪不稳定、烦躁、失眠，严重者精神变态，个别可发生偏执狂。

10. 皮肤色素沉着，异位 ACTH 患者，因肿瘤产生大量 ACTH，皮肤色素明显加深。

三、诊断和鉴别诊断

1. 诊断依据

(1) 临床表现有典型症状、体征者，从外观即可做出诊断。

(2) 各型 Cushing 综合征共有的糖皮质激素分泌异常，皮质醇分泌增多，失去昼夜分泌节律，且不能被小剂量地塞米松抑制。①尿 17- 羟皮质类固醇 (17- 羟) 在 55 mmol/24 h 以上，尤其是在 70 μmol/24 h 以上时，诊断意义更大；②尿游离皮质醇多在 304 nmol/24 h 以上，能反映血中游离皮质醇水平，且少受其他色素干扰。③小剂量地塞米松抑制试验。④血浆皮质醇正常的昼夜节律消失，皮质醇浓度早晨高于正常，晚上不明显低于清晨。

2. Cushing 综合征的病因诊断需熟悉掌握各型的临床特点，配合影像学检查，血、尿皮质醇增高程度，血 ACTH 水平及动态试验结果往往可做出正确的病因诊断及处理。

3. 鉴别诊断

(1) 多数肥胖症患者，尿皮质醇、17- 羟虽然高，大多可被小剂量地塞米松所抑制，血皮质醇昼夜节律保持正常，可助鉴别。

(2) 2 型糖尿病者无 Cushing 综合征的临床表现，且血浆以皮质醇的昼夜节律维持正常。

(3) 酗酒兼有肝损害者，在戒酒一周后，生化异常即消失。

(4) 抑郁症患者无 Cushing 综合征的临床表现。

四、治疗

1. 手术疗法

(1) 垂体肿瘤摘除：适用于由垂体肿瘤所致的双侧肾上腺皮质增生，尤其伴有视神经受压症状的病例更为适宜。但手术常不能彻底切除肿瘤，并可影响垂体其他的内分泌功能。如手术切除不彻底或不能切除者，可作垂体放射治疗。如出现垂体功能不足者应补充必要量的激素。由垂体微腺瘤引起的双侧肾上腺皮质增生可通过鼻腔经蝶骨借助于显微外科技术作选择性垂体微腺瘤切除。手术创伤小，不影响垂体功能，而且属病因治疗，故效果好。此法已被广泛采用。如微腺瘤切除不彻底，则术后病情不缓解；如微腺瘤为下丘脑依赖性的，术后可能会复发。

(2) 肾上腺皮质肿瘤摘除：适用于肾上腺皮质腺瘤及肾上腺皮质腺癌。如能明确定位，可经患侧第 11 肋间切口进行。如不能明确定位，则需经腹部或背部切口探查双侧肾上腺。肾上腺皮质腺瘤摘除术较简单，但肾上腺皮质腺癌者常不能达到根治。由于肿瘤以外的正常肾上腺呈萎缩状态，故术前、术后均应补充皮质激素。术后尚可肌注 ACTH20 r/d，共 2 周，以促进萎缩的皮质功能恢复。术后激素的维持需达 3 个月以上，然后再逐步减量至停服。

(3) 双侧肾上腺摘除：适用于双侧肾上腺皮质增生病例。其方法有：①双侧肾上腺全切除：优点是控制病情迅速，并可避免复发；缺点是术后要终身补充皮质激素，术后易发生 Nelson 症 (垂体肿瘤 + 色素沉着)。②一侧肾上腺全切除，另一侧肾上腺次全切除：由于右侧肾上腺紧贴下腔静脉，如有残留肾上腺增生复发，再次手术十分困难，故一般作右侧肾上腺全切除。左侧残留肾上腺应占全部肾上腺重量的 5% 左右。残留过多，则复发率高。残留过少或残留肾上腺组织血供损伤，则出现肾上腺皮质功能不全或 Nelson 症。故术中应注意勿损伤其血供。由于肾上腺血供是呈梳状通向其边缘，故残留的组织应是边缘的一小片组织。有的作者采用一侧肾上腺全切除加垂体放疗，但常无效或有复发。

2. 非手术疗法

(1) 垂体放射治疗有 20% 病例可获持久疗效。但大多数病例疗效差且易复发，故一般不作为首选。垂体放疗前必须确定肾上腺无肿瘤。

(2) 药物治疗副作用大，疗效不肯定。主要适用于无法切除的肾上腺皮质腺癌病例。

1) 二氯二苯二氯乙烷 (O，P′DDD，dichlorodiphenyldichloroethane)：可使肾上腺皮质网状带和束状带细胞坏死。适用于已转移和无法根治的功能性或无功能性的皮质癌。但有严重的胃肠道和神经系统的副作用，并可导致急性肾上腺皮质功能不足。从小剂量开始渐增到维持量，并根据患者忍受力和皮质功能情况调节。

2) 甲吡酮 (metyrapone，Su4 885)：是 11β- 羟化酶抑制剂。可抑制 11- 去氧皮质醇转化为皮质醇、11- 去氧皮质酮转化为皮质酮，从而使皮质醇合成减少。副作用小，主要为消化道反应。但作用暂时，只能起缓解症状的作用。一旦皮质醇分泌减少刺激 ACTH 的分泌，可克服其阻断作用。

3) 氨基导眠能 (aminoglutethimide)：可抑制胆固醇合成孕烯醇酮。病情不同用药剂量也不同，但需密切随访皮质激素水平，必要时应补充小剂量的糖皮质激素和盐皮质激素，以免发生肾上腺皮质功能不足现象。

4) 赛庚啶 (cyproheptadine)：是血清素 (serotonin) 的竞争剂，而血清素可兴奋丘脑 – 垂体轴而释放 ACTH，故赛庚啶可抑制垂体分泌 ACTH。适用于双侧肾上腺增生病例的治疗。在双侧肾上腺全切除或次全切除术后皮质功能不足的情况下，一方面补充皮质激素，一方面服用赛庚啶能减少垂体瘤的发生机会。其他尚报告溴隐亭、腈环氧雄烷 (trilostane) 等药物亦有一定疗效。

第五节 嗜铬细胞瘤

嗜铬细胞瘤为起源于神经外胚层嗜铬组织的肿瘤，主要分泌儿茶酚胺，根据肿瘤是来自交感神经或副交感神经将副神经节瘤分为副交感神经副神经节瘤 (包括化学感受器瘤、颈动脉体瘤等) 及交感神经副神经节瘤 (包括腹膜后、盆腔及纵隔后的副神经节瘤)。某些患者可因长期高血压致严重的心、脑、肾损害或因突发严重高血压而导致危象，危及生命，但如能及时、早期获得诊断和治疗，是一种可治愈的继发性高血压病。

一、病因

嗜铬细胞瘤在高血压患者中患病率为 0.05% ～ 0.2%，发病高峰为 20 ～ 50 岁。嗜铬细胞瘤位于肾上腺者占 80% ～ 90%，且多为一侧性；肾上腺外的瘤主要位于腹膜外、腹主动脉旁。多良性，恶性者占 10%。与大部分肿瘤一样，散发型嗜铬细胞瘤的病因仍不清楚。家族型嗜铬细胞瘤则与遗传有关。

二、临床表现

1. 心血管系统表现

(1) 高血压为本病最主要症状。有阵发性和持续性两型持续性亦可有阵发性加剧。

1) 阵发性高血压型：为本病所具有的特征性表现。平时血压不高，发作时血压骤升，收缩压可达 200 ～ 300 mmHg，舒张压亦明显升高，可达 130 ～ 180 mmHg(以释放去甲肾上腺素为主者更高一些)，伴剧烈头痛、面色苍白、大汗淋漓、心动过速，(以释放肾上腺素为主者更明显)，心前区及上腹部压迫感，可有心前区疼痛，心律失常、焦虑、恐惧感、恶心、呕吐、视力模糊、复视。发作特别严重者左心衰竭或脑血管意外，发作终止后，可出现面颊部及皮肤潮红、全身发热、流涎、瞳孔缩小等迷走神经兴奋症状，并可有尿量增多。发作主要是较多的儿茶酚胺间歇入血所致，有多种诱因。发作时间和频率不一。部分患者可发展为持续性高血压伴阵发性加剧。

2) 持续性高血压型：对持续性高血压患者有以下情况者，要考虑嗜铬细胞瘤的可能性：对常用降压药效果不佳，但对 α 受体阻滞剂、钙通道阻滞剂硝普钠有效 伴交感神经过度兴奋 (多汗、心动过速)，高代谢 (低热、体重降低)，头痛，焦虑，烦躁，体位性低血压和血压波动大，可骤然降低。

一部分患者 (往往是儿童和少年) 病情发展迅速，呈急进型 (恶性) 高血压过程，表现为：舒张压高于 130 mmHg，眼底损害严重，短期内可出现神经萎缩，以至失明，可发生氮质血症、心力衰竭、高血压脑病。急救应速用肾上腺素能阻滞剂控制病情，及时手术。

(2) 低血压、休克：本病可发生低血压，甚至休克；或出现高血压和低血压相交替的表现。还可能发生急性腹痛、心前区痛、高热等。(注意：发生休克，低血压的原因有哪些 ?)

(3) 心脏表现：大量儿茶酚胺可引起儿茶酚胺性心肌病，伴心律失常，如期前收缩，阵发性心动过速，以至心室纤颤。部分患者可发生心肌退行性变、坏死、炎性改变。患者可因心肌损害发生心力衰竭。因持久性血压过高发生心肌肥厚，心脏扩大，心力衰竭，非心源性肺水肿。心电图可出现穿壁性心梗图型。

2. 代谢紊乱

(1) 基础代谢增高：患者耗氧量增加，基础代谢率增高，但血清甲状腺激素及甲状腺摄率皆为正常。代谢亢进可引起发热、消瘦。

(2) 糖代谢紊乱：肝糖原分解加速及胰岛素分泌受抑制而肝糖异生加强，引起血糖过高，糖耐量减低，糖尿。

(3) 脂代谢紊乱脂肪分解加速、血游离脂肪酸增高。患者消瘦。

(4) 电解质代谢紊乱少数患者可以出现高钙血症，低钾血症。

3.其他临床表现

(1) 消化系统：便秘，甚至肠扩张。肠坏死、出血、穿孔。儿茶酚胺使 oddi 活肌张力增强，故本病患者胆石症发生率较高。

(2) 腹部肿块：少数患者在左或右侧中上腹部可触及肿块，个别肿块可很大，扪及时应注意有可能诱发高血压综合征。嗜铬细胞癌亦可转移到肝，引起肝大。

(3) 泌尿系统：病程久、病情重者可发生肾功能减退。膀胱内嗜铬细胞瘤患者排尿时常引起高血压发作。

(4) 血液系统：在肾上腺素作用下，血细胞重新分布、周围血中白细胞增多，有时红细胞也可增多。

(5) 伴发其他疾病。

三、诊断和鉴别诊断

1.血、尿儿茶酚胺及其代谢物测定

血、尿儿茶酚胺及其代谢物在高血压发作后明显升高，且口服可乐定无明显抑制作用。

2.药理试验

对于阵发性者，如果一直等不到发作，可考虑作胰升糖素激发试验。此时药物副作用为轻。

3.影像学检查

应在用 α 受体阻滞剂控制高血压后进行。① B 超显像作肾上腺及肾上腺外肿瘤定位检查。② CT 扫描。③磁共振成像用于孕妇。④放射性核素标记的间碘苄胍 (MIBG) 作闪烁扫描。⑤放射性核素标记的奥曲肽作闪烁扫描。⑥静脉导管术。

本病需与一些伴交感神经亢进和（或）高代谢状态的疾病相鉴别，包括：①冠心病所致心绞痛；②其他原因所致焦虑状态；③不稳定性原发性高血压；④伴阵发性高血压的疾病，如脑瘤、急性血卟啉病、铅中毒等；⑤绝经期综合征；⑥甲状腺功能亢进症。

四、治疗

嗜铬细胞瘤一旦确诊并定位，应及时切除肿瘤，否则有肿瘤突然分泌大量儿茶酚胺、引起高血压危象的潜在危险。近年来，随着生化试验及显像技术的发展，嗜铬细胞瘤的定性和定位诊断技术大为提高，因此术手术成功率得以提高。术前应采用 α 受体阻滞药使血压下降，减轻心脏负荷，并使原来缩减的血管容量扩大，以保证手术的成功。

1.药物治疗

(1) 嗜铬细胞瘤的定性及定位的 诊断一旦明确，应立即用药物控制，以防出现高血压急症。主要用药为长效 α 受体阻滞药，包括酚苄明和哌唑嗪。

(2) 合并高血压急症时 可静脉给以酚妥拉明。如疗效不好可静脉输注硝普钠。

2.术前准备和药物治疗

(1)α- 肾上腺素能受体阻滞剂

1) 酚妥拉明：用于高血压的鉴别诊断，治疗高血压危险发作或手术中控制血压。

2) 酚苄明：常用于术前准备，术前口服，直至血压接近正常，服药过程中应严密监测卧、立位血压和心率的变化。

3) 哌唑嗪、特拉唑嗪、多沙唑嗪：均为选择性突触后 α_1 肾上腺素能受体阻滞剂。应用时易致严重的直立性低血压，故应在睡前服用，尽量卧床。

4) 乌拉地尔（压宁定）：可阻断 α_1、α_2 受体，并可激活中枢 5- 羟色胺 1α 受体，降低延髓心血管调节中枢的交感反馈作用，故在降压的同时不增加心率。

(2) β 肾上腺素能受体阻滞剂：因使用 α 受体阻断剂后，β 受体兴奋性增强而致心动过速、心肌收缩力增强、心肌耗氧量增加，应使用 β 受体阻滞剂改善症状。

(3) 钙通道阻滞剂 (CCB)：CCB 可用于术前联合治疗，尤适用于伴冠心病或儿茶酚胺心肌病患者，或与 α、β 受体阻断剂合用进行长期降压治疗。常用硝苯地平。

(4) 血管紧张素转换酶抑制剂 (ACEI)：如卡托普利。

(5) 血管扩张剂：硝普钠是强有力的血管扩张剂，主要用于嗜铬细胞瘤患者的高血压危象发作或手术中血压持续升高者。严密监测血压，调整药物剂量，以防血压骤然下降，并监测氰化物的血药浓度。

(6) 儿茶酚胺合成抑制剂： $\alpha-$ 甲基对位酪氨酸为酪氨酸羟化酶的竞争性抑制剂，阻断儿茶酚胺合成。根据血压及血、尿儿茶酚胺水平调整剂量，可逐渐增加。常见的副作用有嗜睡、抑郁、消化道症状、锥体外系症状如帕金森病等。减量或停药后上述症状可很快消失。

3. ^{131} I -MIBG 治疗

主要用于恶性及手术不能切除的嗜铬细胞瘤。

4. 嗜铬细胞瘤所致高血压危象的治疗

应首先抬高床头，立即静脉注射酚妥拉明。密切观察血压，当血压降至 160/100 mmHg 左右时，停止注射。继之缓慢滴注。

5. 术后处理

在肿瘤切除后，患者血压很快下降。如术后仍存在持续性高血压，可能是肿瘤未切除干净或已伴有原发性高血压或肾性高血压。儿茶酚胺在手术后 7～10 天即可恢复正常水平。因此在术后 1 周时要测定儿茶酚胺或其代谢物以明确肿瘤是否完全切除。

对于不能手术的患者或者恶性肿瘤扩散的患者，可以长期药物治疗。多数的肿瘤生长很慢。应用肾上腺素能受体阻滞剂以及 a 甲基酪氨酸长期治疗可有效抑制儿茶酚胺合成。

6. 恶性嗜铬细胞瘤的治疗

恶性嗜铬细胞瘤可以在腹膜后复发或是转移到骨、肺、肝脏等处。复发有可能在第 1 次术后的数年或数十年后才发生，需要长期随诊观察。放疗虽效果不是很好，但对控制骨转移有好处。可以联合应用环磷酰胺、长春新碱、达卡巴嗪（甲氮咪胺）化疗。

7. 家族性嗜铬细胞瘤的处理

家族性嗜铬细胞瘤通常是多发的或是累及双侧肾上腺，而且复发率高。可供选择的方案有对小的、无功能的肿瘤进行随诊观察、肿瘤侧肾上腺切除、预防性双侧肾上腺切除等。在双侧肾上腺全切术后应注意长期皮质激素替代治疗。

8. 妊娠期嗜铬细胞瘤的处理

妊娠期嗜铬细胞瘤较难处理。在未经任何准备的情况下经阴道自行分娩往往会给产妇及婴儿带来很大危害。肿瘤的定位适宜行 MRI 检查。一旦诊断明确，就应服用 α 受体阻滞剂控制症状。如果是在妊娠的早期及中期，如术前准备充分后应立即手术。术后不需要终止妊娠，但手术有可能增加流产的概率。如果诊断时已处于妊娠晚期，在胎儿足月时可以随嗜铬细胞瘤手术而行剖宫产。如胎儿尚未成熟，应继续服用药物，并进行严密的监护，直到适宜手术。

第七章 泌尿内科疾病

第一节 慢性肾衰竭

慢性肾衰竭是由各种原发性肾脏疾病或继发于其他疾病引起的肾脏进行性损伤和肾功能的逐渐恶化。当肾脏功能损害发展到不能维持机体的内环境平衡时，便会导致身体内毒性代谢产物的积蓄、水及电解质和酸碱平衡紊乱，而出现一系列的临床综合征状。

一、病因和发病机制

（一）病因

1. 慢性肾小球肾炎

如 IgA 肾病、膜增殖性肾小球肾炎、局灶阶段性硬化性肾小球肾炎和和系膜增生性肾小球肾炎等。

2. 代谢异常所致的肾脏损害

如糖尿病肾病、痛风性肾病及淀粉样变性肾病等。

3. 血管性肾病变

如高血压病、肾血管性高血压、肾小动脉硬化症等。

4. 遗传性肾病

如多囊肾、Alport 综合征等。

5. 感染性肾病

如慢性肾盂肾炎、肾结核等。

6. 全身系统性疾病

如狼疮性肾炎、血管炎肾脏损害、多发性骨髓瘤等。

7. 中毒性肾病

如镇痛剂性肾病、重金属中毒性肾病等。

8. 梗阻性肾病

如输尿管梗阻、反流性肾病、尿路结石等。

另外，大约有 6%～9% 的慢性肾衰竭患者病因难以确定。据国外的研究表明，在慢性肾衰竭行血液透析的患者中，占第一位的是糖尿病肾病，约为 27.7%，第二位的是高血压肾损害，约占 22.7%，慢性肾小球肾炎占第三位，约为 21.2%，多囊肾为 3.9%，其他各种病因共占 24.5%。我国目前尚没有慢性肾衰竭病因大规模调查的资料，从临床经验上来看，我国慢性肾衰竭的病因仍以慢性肾小球肾炎为主，其次是肾小管间质性疾病。

（二）发病机制

1. 慢性肾衰竭学说

健存肾单位学说，矫枉失衡说，肾小球过度滤过说。

2. 肾单位功能丧失机制

(1) 原发病的作用：通过炎症反应，缺血，免疫反应，尿路梗阻，大分子沉积等造成肾实质性破坏。

(2) 继发性进行性肾小球硬化。

(3) 小管间质损伤。

二、临床表现

1. 消化系统

是最早、最常见症状。

(1) 厌食 (食欲缺乏常较早出现)。

(2) 恶心、呕吐、腹胀。

(3) 舌、口腔溃疡。

(4) 口腔有氨臭味。

(5) 上消化道出血。

2. 血液系统

(1) 贫血：是尿毒症患者必有的症状。贫血程度与尿毒症 (肾功能) 程度相平行，促红细胞生成素 (EPO) 减少为主要原因。

(2) 出血倾向：可表现为皮肤、黏膜出血等，与血小板破坏增多，出血时间延长等有关，可能是毒素引起的，透析可纠正。

(3) 白细胞异常：白细胞减少，趋化、吞噬和杀菌能力减弱，易发生感染，透析后可改善。

3. 心血管系统

是肾衰最常见的死因。

(1) 高血压：大部分患者 (80% 以上) 有不同程度高血压，可引起动脉硬化、左室肥大、心功能衰竭。

(2) 心功能衰竭：常出现心肌病的表现，由水钠潴留、高血压、尿毒症性心肌病等所致。

(3) 心包炎：尿素症性或透析不充分所致，多为血性，一般为晚期的表现。

(4) 动脉粥样硬化和血管钙化：进展可迅速，血透者更甚，冠状动脉、脑动脉、全身周围动脉均可发生，主要是由高脂血症和高血压所致。

4. 神经、肌肉系统

(1) 早期：疲乏、失眠、注意力不集中等。

(2) 晚期：周围神经病变，感觉神经较运动神经显著。

(3) 透析失衡综合征：与透析相关，常发生在初次透析的患者。尿素氮降低过快，细胞内外渗透压失衡，引起颅内压增加和脑水肿所致，表现恶心、呕吐、头痛，严重者出现惊厥。

5. 肾性骨病

是指尿毒症时骨骼改变的总称。低钙血症、高磷血症、活性维生素 D 缺乏等可诱发继发性甲状旁腺功能亢进；上述多种因素又导致肾性骨营养不良 (即肾性骨病)，包括纤维囊性骨炎 (高周转性骨病)、骨软化症 (低周转性骨病)、骨生成不良及混合性骨病。肾性骨病临床上可表现为：

(1) 可引起自发性骨折。

(2) 有症状者少见，如骨酸痛、行走不便等。

6. 呼吸系统

(1) 酸中毒时呼吸深而长。

(2) 尿毒症性支气管炎、肺炎（蝴蝶翼）、胸膜炎等。

7. 皮肤症状

皮肤瘙痒、尿素霜沉积、尿毒症面容，透析不能改善。

8. 内分泌功能失调

主要表现有：

(1) 肾脏本身内分泌功能紊乱：如 1，$25(OH)_2$ 维生素 D_3 红细胞生成素不足和肾内肾素 – 血管紧张素 Ⅱ 过多；

(2) 外周内分泌腺功能紊乱：大多数患者均有继发性甲旁亢（血 PTH 升高）、胰岛素受体障碍、胰高血糖素升高等。约 1/4 患者有轻度甲状腺素水平降低。部分患者可有性腺功能减退，表现为性腺成熟障碍或萎缩、性欲低下、闭经、不育等，可能与血清性激素水平异常等因素有关。

9. 并发严重感染

易合并感染，以肺部感染多见。感染时发热可无正常人明显。

三、辅助检查

（一）血液检查

1. 血尿素氮、肌酐可增高。

2. 血红蛋白一般在 80 g/L 以下，终末期可降至 20 ～ 30 g/L，可伴有血小板降低或白细胞偏高。

3. 血浆蛋白可正常或降低。

4. 电解质紊乱。

（二）尿液检查

尿常规改变可因基础病因不同而有所差异，可有蛋白尿、红、白细胞或管型，也可以改变不明显。尿比重多在 1.018 以下，尿毒症时固定在 1.010 ～ 1.012 之间，夜间尿量多于日间尿量。

（三）肾功能测定

见慢性肾衰竭分期。

（四）其他检查

泌尿系 X 线片或造影，肾穿刺活检，有助于病因诊断。

四、诊断要点

典型病例诊断比较容易，问题在于早期由于肾脏的强大代偿能力，轻度症状往往难以引起人们重视，造成不少患者在就诊时已进入晚期，因此在临床上对于出现一些早期症状的患者应提高警惕。应尽可能地查出引起慢性肾衰竭的基础疾病。必要时可作肾活检。

（一）原发病诊断

多数有明确的肾病史，结合临床表现特点可获诊断。少数无明确的肾损害病史，且肾衰表现重而突出，掩盖原发病症状与体征，应及时作各有关检查，明确原发病，使尚具有治疗意义的原发病得到处理，肾功能获得根本改善。

（二）寻找促使肾衰竭恶化的诱因

肾有强大的贮备能力，当肾功能只有正常肾功能的 25% ～ 50% 时，通常患者仍可无肾衰症状。但在此时如稍加重其损害，则患者即可迅速出现肾衰症状。

常见的可逆因素有：①急性应激状态如严重感染、手术与创伤。②肾毒药物的应用如氨基苷类抗生素、高渗药物及造影剂等。③尿路梗阻。④心力衰竭。⑤脱水。⑥肾血管栓塞等。

五、治疗

（一）营养治疗

营养治疗是 CRF 治疗的基础，不仅改善患者的营养状态，而且能延缓肾功能恶化。营养治疗的核心是低蛋白饮食。CRF 蛋白摄入量一般为 0.6 ～ 0.8 g/(kg·d)，饮食中动物蛋白与植物蛋白保持合理比例，一般两者各一半左右；对蛋白质摄入需限制较严格 [0.4 ～ 0.6 g/(kg·d)] 的患者，动物蛋白可占 50% ～ 60%，以增加必需氨基酸的摄入比例，如有条件，可同时补充适量的必需氨基酸 [0.1 ～ 0.2 g/(kg·d)] 或 / 和 α- 酮酸，此时饮食中动物蛋白与植物蛋白的比例可不加限制。选择动物蛋白应为高生物效价蛋白，如蛋、瘦肉、鱼、牛奶等。此外，饮食中应控制磷的摄入量，一般应 < 600 ～ 800 mg/d，严重高磷血症者，可给予磷结合剂，如碳酸钙口服；其他营养素如叶酸、水溶性维生素、钙、铁、锌等适当补充。

无论何种饮食方案，必须为患者提供足够的热量，一般为 125.6 ～ 146.5 kJ/(kg·d) [30 ～ 35 kal/(kgd)]，以减少自体蛋白质分解。其中，脂肪摄入量不超过总热量的 30%，缺少的热量以碳水化合物补充，对糖尿病肾病者必要时应注射胰岛素以保证碳水化合物利用。

（二）药物治疗

1. 纠正酸中毒和水电解质紊乱

(1) 纠正酸中毒：主要为口服碳酸氢钠，轻者 1.5 ～ 3.0 g/d 即可，中重度者 3 ～ 15 g/d，分 6 次给予。如 HCO_3^- 低于 13.5 mmol/L，尤其伴有昏迷或深大呼唤时，应静脉补碱。如因纠正酸中毒而引起低血钙，发生手足搐搦，可给予 10% 葡萄糖酸钙 10 ml 稀释后缓慢静脉注射。

(2) 水钠代谢紊乱的防治：钠的摄入一般不宜加以严格限制，保持 NaCl 摄入量 < 6 ～ 8 g/d，有明显水肿、高血压者，NaCl 摄入量 < 5 g/d，个别严重病例 NaCl 可限制为 2.5 ～ 5 g/d。适当应用利尿剂可促进水钠排出，通常用袢利尿剂；噻嗪类利尿剂和潴钾利尿剂疗效差，不宜应用。有少尿、水肿、心力衰竭者，应严格控制进水量，但对尿量 > 1 000 ml 而又无水肿者，则不宜限制水的摄入。

(3) 高钾血症的防治：首先应积极预防高钾血症发生。如 GFR < 25 ml/min，即应适当限制钾的摄入；如 GFR < 10 ml/min 或血清钾 > 5.5 mmol/L，应严格限制钾摄入；同时纠正酸中毒、应用利尿剂等促进钾转移或排出。

一旦发生高钾血症，除严格限制钾摄入外，应积极处理。

1) 纠正酸中毒：应用碱剂碳酸氢钠。

2) 利尿：给予袢利尿剂呋塞米 40 ～ 80 mg 静脉或肌内注射，最大剂量可达 100 ～ 200 mg。

3) 葡萄糖—胰岛素溶液输入：每 4 ～ 6 g 葡萄糖加入胰岛素 1 单位。

4) 导泻：口服降钾树脂 5 ~ 20 g/ 次，3 次 /d，促肠钾排出。

5) 透析：血清钾 > 6.5 mmol/L，且伴少尿、利尿效果较差者，应及时给予血液透析治疗。

2. 肾性高血压的治疗

对高血压进行及时、有效治疗，不仅是控制高血压的某些症状，而且是为了积极保护心、脑、肾等重要器官。临床上以 ACEI、ARB、CCB 应用较为广泛。降压目标为尿蛋白 > 1.0 g/d，BP < 125/75 mmHg；尿蛋白 < 1.0 g/d，BP < 130/80 mmHg。

3. 肾性贫血的治疗

重组人红细胞生成素 (rHuEPO，简称 EPO) 治疗贫血疗效显著。排除出血等因素，Hb < 100 ~ 110 g/L 或 Hct < 30% ~ 33%，即可开始 rHuEPO 治疗。一般开始用量为 80 ~ 120 U/kg，分 2 ~ 3 次皮下或静脉注射 (或 2 000 ~ 3 000 U，每周 2 ~ 3 次)；Hb 升至 120(女) ~ 130(男)g/L 或 Hct <升至 0.33 ~ 0.36 为达标。Hb > 130 s/L 宜谨慎观察。应补充叶酸，证实有缺铁者应补充铁剂。

4. 肾性骨病的治疗

血钙明显低者，口服 1，25-$(OH)_2$ 维生素 D_3，0.25 μg/d，每日 3 次，餐中服用；治疗中应监测 Ca、P、PTH 浓度，维持血钙 2.10 ~ 2.37 mmol/L，PTH150 ~ 300 μg/ml，Ca×P < 55 mg/dl(13.7 mmol/L)，防止血钙过高，引起不良性骨病。

5. 促进尿毒症毒素肠道排出

口服氧化淀粉或活性炭剂、口服大黄制剂或甘露醇等，促进毒物从肠道排出。

6. 其他

高脂血症的治疗与一般高血脂者相同，应积极治疗。高尿酸血症通常不需治疗，但如有痛风，则予以别嘌醇 0.1 g 口服，1 日 1 ~ 2 次。防治感染应选用肾毒性最小的药物。

（三）替代治疗

包括血液透析、腹膜透析及肾移植等。当 CFR 患者 GFR 将至 6 ~ 10 ml/min，并有明显的尿毒症症状出现，经治疗不能缓解时，则应进行透析治疗。肾移植是将异体的健康肾脏移植给尿毒症患者，是一种理想的治疗方法。成功的肾移植会恢复正常的肾功能 (包括内分泌和代谢功能)。移植肾可由尸体或亲属供肾 (由兄弟姐妹或父母供肾)，亲属肾移植的效果较好。随着免疫抗排异研究的不断进展，肾移植将成为一种有效的治疗措施。

第二节 急性肾小球肾炎

急性肾小球肾炎 (acute glomerulonephritis) 即急性感染后肾小球肾炎 (acute postinfectious glomerulonephritis) 临床表现为急性起病，以血尿、蛋白尿、高血压、水肿少尿及氮质血症为特点的肾小球疾病。这一组临床综合征又称为急性肾炎综合征，其中以链球菌感染后肾炎最为常见，偶可见于其他细菌或病原微生物感染之后，如细菌、病毒、立克次体、螺旋体、支原体、真菌、原虫寄生虫等。这些感染后可出现急性肾炎综合征但也可能出现急进性肾炎肾病综合征等现着重描述的急性链球菌感染后肾炎，被认为是由于免疫复合物沉积所致肾小球肾炎的典型代表。

一、病因及发病机制

急性肾小球肾炎常发生于 α- 溶血性链球菌"致肾炎菌株"引起的上呼吸道感染（多为扁桃体炎）或皮肤感染（多为脓疱疮）后，感染导致机体产生免疫反应而引起双侧肾脏弥散性的炎症反应。目前多认为，链球菌的主要致病抗原是胞质或分泌蛋白的某些成分，抗原刺激机体产生相应抗体，形成免疫复合物沉积于肾小球而致病。同时，肾小球内的免疫复合物可激活补体，引起肾小球内皮细胞及系膜细胞增生，并吸引中性粒细胞及单核细胞浸润，导致肾脏病变。

二、临床表现

出现高血压、水肿和血尿。患者主诉乏力，头痛、恶心及呕吐，可进一步合并急性肺水肿、急性肾功能衰竭或高血压脑病。

1.心力衰竭

常发生于起病后的第 1 ～ 2 周内，起病缓急、轻重不一。少数严重病例可以急性肺水肿而突然起病，左心房压力仅需 1.33 kPa(10 mmHg) 即可引起肺水肿。X 线检查发现，早期即可有心影增大，有时也可见少量胸腔及心包积液。心力衰竭病情常危急，但经积极抢救后可迅速好转，扩大的心脏可完全恢复正常。

2.高血压脑病

高血压脑病一般在第 1 ～ 2 周内发生，起病较急，发生抽搐、头痛、恶心、呕吐，有不同程度的意识改变，可有视觉障碍。部分重症患者有脑疝征象，如瞳孔变化，呼吸节律紊乱等。

3.急性肾功能衰竭

重者每天血尿素氮上升 3.6 mmol/L，每天血肌酐增加 44.2 μmol/L，血肌酐可 > 309.4mmol/L，出现急性肾功能衰竭。

三、辅助检查

1.尿液检查

均有镜下血尿，呈多形性红细胞。尿蛋白多为 (+) ～ (++)。尿沉渣中可有红细胞管型、颗粒管型等。早期尿中白细胞、上皮细胞稍增多。

2.血清 C3 及总补体

发病初期下降，于 8 周内恢复正常，对本病诊断意义很大。血清抗链球菌溶血素"O"滴度可增高，部分患者循环免疫复合物 (circulating immune complex，CIC) 阳性。

3.肾功能检查

内生肌酐清除率 (crcndogenous creatinie clearance rate，CC) 降低，血尿素氮 (blood urea nitronen，BUN)、血肌酐 (Creaitinine，Cr) 升高。

四、诊断要点

1.链球菌感染后 1 ～ 3 周出现血尿、蛋白尿、水肿、高血压，甚至少尿及氮质血症。

2.血清补体 C 降低 (8 周内恢复正常)，即可临床诊断为急性肾小球肾炎。

3.若肾小球滤过率进行性下降或病情 1 ～ 2 个月尚未完全好转的应及时做肾活检，以明确诊断。

五、治疗要点

治疗原则：以休息、对症处理为主，缩短病程，促进痊愈。本病为自限性疾病，不宜用肾上腺糖皮质激素及细胞毒药物。急性肾衰竭患者应予透析。

（一）对症治疗

利尿治疗可消除水肿，降低血压。利尿后高血压控制不满意时，可加用其他降压药物。

（二）控制感染灶

以往主张使用青霉素或其他抗生素 10 ～ 14 天，现其必要性存在争议。对于反复发作的慢性扁桃体炎，待肾炎病情稳定后，可作扁桃体摘除术，手术前后 2 周应注射青霉素。

（三）透析治疗

对于少数发生急性肾衰竭者，应予血液透析或腹膜透析治疗，帮助患者度过急性期，一般不需长期维持透析。

第三节 慢性肾小球肾炎

原发性肾小球肾炎是由多种病因引起的一组肾小球疾病。临床可表现为蛋白尿、血尿、水肿、高血压等。但每个患者可表现的轻重程度不同，许多患者以水肿为首发症状，轻者仅晨起时眼睑及面部微肿，午后下肢略有水肿，经休息后短期内可消失。有些患者以血压增高为首发症状，既而发现慢性肾炎。

慢性肾炎后期可发展为肾功能不全以致肾功能衰竭，患者可出现贫血，心衰等。其主要是由肾实质受损，红细胞生成减少及营养不良有关。贫血和心衰等严重程度与肾脏病变及肾功能减退成正比。慢性肾炎的病因很多，急性肾炎者迁延一年以上可为慢性肾炎。

一、病因

慢性肾炎是一组多病因的慢性肾小球病变为主的肾小球疾病，但多数患者病因不明，与链球菌感染并无明确关系，据统计仅 15% ～ 20% 从急性肾小球肾炎转变而至。此外，大部分慢性肾炎患者无急性肾炎病史，故目前较多学者认为慢性肾小球肾炎与急性肾炎之间无肯定的关联，它可能是由于各种细菌、病毒或原虫等感染通过免疫机制、炎症介质因子及非免疫机制等引起本病。

二、病理

慢性肾炎可由多种病理类型引起，常见类型有系膜增生性肾小球肾炎（包括 IgA 肾病和非 IgA 系膜增生性肾小球肾炎）、系膜毛细血管性肾小球肾炎、膜性肾病及局灶性节段性肾小球硬化等。病变进展至后期，所有上述不同类型病理变化均可转化为程度不等的肾小球硬化，相应肾单位的肾小管萎缩、肾间质纤维化。疾病晚期肾脏体积缩小、肾皮质变薄，病理类型均可转化为硬化性肾小球肾炎。

三、临床表现

根据临床表现不同，将其分为以下五个亚型：

1. 普通型

较为常见。病程迁延，病情相对稳定，多表现为轻度至中度的水肿、高血压和肾功能损害。尿蛋白 (+) ～ (+++)，镜下血尿和管型尿等。病理改变以 IgA 肾病，非 IgA 系膜增生性肾炎，局灶系膜增生性较常见，也可见于局灶节段性肾小球硬化和 (早期) 膜增生性肾炎等。

2. 肾病性大量蛋白尿

除具有普通型的表现外，部分患者可表现肾病性大量蛋白尿，病理分型以微小病变型肾病、膜性肾病、膜增生性肾炎、局灶性肾小球硬化等为多见。

3. 高血压型

除上述普通型表现外，以持续性中等度血压增高为主要表现，特别是舒张压持续增高，常伴有眼底视网膜动脉细窄、迂曲和动、静脉交叉压迫现象，少数可有絮状渗出物和 (或) 出血。病理以局灶节段肾小球硬化和弥散性增生为多见或晚期不能定型或多有肾小球硬化表现。

4. 混合型

临床上既有肾病型表现又有高血压型表现，同时多伴有不同程度肾功能减退征象。病理改变可为局灶节段肾小球硬化和晚期弥散性增生性肾小球肾炎等。

5. 急性发作型

在病情相对稳定或持续进展过程中，由于细菌或病毒等感染或过劳等因素，经较短的潜伏期 (1 ～ 5 日)，而出现类似急性肾炎的临床表现，经治疗和休息后可恢复至原先稳定水平或病情恶化，逐渐发生尿毒症；或是反复发作多次后，肾功能急剧减退出现尿毒症一系列临床表现。病理改变为弥散性增生、肾小球硬化基础上出现新月体和 (或) 明显间质性肾炎。

四、实验室及其他检查

(1) 尿液检查：尿异常是慢性肾炎的基本标志。蛋白尿是诊断慢性肾炎的主要依据，尿蛋白一般在 1 ～ 3 g/d，尿沉渣可见颗粒管型和透明管型。多数可有镜下血尿、少数患者可有间发性肉眼血尿。

(2) 肾功能检查：多数慢性肾炎患者可有不同程度的肾小球滤过率 (GFR) 减低，早期表现为肌酐清除率下降，其后血肌酐升高。可伴不同程度的肾小管功能减退，如远端肾小管尿浓缩功能减退和 (或) 近端肾小管重吸收功能下降。

五、诊断和鉴别诊断

凡尿化验异常 (蛋白尿、血尿)、水肿及高血压病史达 1 年以上，无论有无肾功能损害均应考虑此病，但必须除外继发性肾小球疾病。

慢性肾炎主要应与下列疾病鉴别。

1. 继发性肾小球肾炎

如狼疮肾炎、过敏性紫癜肾炎、糖尿病肾病等，依据相应的系统表现及特异性实验室检查，一般不难鉴别。

2.Alport 综合征

常起病于青少年 (多在 10 岁之前)，患者有眼 (球形晶状体等)、耳 (神经性耳聋)、肾 (血尿、蛋白尿及进行性肾功能损害) 异常，并有阳性家族史 (多为性连锁显性遗传)。

3. 隐匿性肾小球肾炎

临床上轻型慢性肾炎应与隐匿型肾小球肾炎相鉴别,后者主要表现为无症状性血尿和(或)蛋白尿,无水肿、高血压和肾功能减退。

4. 原发性高血压肾损害

血压明显增高的慢性肾炎需与原发性高血压继发肾损害(即良性小动脉性肾硬化症)鉴别,后者先有较长期高血压,其后再出现肾损害,肾小管功能(如尿浓缩功能减退、夜尿增多)较肾小球功能损伤早,尿改变轻微(微量至轻度蛋白尿,可有镜下血尿及管型),常同时伴有高血压其他靶器官的损害(如心脏和眼底)。

六、治疗

慢性肾炎的治疗应以防止或延缓肾功能进行性恶化、改善或缓解临床症状及防治严重并发症为主要目的,而不以消除尿蛋白及尿红细胞为目标。因此,一般不宜给糖皮质激素和细胞毒药物,可采用下列综合治疗措施。

(一)积极控制高血压

高血压是加速肾小球硬化、促进肾功能恶化的重要因素,积极控制高血压是十分重要的环节。

治疗原则:

(1)力争把血压控制在理想水平:蛋白尿 > 1 g/d,血压应控制在 16.7/10.0 kPa (125/75 mmHg)以下;尿蛋白 < 1 g/d,血压控制可放宽到 17.3/10.7 kPa(130/80 mmHg)以下。

(2)选择能延缓肾功能恶化、具有肾脏保护作用的降压药物。一般多选用血管紧张素转换酶(ACE)抑制剂或血管紧张素 II 受体拮抗剂。研究证实,这两类药物具有降低血压、减少尿蛋白和延缓肾功能恶化的肾脏保护作用。后两种作用除通过对肾小球血流动力学的特殊调节作用(扩张入球小动脉和出球小动脉,但对出球小动脉扩张作用强于入球小动脉)降低肾小球内高压力、高灌注和高滤过外,还能通过其非血流动力学作用(抑制细胞因子、减少蛋白尿和细胞外基质的蓄积)达到减缓肾小球硬化的发展和肾脏保护作用。但是,肾功能不全患者应用 ACE 抑制剂时要防治高血钾,且血肌酐 > 350 μmol/L 的非透析治疗患者不宜再应用。其次也可选用钙通道阻滞剂、β 受体阻滞剂、α 受体阻滞剂及利尿剂等。

(二)低蛋白饮食和必需氨基酸治疗

根据肾功能状况给予优质低蛋白饮食(每日 0.6 g/kg),同时控制磷的摄入。应适当增加碳水化合物的摄入以满足机体所需要的热量。在低蛋白饮食 2 周后可使用必需氨基酸或 α 酮酸。

(三)避免加重肾脏损害的因素

感染、劳累、妊娠及应用肾毒性药物(如氨基糖苷类抗生素等),均可能损伤肾脏,导致肾功能恶化,应注意避免。近年来发现有些中药(如关木通、广防己等)也可能导致肾小管间质损害,故应避免过多、过量服用。

参考文献

[1] 李文东 . 临床常见疾病诊疗与护理 . 长春：吉林科学技术出版社 .2007.04

[2] 刘东霞，孙颖光 . 内科规范化诊疗 . 武汉：华中科技大学出版社 .2009.09

[3] 钮彬，丁峰，史佃云 . 实用基层医生妇产科诊疗手册 . 郑州：郑州大学出版社 .2010.09

[4] 邓长金，舒春明 . 临床心血管内科常见疾病与治诊 . 武汉：湖北科学技术出版社 . 2011.08

[5] 王玉荣 . 社区医师中西医诊疗规范 妇产科疾病 . 北京：科学出版社 .2010.12

[6] 王欢 . 社区医师中西医诊疗规范 呼吸疾病 . 北京：科学出版社 .2010.12

[7] 金玉莲 . 基层儿科医师诊疗大全 . 合肥：安徽科学技术出版社 .2013.05

[8] 张小龙 . 新编实用社区医生诊疗指南 下 . 西安：西安交通大学出版社 .2015.06

[9] 胡慧欣，杜艳芳，王仕远 . 基层医院内科常见疾病诊疗与护理 . 北京：中医古籍出版社 .2009

[10] 甘肃省人民医院 . 常见疾病临床问答 . 甘肃民族出版社 .1991.10

[11] 吴其强，陈瑞新 . 基层医师诊疗指南 . 北京：人民军医出版社 .2011.03

[12] 倪青，杨昶 . 内科常见病的诊断与治疗 . 北京：中国医药科技出版社 .1999.09

[13] 杨民 . 社区中西医结合诊疗手册 2014. 北京：人民军医出版社 .2014.10

[14] 孙宝泉，张广谦 . 基层医师接诊指要 . 北京：人民军医出版社 .2015.10

[15] 张俊庭 . 中华名医高新诊疗通鉴 . 北京：中医古籍出版社 .2000.05

[16] 祝墡珠，江孙芳 . 社区全科医师临床诊疗手册 . 上海：华东师范大学出版社 .2010.03

[17] 黄捷英，刘凤奎，谢苗荣 . 常见临床病例精解（第 2 版）. 北京：人民军医出版社 .2014.11

[18] 沈守荣，金龙玉 . 新编临床医师丛书 常见病处方速查手册（修订版）. 长沙：湖南科学技术出版社 .2014.08

[19] 杨增平，曹达真 . 基层实用特色疗法 . 南昌：江西科学技术出版社 .2007.12

[20] 张福奎 . 基层医师手册 . 北京：人民卫生出版社 .2006.06

[21] 陈继光 . 基层医师实用手册 . 成都：四川科学技术出版社 .1999.01